임상이 즐거워지는 교합치료

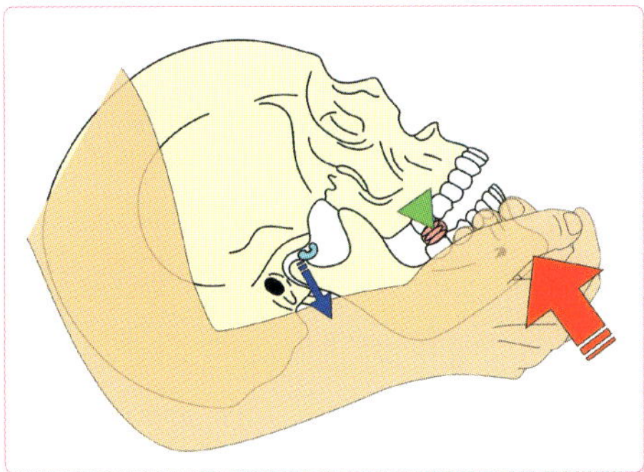

임상이 즐거워지는 교합치료

2판

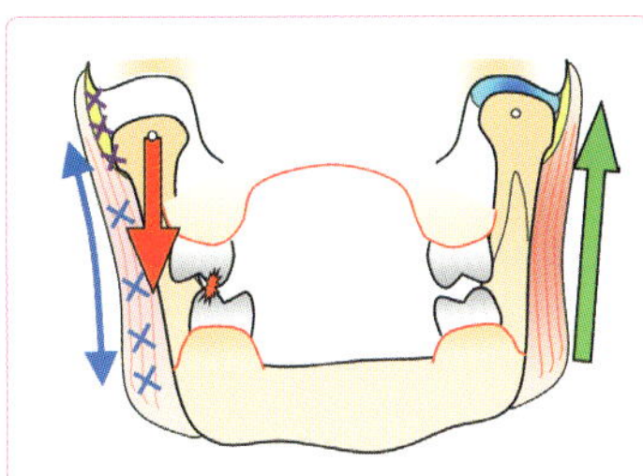

[감수] Koide Kaoru

[역자] 한금동 · 최 진

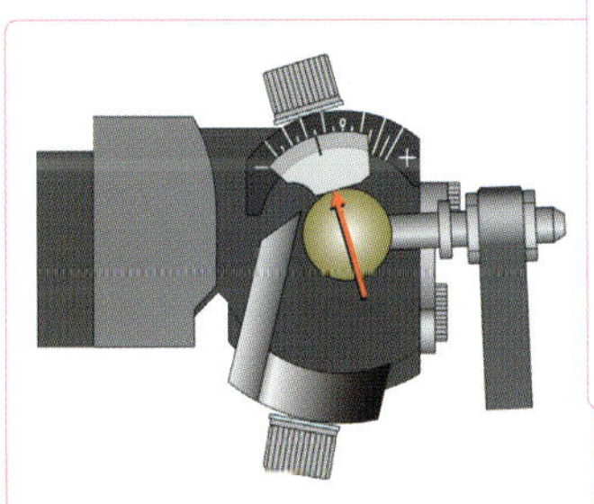

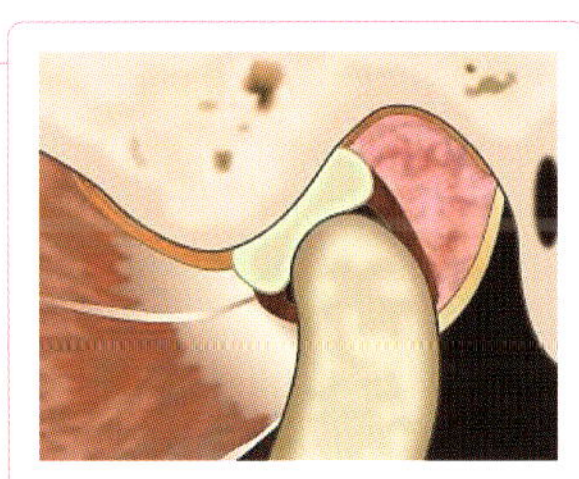

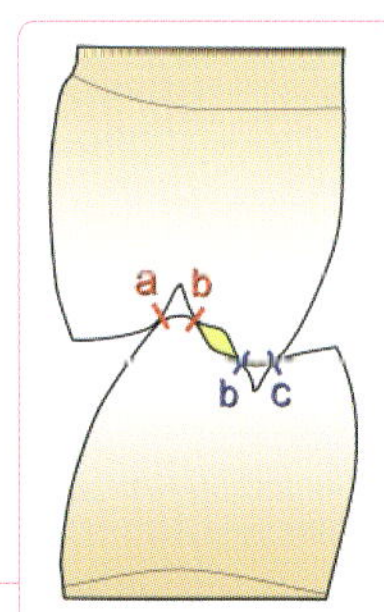

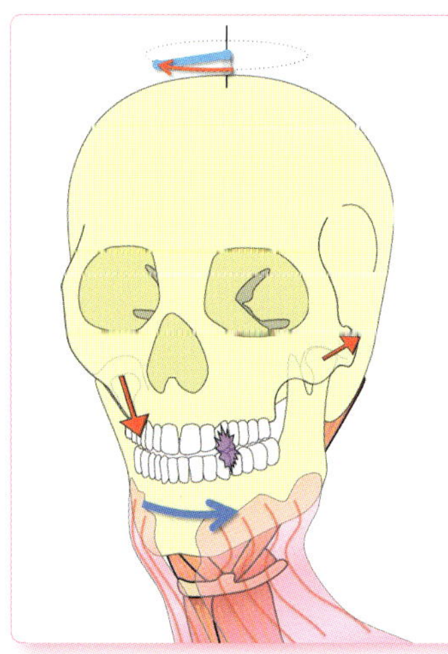

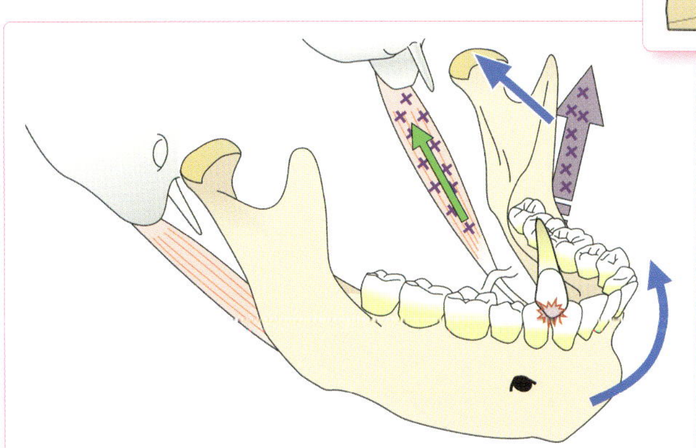

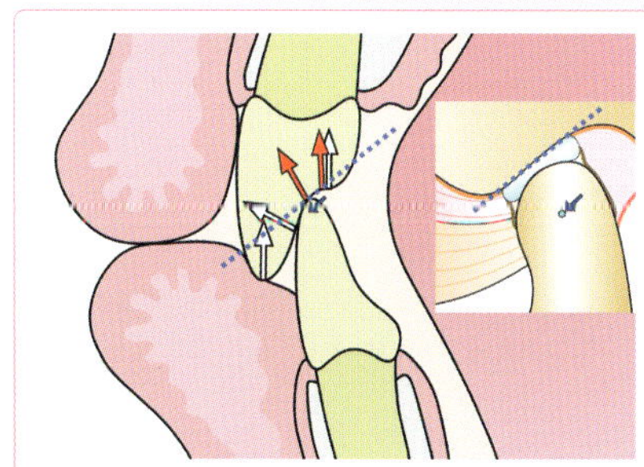

dh 대한나래출판사

DaehanNarae Publishing, Inc.

SK V1 Tower 1507
Younmujang 5 gagil 25, Sungdong-gu,
Seoul 04782, Korea
TEL: +82-2-922-7080
FAX: +82-2-922-0841
E-mail: nrpub@naver.com
Website: www.nrbooks.kr

Printed in Korea

임상이 즐거워지는 교합치료 제2판

발행일 2022년 1월 5일
저자 Koide Kaoru
역자 한 금 동 · 최 진
발행인 최용원
편집디자인 이은의
표지디자인 이은의
교정·교열 염정혜
발행처 **대한나래출판사** (등록 제2012-000051호/1994.6.10)
주소 서울시 성동구 연무장 5가길 25, 성수역 SK V1 Tower 1507호 (성수동 2가 315-61)
전화 (02) 922-7080
팩스 (02) 922-0841
이메일 nrpub@naver.com
홈페이지 www.nrbooks.kr

ISBN 978-89-5741-812-3

정가 80,000원

감수의 말

'인생 100세 시대'를 맞아 드디어 교합이 주목을 받고 있다. 치과만이 가능한 교합치료는 저작, 연하, 호흡, 발음, 감각, 심미, 자세 유지, 신체 운동 등 악구강계의 여러 가지 기능을 유지하고 있다. 허약(frailty), 근감소증(sarcopenia), 운동기능저하증후군(locomotive syndrome)의 예방, 전전두엽 피질(prefrontal cortex)이나 해마를 비롯한 뇌기능의 활성화를 통한 치매 예방 효과, 삶에 대한 의욕의 회복, 정신·심리 상태의 개선에 이르기까지 영향을 미친다. 이렇듯 교합치료는 일상생활의 질을 크게 좌우해 건강수명과 인생 만족도의 관점에서도 매우 중요한 역할을 담당한다.

우리 치과 의료 관계자는 교합치료가 담당하는 역할의 크기를 충분히 인식할 필요가 있다. 국민의 삶을 지원하는 교합치료는, 시간의 흐름에 따른 변화에 대응해 턱관절과 근육을 정확하게 진단해서 악구강계의 조화를 유지할 수 있도록 하는 치료 내용의 더 나은 고도화가 강하게 요청을 받고 있으며, 또한 거기에는 커다란 보람이 있다는 것을 실감할 수 있다.

이 책은 2010년 많은 젊은 치과의사로부터 "교합과 턱관절의 진단 및 치료의 기준을 알기 쉽게 보여주면 좋겠다."라는 요청에 답해, 2012년 "월간 Dental Diamond"에 '턱관절과 교합에 강해지자—매일의 임상이 즐거워진다'라는 제목으로 1년 동안 12회에 걸쳐 연재한 내용으로, 일상 임상에서 필요한 중요 사항을 가능하면 이해하기 쉽도록 집필했다. 이것이 2014년 2월에는 1권의 책이 되었고 해외에서도 번역되어 많은 독자가 참고해 주셨는데, 이번에 Dental Diamond의 Anzai Kiyoyuki(安齋清幸) 씨의 노력 덕택에 새로운 지견을 대폭 추가한 개정판으로 출판하게 되었다.

일반적으로 교합과 턱관절은 "이해하기 어렵다."라는 이미지가 강하지만, 이 책은 치과의사, 치과기공사, 치과위생사가 매일의 임상에서 파악해 두어야 하는 중요 사항을 될 수 있으면 임상에 근거해 구체적으로 그리고 알기 쉽게 보여 주도록 했다. 선생님들이 내일부터라도 바로 임상에 활용하기를 바란다.

2019년 2월

Koide Kaoru (小出 馨)

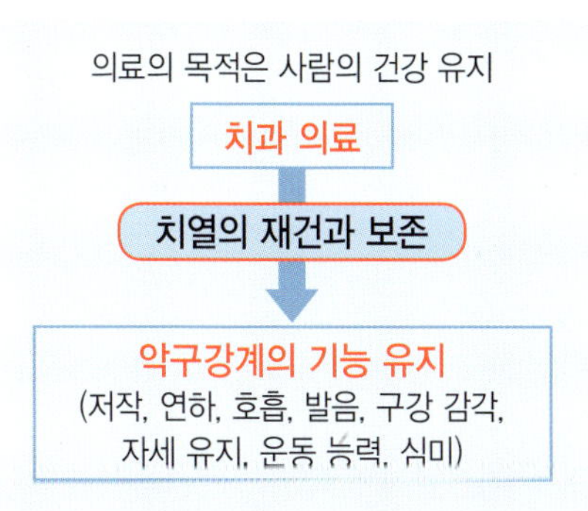

그림 1. 치과 의료는 일상생활의 질을 좌우하여 심신의 건강, 나아가서는 인생의 만족도에 이르기까지 영향을 미친다.

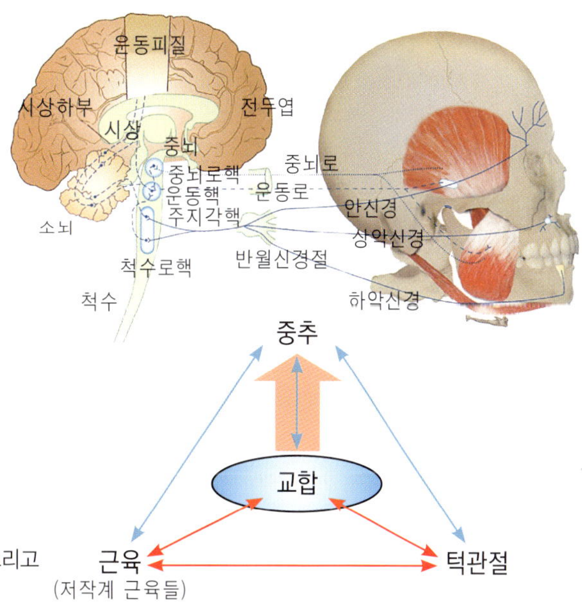

그림 2. 악구강계는 근육과 턱관절, 교합 그리고 이들을 통제하는 중추로 구성되어 있다.

감수자 프로필

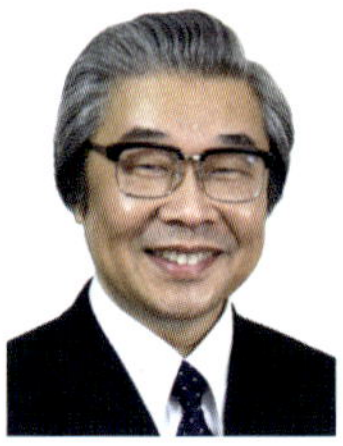

Koide Kaoru (小出 馨)

일본치과대학 니가타생명치학부 치과보철학 제1강좌 주임교수
일본치과대학대학원 니가타생명치학연구과 기능성교합치료학 주임교수

【약 력】

1953년 니가타현 니가타시 출생
1979년 일본치과대학 니가타치학부 졸업
1983년 일본치과대학대학원 수료
1984년 일본치과대학 니가타치학부 치과보철학교실 제1강좌 강사
1988년 토론토대학 치학부 보철학교실 객원교수(2006년까지)
1989년 일본치과대학 니가타치학부 치과보철학교실 제1강좌 조교수
1998년 일본치과대학 니가타치학부 치과보철학교실 제1강좌 주임교수
일본치과대학대학원 니가타치학연구과 기능성교합치료학 주임교수
1999년 일본치과대학 니가타치학부 부속병원 턱관절외래 총괄책임자 겸임
2001년 일본치과대학 니가타치학부 부속병원 기공과장, 기공연수과장 겸임

역자 서문

역자들은 Koide Kaoru 교수님의 책을 여러 권 우리나라에 소개했습니다. 그중에서도 가장 널리 알려진 것이 바로 "임상이 즐거워지는 교합치료"입니다. 이 책은 교합과 턱관절질환의 치료에 대한 길잡이가 되는 입문서이자, 임상 적용이 바로 가능한 실용서라고 할 수 있습니다.

치과 임상의 큰 줄기는 염증과 힘(혹은 교합)의 이해와 대응이라 생각합니다. 특히 교합에 대한 대응은 임상 경험이 쌓일수록 그 중요성을 실감하곤 합니다. 교합에 대한 이해는 치아, 근육, 턱관절에 대한 구조와 기능의 이해를 시작으로 저작, 연하, 호흡, 발음, 구강 감각, 자세 유지, 운동 능력, 심미와 관련된 여러 기능을 파악하고 이들을 종합할 수 있는 능력을 키우는 과정이라 할 수 있습니다.

교합의 역할과 중요성에 관해 관심이 높아지고는 있지만, 임상에서 어떻게 접근하고 풀어갈 것인지에 대한 관점에서는 여전히 어렵게 느껴지는 것 또한 사실입니다. 이 책을 쓰신 계기가, 자칫 난해하게 여겨질 수 있는 교합치료를 더 쉽게 접근하는 데 도움이 되었으면 좋겠다는 생각에 있었다고 합니다.

이 책의 번역서 초판은 2015년 우리나라 임상가들에게 소개되어 큰 호응을 얻었고, 이번에 몇 가지 내용이 추가되어 제2판을 다시 출간하게 되었습니다. 치과 임상 현장에서는 물론이고, 일상생활에서 교합이 차지하는 중요성에 대한 쉬운 설명과 더불어 어떻게 거기에 접근하고 풀어가야 하는지에 대한 실천적 지침들을 얻는 데 이 책이 큰 도움이 될 것입니다.

특히, 제2판에서는 교합에서 혀가 차지하는 역할과 중요성에 관한 내용이 추가되었습니다. 최근 들어 저작과 연하는 물론이고, 기능적 관점에서 교합을 이해하는 데 있어 혀의 중요성이 많이 강조되고 있습니다. 교합에서 혀가 담당하는 매우 핵심적인 역할에 대한 설명과 환자들에게 쉽게 설명하고 적용할 수 있는 훈련 방법도 소개되어 있습니다.

물론, 이 한 권의 책으로 모든 것이 이해되고 다양한 턱관절과 교합에 대한 궁금증이 전부 해소되지는 않을 것입니다. 우리나라에도 교합에 대한 많은 훌륭한 이론과 체계적인 치료방법들이 소개되어 있습니다. 그러나 여전히 교합치료에 대한 진단과 치료를 어려워하는 임상가들이 있다면 이 책이 그 실마리를 풀어가는 데 큰 도움이 되리라 생각합니다. 많은 선생님이 이 책의 제목처럼 쉽고 즐겁게 교합치료를 시작할 수 있기를 기대합니다.

어려운 시기임에도 늘 좋은 책을 소개하기 위해 노력하는 대한나래출판사에 깊은 감사를 드리며, 끝이 보이지 않는 코로나 팬데믹 시대를 견뎌내고 있는 치과 종사자 모두와 응원의 마음을 함께합니다.

2021년 9월

역자 일동

한 금 농

전남대학교 치과대학 졸업
(현) 일곡열린치과의원 원장

최 진

전남대학교 치과대학 졸업
일본 심미치과협회 회원
Basic Dental Practice Group(BDPG) 정회원
(현) 서울미르치과의원 원장

Contents

표지 · 본문 디자인 : Kaneko Toshiki(金子俊樹)

감수자 · 저자 약력

Koide Kaoru (小出 馨)	일본치과대학 니가타생명치학부 치과보철학 제1강좌

(이하 ABC순)

Akiyama Kimio (秋山公男)	치바현, (유한회사)치성회
Arakawa Itsuka (荒川いつか)	일본치과대학 니가타병원 종합진료과
Asano Eiichiro (浅野栄一朗)	도쿄도, 요쓰야미부속교정치과/후쿠시마현, 다테 덴탈클리닉
Asanuma Naoki (浅沼直樹)	일본치과대학 니가타생명치학부 치과보철학 제1강좌
Chiba Natsumi (千葉夏未)	미야기현, 아사히가오카 치과클리닉
Ebihara Hiroko (海老原寛子)	후쿠시마현, 다테 덴탈클리닉
Fukuda Hiroki (福田博規)	도쿄도, Heraeus Kulzer Japan 주식회사
Hayakawa Yorimitsu (早川順満)	가나가와현, 아오바다이 치과진료소
Hoshi Hisao (星 久雄)	니가타현, 호시 Dental Laboratory
Kamibayashi Takeshi (上林 健)	가나가와현, Natural Ceramic
Kanda Toru (神田 亨)	나가사키현, 간다 치과
Katayama Naoto (片山直人)	니가타현, 가타야마 치과의원
Kimura Yoshiaki (木村義明)	홋카이도, Esthetic Art Dental
Kodama Toshiro (兒玉敏郎)	미야자키현, 고다마 치과의원
Koide Haruko (小出晴子)	아이치현, 시마모토 치과의원
Koide Katsuyoshi (小出勝義)	일본치과대학 니가타병원 방문치과 구강케어과
Koide Mariko (小出真理子)	도쿄도, PEACHHULL/일본치과임상연구소
Kokita Kazunari (小北一成)	오사카부, 고키타 치과
Kondo Atsuko (近藤敦子)	일본치과대학 니가타병원 종합진료과
Matsumoto Toru (松本 徹)	군마현, 반도 치과클리닉
Matsuo Yutaka (松尾 寛)	오사카부, M's Trident
Matsushima Masakazu (松島正和)	도쿄도, 간다 치과의원
Miura Yasunobu (三浦康伸)	오사카부, 미우라 치과의원
Miyamoto Sekisuke (宮本績輔)	가나가와현, 미야모토 치과의원
Mizuhashi Fumi (水橋 史)	일본치과대학 니가타생명치학부 치과보철학 제1강좌
Morino Takashi (森野 隆)	시즈오카현, 모리노 치과기공소
Nishikawa Yoshiaki (西川義昌)	가고시마현, 스미요시 치과
Obayashi Setsuko (大林勢津子)	이와테현, 차바타케 치과의원
Ono Kaneyoshi (小野兼義)	니가타현, 오노 치과클리닉
Onodera Yasuo (小野寺保夫)	도쿄도, 일본임상치과연구소
Oyabu Koji (大藪広司)	오사카부, Alpha Dental Art
Oyama Koichiro (小山浩一郎)	나가사키현, 오야마 치과 나카도리 진료소
Sakita Ryuji (﨑田竜仁)	도쿄도, CARES 솔루션 센터/가고시마현, 가고시마 밀링 센터
Sato Toshihide (佐藤利英)	일본치과대학 니가타생명치학부 치과보철학 제1강좌
Shimojo Shigeru (下條 茂)	니가타현, Natural Medical Japan
Shiraishi Daisuke (白石大典)	가나가와현, 쇼난 세라믹
Takahashi Mutsumi (高橋 睦)	일본치과대학 니가타생명치학부 구강생리학 강좌
Tanaka Kiyoko (田中希代子)	효고현, 다나카 치과의원
Watanabe Masanori (渡辺正宣)	미야기현, 아시히가오카 치과클리닉
Yako Seiichiro (八子誠一郎)	니가타현, 야코 치과의원
Yamaguchi Yoshimasa (山口芳正)	도쿄도, Fasta Dental Technology
Yoshizawa Kazuyuki (吉澤和之)	도쿄도, AUREOLA

교합의 역할과 교합이 미치는 영향의 크기에 대한 이해

악구강계의 구성 요소 중에서도 특히 교합은 저작을 비롯한 여러 기능의 장이며, 근육이나 턱관절에 미치는 영향은 물론이고 전신에 대한 영향, 나아가서는 뇌에도 현저한 영향을 미치는 대단히 중요한 요소이다. 즉 치과에 특화된 교합치료와 교합 관리가 얼마나 일상생활의 질을 좌우하고, 심신의 건강과 인생의 만족도에 이르기까지 영향을 미치는지에 대해 먼저 우리 치과 의료 관계자가 충분히 인식하는 것이 매우 중요하다.

치과만이 국민에게 제공할 수 있는 역할의 크기를 치과의사를 비롯한 치과위생사와 치과기공사가 자각하고, 아주 즐겁게 배워서 자부심을 갖고 환자 앞에 서서 일상 임상에 임하기를 바란다.

뇌에 미치는 영향

2012년 9월 미국 신경과학 전문지 "Neuro Molecular Medicine"에 게재된 오카야마대학 Morita(森田) 그룹 Ekuni(江國) 선생의 실험쥐를 이용한 연구 논문[1]이 우리의 눈길을 사로잡았다. 교합의 부조화는 알츠하이머의 원인이 되는 아밀로이드 β를 뇌 내에 정상치의 3배에 이르기까지 대량으로 증가시키고, 더불어 교합을 개선하면 뇌 내의 아밀로이드 β를 정상치까지 감소시킨다는 사실을 동물실험으로 밝힌 연구이다. 이는 교합의 개선이 40대 무렵부터 발생하는 알츠하이머의 효과적인 예방과 치료법이 될 가능성을 시사한 것이며, 교합치료의 의의와 치과의 중요성을 보여주는 획기적인 사실이라 할 수 있다.

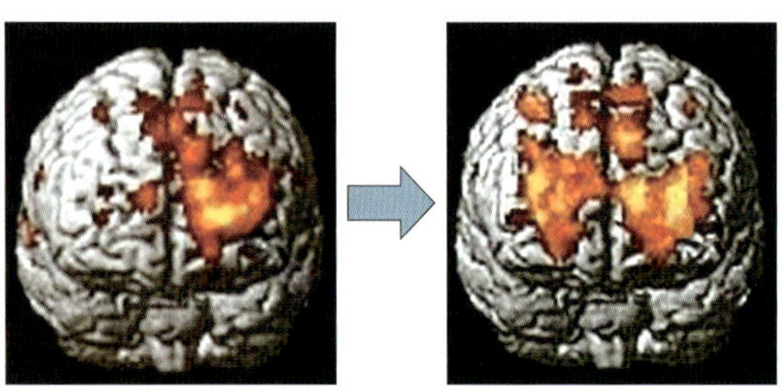

그림 1. 교합치료 전(왼쪽)과 비교하여 스플린트를 이용한 치료 후(오른쪽)에는 대뇌피질 전전두엽 피질의 현저한 활성화를 볼 수 있다(참고문헌[2]에서 인용).

세계 제일의 장수 국가인 일본은 초고령화가 진행되어 2014년 현재 이미 4명 중 1명이 65세 이상의 고령자이고, 급격하게 증가하는 치매 대응이 급선무인 중대한 문제가 되고 있다. 이러한 치매 환자의 67.4%가 알츠하이머형 치매이며, 그 비율이 최근 들어 급격하게 증가하고 있다.

이전부터 고령자에게 의치의 교합을 제대로 만들어주거나 새로운 의치를 장착하게 한 후, 그 가족이나 돌봄 간호 종사자가 "갑자기 정신이 맑아지고 치매가 진행되지 않은 것 같다."라고 깜짝 놀라 알려주는 상황은 많은 치과의사가 종종 경험하는 일이다. Ekuni의 논문은 치과만이 할 수 있는 교합 개선 치료와 가족 주치의로서 교합 관리의 중요성 그리고 치과가 담당하는 역할의 크기를 명확히 보여주고 있다.

또한 최근에는 functional MRI를 통한 뇌기능의 연구가 폭넓게 진행하고 있다. 그림 1은 규슈치과대학 Masumi(鱒見) 그룹[2]에 의한 영상이다. 스플린트를 이용한 교합치료 전·후 대뇌피질 전전두엽 피질의 활동을 보여주는 것으로, 이 결과는 교합의 개선이 뇌기능 활성화에 효과적이라는 사실을 명확히 보여주고 있다. 대뇌피질 전전두엽 피질의 작업 기억(working memory)은 기억, 계획, 의욕과 연관이

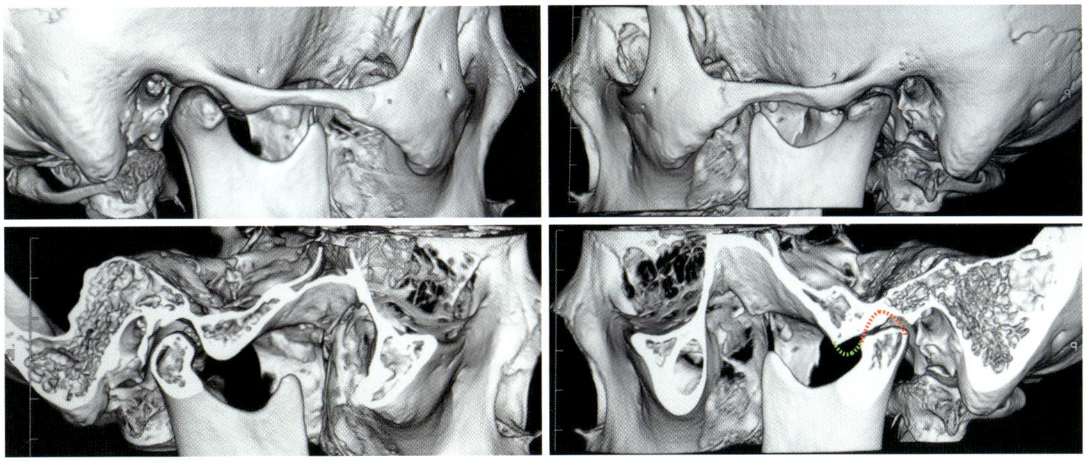

그림 2. 30년 전부터 좌측 턱관절의 둔통과 두통, 목의 통증으로 괴로움을 겪어왔던 환자의 3차원 CT 영상.

있으므로 이 연구 결과는 고령자에 국한되지 않고 모든 연령층에서 교합치료와 매일의 교합관리가 얼마나 중요한지를 보여준다.

이처럼 교합이 뇌에 현저한 영향을 미치고 있다는 사실이 각 분야의 연구를 통해 명확히 알려져 치과가 담당하는 역할의 중요성과 함께 치과 의료인으로서 느끼는 보람이 크다는 사실을 강하게 느낀다.

근육과 턱관절에 미치는 영향

치과 의료가 환자 고유의 악구강기능과 조화를 이루지 않으면 충분한 치료 목적을 달성할 수 없을 뿐만 아니라 그 치료로 인해 턱관절질환 등의 악구강계 기능장애를 일으킬 우려가 있다는 사실을 우리 치과의사는 충분히 인식하고 책임의 무게를 자각해야 한다.

좌·우의 턱관절은 하악골을 사이에 두고 연결되어 있으며 쌍을 이루는 복관절(양측성 관절)로 하악을 유도한다. 그렇기 때문에 저작과 같은 대단히 복잡하면서도 정교한 하악 운동을 능숙하게 제어할 수 있다. 복관절이기 때문에 턱관절, 근육, 교합의 3차원적인 조화가 반드시 필요하며, 또한 교합이 하악위를 규제하기 때문에 미세한 교합의 부조화에서도 턱관절과 근육에 커다란 mechanical stress를 가하는 것이다.

그림 2는 30년 전에 전악에 걸쳐 교합 재구성 치료를 받은 50세 환자의 턱관절 3차원 CT 영상이다. 수지의로부터 전혀 문제가 없다는 이야기를 계속 들어왔던 좌측 턱관절에 대해 제2의 의견(second opinion)을 원하여 먼 곳에서 내원하였다. 30년 전 치료 직후부터 지금까지 좌측 턱관절의 둔통과 두통, 목의 통증으로 괴로움을 겪어왔는데, 하악과두와 관절결절의 현저한 흡수를 보이는 영상을 보고 "오랜 시간 생각했던 대로의 상태여서 납득이 갔다. 어쩐지 시원한 기분이 들고, 치료를 해 주시고 지금까지 신세를 지고 있는 선생님을 원망하지는 않는다. 아주 후련한 기분이다."라고 말하며 웃는 얼굴로 집으로 돌아갔다.

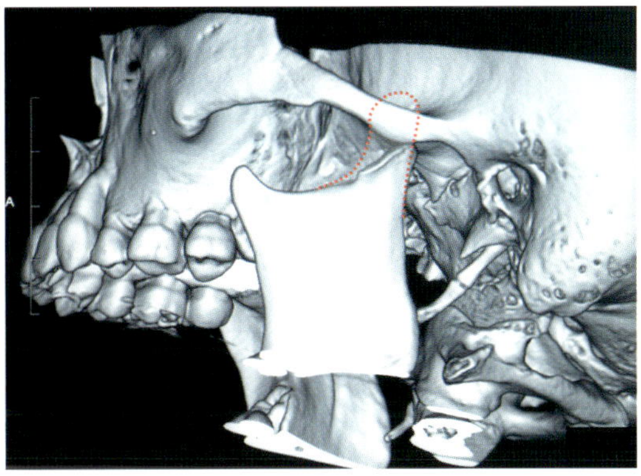

그림 3. 교정치료를 두 번 다시 한 환자의 3차원 CT 영상.

그림 3은 초등학교 6학년 때부터 교정치료를 시작하고 나서 두 번이나 다시 교정치료를 했는데, 21세가 된 현재도 전치부의 개방 교합(open bite)이 개선되지 않고 다시 더 심해져 교정치료를 계속하고 있는

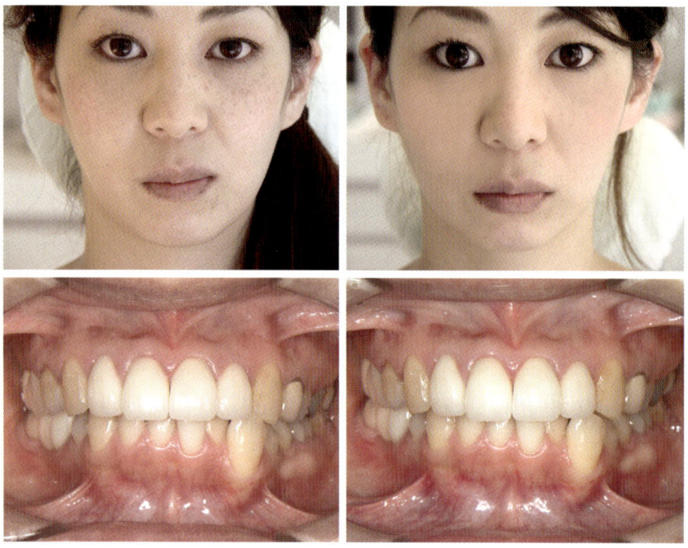

그림 4. 교합에서 유래하여 하악이 좌측으로 편위해 있던 환자의 술전(왼쪽)과 술후(오른쪽)의 상태.

표 1. 교합 부조화가 얼굴에 미치는 영향

1	턱 끝의 좌측 편위
2	두위의 좌측 경사
3	얼굴 윤곽의 비대칭
4	하악각 부위 긴장의 좌·우 차이
5	인중의 왜곡
6	입술의 비대칭
7	구각 높이의 비대칭
8	미소 지을 때 구각이 올라가는 모양의 좌·우 차이
9	눈 크기의 좌·우 차이
10	눈꼬리와 구각 사이 거리의 좌·우 차이
11	팔자주름 깊이의 좌·우 차이
12	팔자주름 각도의 좌·우 차이
13	비익(ala of nose)의 비대칭
14	전경부의 느슨함(이완)

환자의 3차원 CT 영상이다. 역시나 턱관절에 대한 제2의 의견을 원하여 먼 곳에서 아버지와 함께 내원했다. 양측 하악 과두가 대부분 소실된 상태였으며 아버지도 이 소견에 깜짝 놀랐다.

최근에는 턱관절원판의 상태를 정확히 진단할 수 있는 MRI와 3차원 CT가 널리 보급되어 있고, 임플란트 치료를 위해 일반 치과의원에도 계속 보급되고 있는 CBCT에서도 거의 비슷하게 턱관절을 진단할 수 있다.

이들 검사 기구가 개발되어 진단하기 어려웠던 턱관절의 상태를 시각적으로 누구나가 쉽게 파악할 수 있게 된 것은 고마운 일이다. 필요에 따라 검사센터에 의뢰하는 등 적절하게 임상 진단에 활용해야 한다.

안모나 전신에 미치는 영향

그림 4의 왼쪽은 좌측 턱관절에 reciprocal click을 보이는, 좌측의 복위성 턱관절원판 전방 전위라고 진단된 환자의 술전이다. 교합에서 유래하여 하악이 좌측으로 편위해 있으며, 표 1에 보이는 것과 같이 안모에 미치는 영향을 볼 수 있다. 그림 4의 오른쪽은 턱관절질환에 대해 스플린트 치료를 하고 하악위를 수정한 후의 상태로, 표 1에서 보였던 치료전의 문제점은 개선되었다.

교합과 관련한 주요 근육은 그림 5와 같고, 이 환자의 스플린트를 통한 하악위 수정 전·후의 자세 변화를 그림 6과 표 2에 제시한다. 술전에는 좌측 후방 구치부의 교합 저위로 인해 하악이 좌측으로 편위해 있다. 이러한 교합 저위는 좌측 후방 구치부에서도 교합 접촉이 되도록 하기 위해 좌측 악이복근을 비롯한 전경근(anterior muscles of the neck)과 좌측 교근을 비롯한 저작근(그림 5)의 긴장과 더불어 좌측 표정근의 긴장을 일으켜, 안모는 비대칭이 되고 두위(head posture)도 좌측으로 편위한다(그림 7, 8). 이 시점에서 표 1에 제시했던 것과 같이 안모에 영향을 미친다.

이어서 전·후의 두위 각도를 유지하기 위해 좌측의 두판상근(splenius capitis), 두반극근(semispinalis capitis), 견갑거근(levator scapula)(그림 5)을 비롯한 후두부의 근육이 긴장하여 더욱 좌측으로 두위가 기울어 근·근막 유래의 긴장형 두통이 생기는 경우도 있다. 여기서 두위를 좌측으로 기울이는 것만이 아니라 약간 돌리면 목이 편해지므로 좌측의 흉쇄유돌근도 긴장한다(그림 9). 머리가 좌측으로 기울어지면 우측의 승모근과 견갑거근이 잡아당겨지므로 이들 근육이 긴장하여 우측

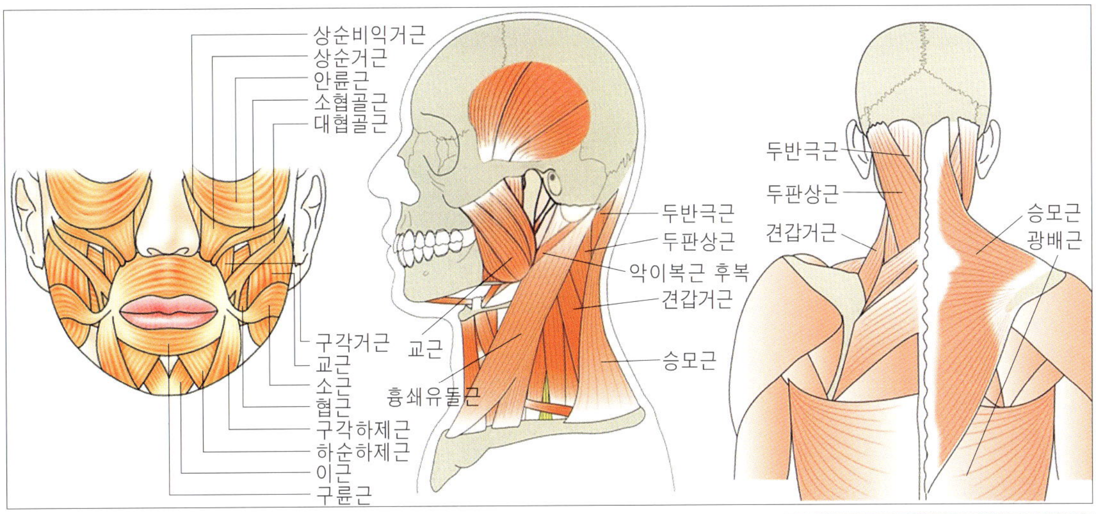

그림 5. 표정근과 교근, 악이복근, 두반극근, 두판상근, 견갑거근, 승모근, 흉쇄유돌근.

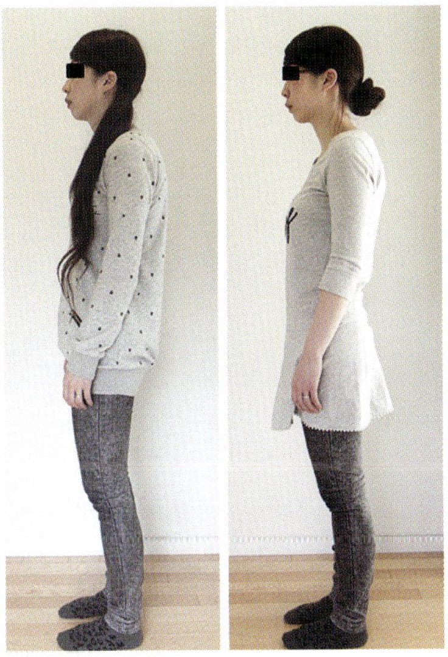

그림 6. 하악위 수정 전·후의 자세 변화. 술진(왼쪽)과 술후(오른쪽).

표 2. 좌측 구치의 교합 저위로 인해 얼굴과 신체가 왜곡되는 메커니즘(그림 7~14)

❶ 좌측 구치부의 교합 저위

❷ 좌측 턱 끝의 편위
① 교근(좌측)→교합이 낮은 좌측 구치가 닿을 때까지 씹는다.
② 악이복근(좌측)→교합이 낮은 좌측 구치가 쉽게 닿도록 하기 위하여 턱을 좌후방으로 당긴다.

❸ 좌측 표정근의 긴장으로 인한 얼굴의 왜곡
① 대협골근(zygomaticus major), ② 소협골근, ③ 소근, ④ 협근,
⑤ 구각거근, ⑥ 상순거근, ⑦ 상순비익거근

❹ 좌측 경부 근육의 긴장으로 인한 머리의 경사, 회전.
① 두판상근, ② 두반극근, ③ 견갑거근, ④ 흉쇄유돌근(sternocleidomastoid)

❺ 우측 어깨를 올림
승모근(우측)

❻ 우측 등줄기의 근육으로 신체를 지탱하고 배골(등뼈)은 우측으로 측만
① 광배근, ② 흉장늑근(iliocostalis thoracis),
③ 요장늑근(iliocostalis lumborum), ④ 흉최장근(longissimus thoracis)

❼ 허리를 앞으로 밀어내서 신체의 균형을 취하기 때문에 요통도 생기기 쉬움

❽ 몸무게가 힘싱 좌측 다리에 걸리기 때문에 좌측 다리가 짧아져 안짱다리기 됨

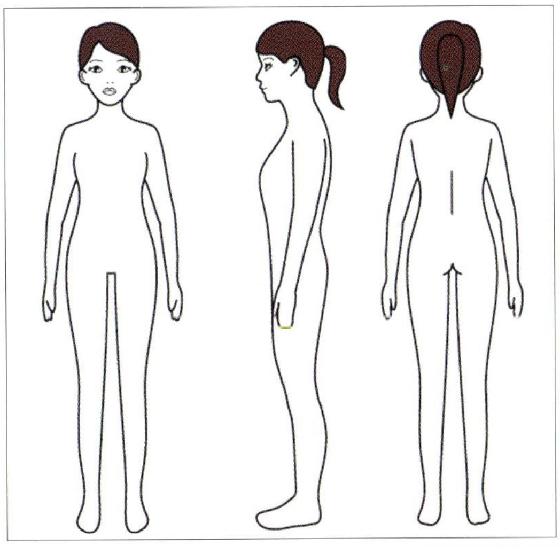

그림 7. 왜곡이 없는 안모와 전신 상태. 교합 부조화가 전신의 왜곡을 만든다.

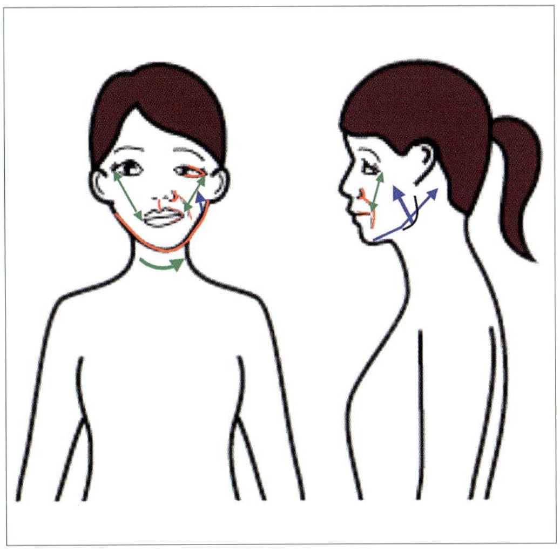

그림 8. 좌측 후방 구치부의 교합 저위로 인해 하악이 좌측으로 편위한다.

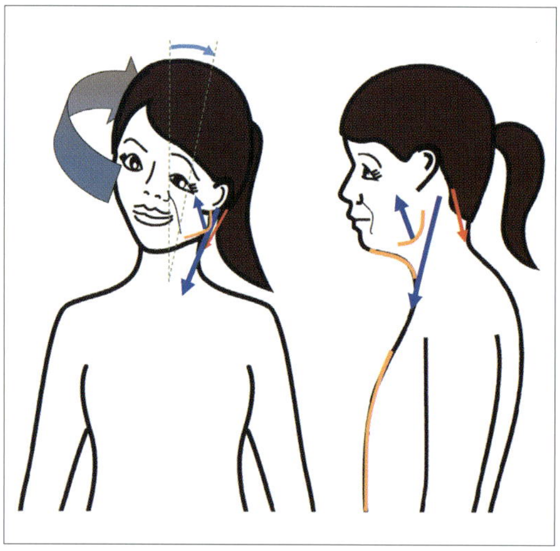

그림 9. 안모는 비대칭이 되고 두위도 좌측으로 기운다. 좌측의 두판상근, 두반극근, 견갑거근, 흉쇄유돌근도 긴장한다.

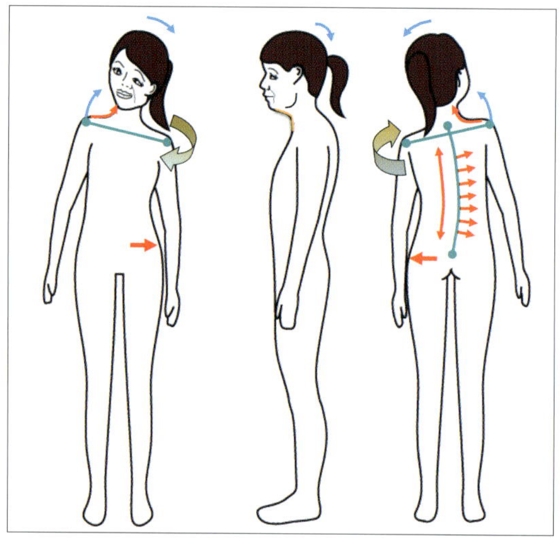

그림 10. 우측의 승모근과 견갑거근이 잡아당겨지기 때문에 이들 근육이 긴장하여 우측 어깨를 들어올린다. 척추는 우측으로 구부러진다(척추측만증).

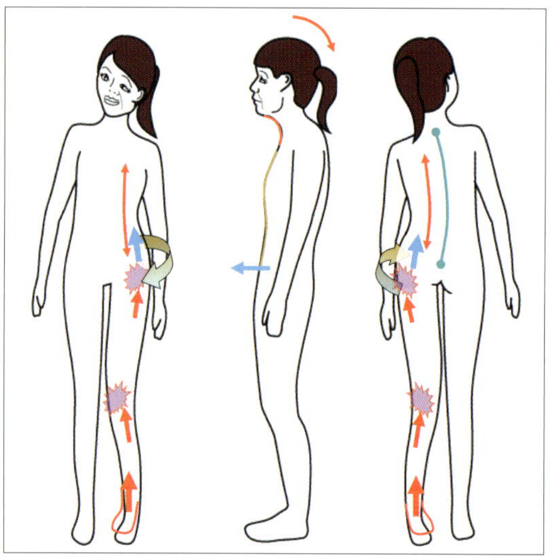

그림 11. 좌측의 장골(iliac bone)을 좌측 전방으로 밀어내서 균형을 유지한다. 몸무게는 항상 좌측 다리에 걸리므로 안짱다리가 되어 다리의 길이도 짧아진다.

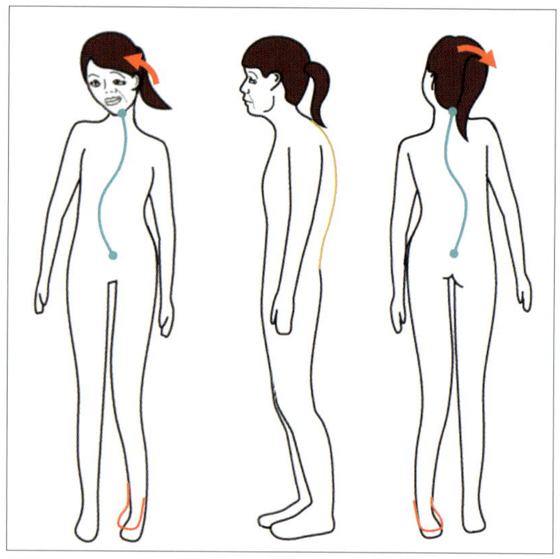

그림 12. 척추측만증이 더욱 진행하면 균형을 유지하기 위하여 두위는 역방향인 우측으로 기울고, 원인이었던 교합을 개선하는 것만으로 신체의 왜곡은 쉽게 개선되지 않는다.

어깨를 들어올린다(그림 10). 이 자세를 편하게 유지하기 위해 좌측 어깨를 약간 앞으로 내미는 것처럼 체간(몸통)도 비틀어 더욱 우측 어깨를 높이 들어올리기도 하지만 체간의 균형을 유지하기 위해 좌측의 장골(iliac bone: 요골)을 좌측 전방으로 밀어내듯이 몸을 꼬아 체간을 더욱 비튼다(그림 11).

이 자세가 그림 6의 술전 상태이다. 체간부는 좌측으로 경사지고 척추는 우측으로 구부러져 요추를 비롯한 경추, 흉추 및 추간판에 과도한 부하가 걸린다. 이때 우측의 광배근(latissimus dorsi)과 좌측의 흉장늑근(iliocostalis thoracis) 등의 척추기립근이 긴장하여 척추를 우측으로 구부러지게 한다. 이렇게 구부러진 상태에서는 몸이 좌측으로 넘어지므로, 서 있을 수 있도록 허리를 좌측 전방으로 밀어내는 듯한 자세를 취한다. 점차로 우측 측배부의 늑골이 후방으로 돌출해 우측의 광배근이 발달되는 것

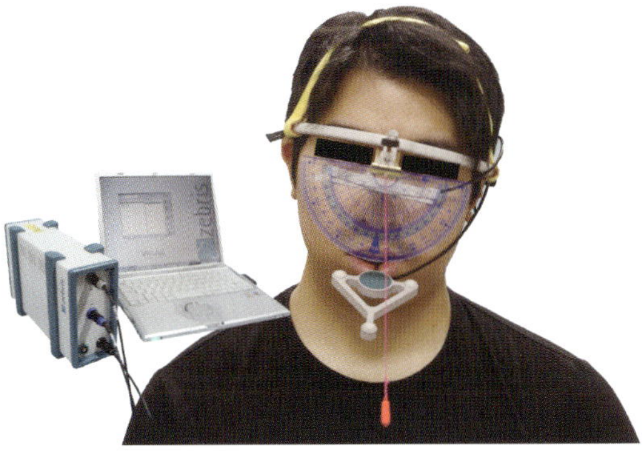

그림 13. Win-jaw system으로 측정한 두위 측방 기울기에 따른 하악 편위량.

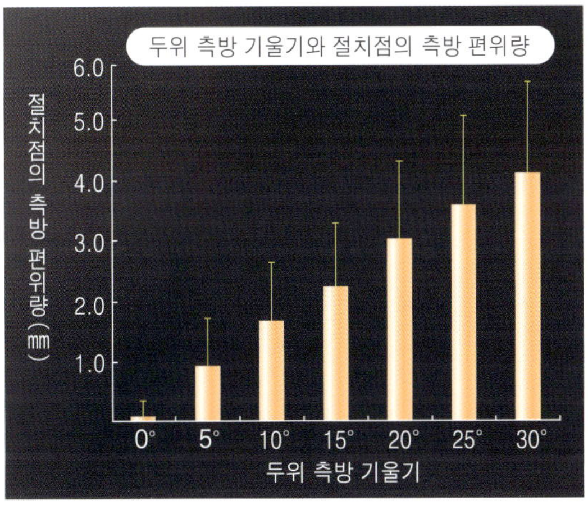

그림 14. 두위가 5° 측방으로 기울면 절치점은 평균 약 1.0mm, 10° 측방으로 기울면 절치점은 평균 약 1.8mm 측방으로 편위한다.

에 비해 좌측은 야위어 가늘어진다. 또한 장골(iliac bone)이 위로 잡아당겨져 짧아진 좌측 다리가 항상 몸무게를 지탱하므로, 안짱다리가 된 좌측 발목과 무릎 그리고 고관절에 부하가 걸려 좌측 다리의 길이는 더욱 짧아진다(그림 11).

이 상태가 가볍고 기간이 짧은 경우에는, 원인이 되는 교합의 부조화를 개선하여 이와 같은 자세를 취할 필요가 없게 되면 평상시의 생활 속에서 균형 잡힌 걸음 등 원래의 자세로 돌아간다.

그러나 이 상태가 오랜 기간에 걸쳐 계속되는 경우에는, 근육이나 골격 자체가 변형되어 좌측 기울기가 서서히 진행해 허리를 좌측으로 비트는 것만으로는 균형을 유지할 수 없고 몸을 지탱하지 못하게 되면, 다음 단계에서는 두위를 교합이 낮지 않은 우측으로 기울여 몸을 지탱할 수밖에 없다. 이렇게 되면 최초의 원인이었던 교합의 부조화를 개선하는 것만으로는 신체의 왜곡이 쉽게 개선되지 않는다(그림 12).

이와 같이 두위와 하악위, 두위와 교합의 관계는 밀접하여 그림 13, 14에서 보이는 것처럼 건강한 유치악을 가진 사람에서도 두위가 미세하게 10° 정도 측방으로 기울면 절치점은 평균 약 1.8mm 측방으로 편위한다.

그림 15~18은 일류 운동선수(top athlete)의 교합과 신체 균형 상태를 보여준다. 신체의 균형을 바로잡고 스플린트를 통해 하악위의 편위를 수정하면 신체의 왜곡이 없어져 좋은 신체 균형을 유지할 수 있게 되어 신체 운동 능력도 최고의 상태를 유지할 수 있다.

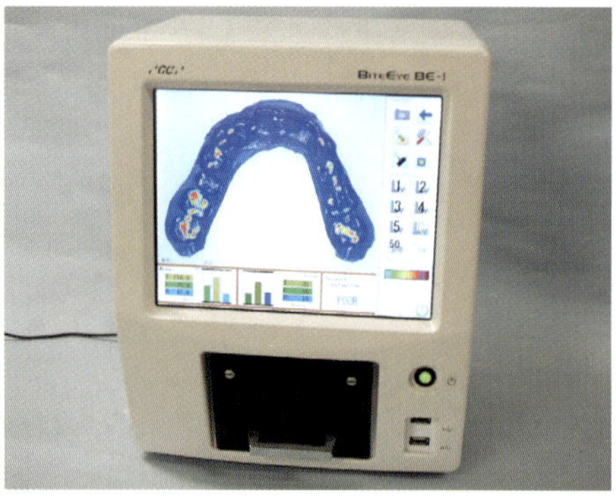

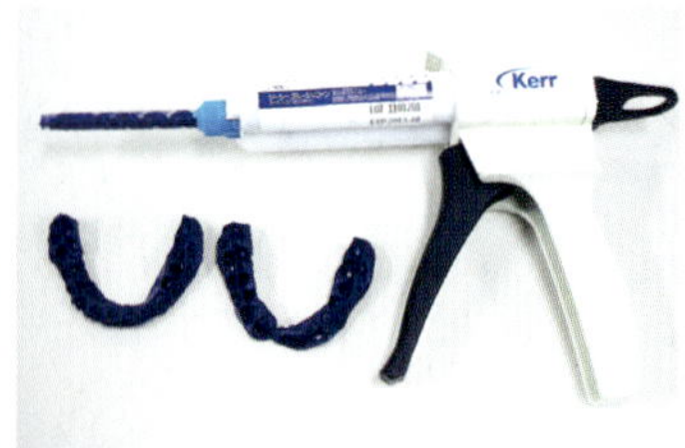

그림 15. Bite Eye BE-1으로 기록한 스플린트를 통한 하악위 수정 전·후의 교합 접촉 관계.

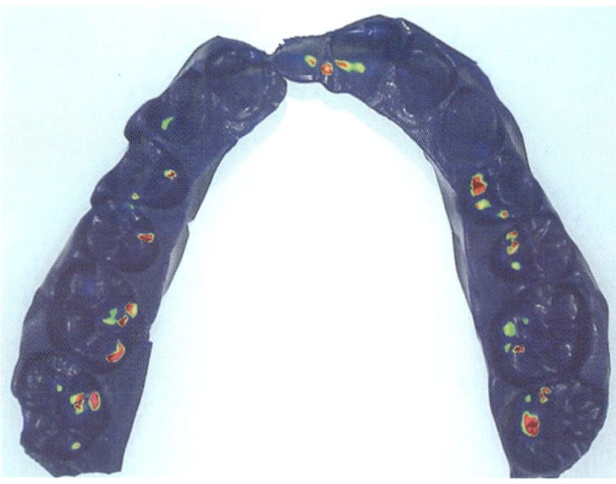

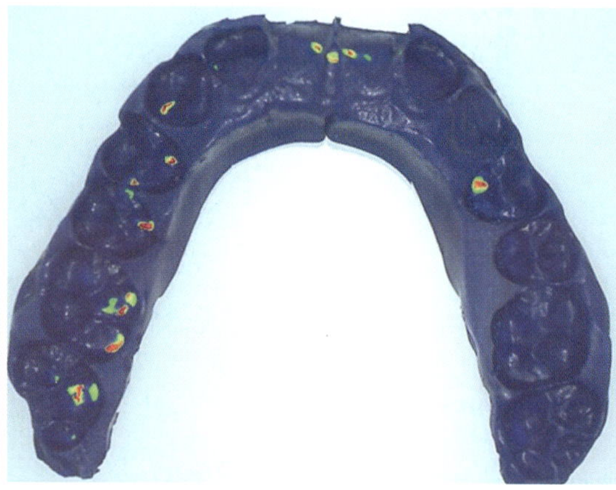

그림 16. 스플린트를 통한 하악위 수정 전(왼쪽)과 후(오른쪽)의 교합 접촉 관계. 원래 우측 구치부가 교합 저위 상태였으므로 수정 후에는 그 부위에 교합 접촉을 볼 수 없게 되었다.

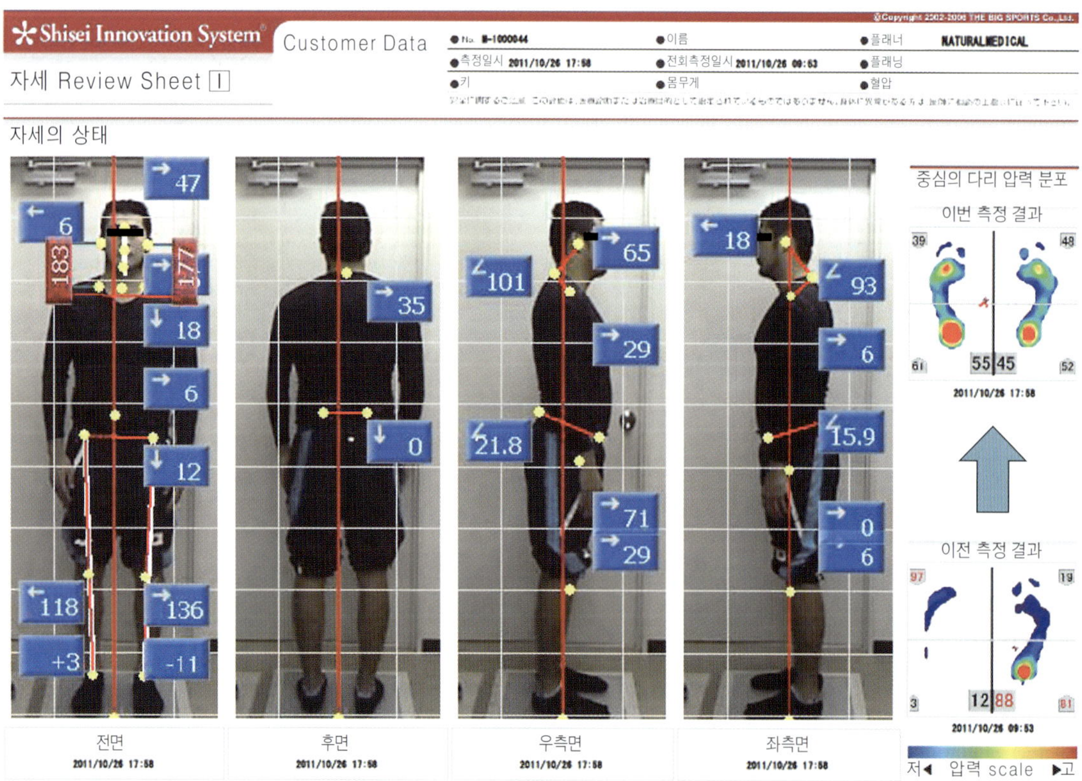

그림 17. 자세 측정기 200A를 이용한 자세 측정과 중심 균형 측정. 계측 기준점의 3차원 측정을 통해 신체의 왜곡을 객관적으로 평가할 수 있다.

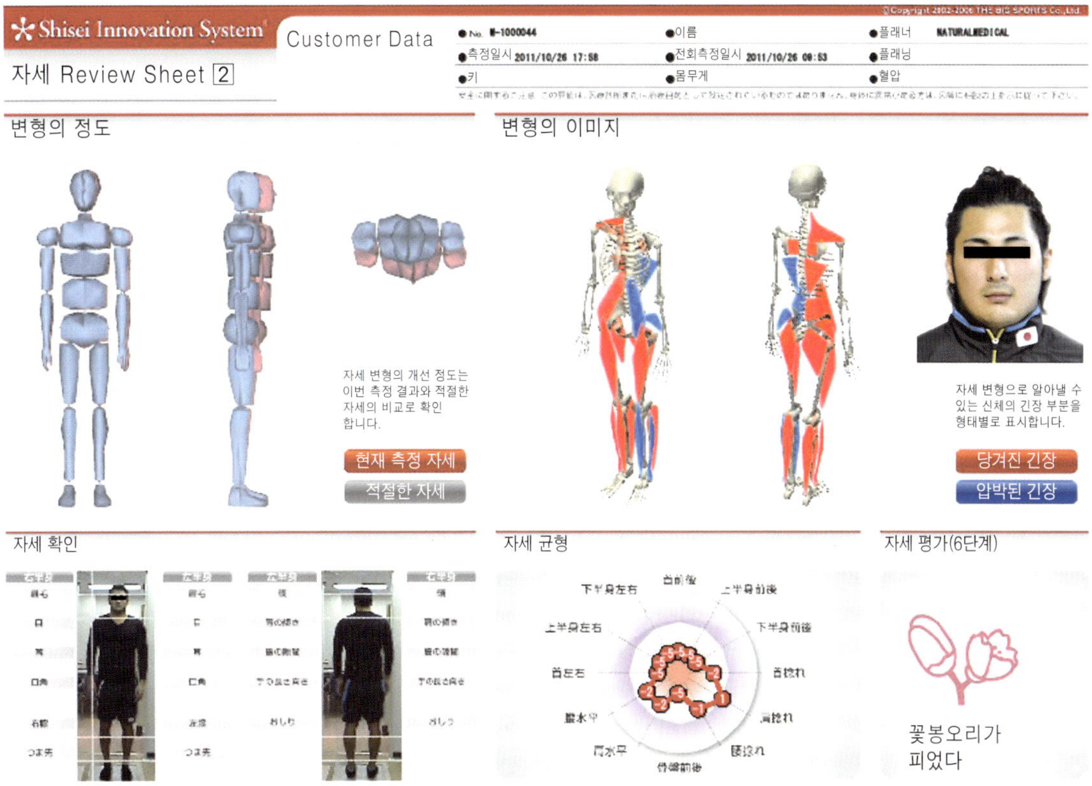

그림 18. 신체 균형을 바로잡고 스플린트를 통해 하악위의 편위를 수정하면 신체의 왜곡이 없어져 좋은 신체 균형을 유지할 수 있다.

○　○　○

앞부분에서 서술한 것처럼 교합은 저작근을 비롯한 여러 가지 기능의 장이면서 근육이나 턱관절에 영향을 미치고, 전신은 물론 나아가서는 뇌에도 영향을 미치는 대단히 중요한 요소이다. 치과만이 할 수 있는 교합치료와 교합관리는 국민의 일상생활 질을 좌우하고 심신의 건강과 인생의 만족도에 이르기까지 영향을 미친다. 이러한 사실을 먼저 우리 치과 의료 관계자가 충분히 인식하여 아주 즐겁게 배워서 긍지를 가지고 매일의 임상에 임하기를 바란다.

○ 임상이 즐거워지는 포인트

"치과만이 할 수 있는 교합치료"

교합은 악구강계의 건강, 전신의 건강, 심신의 건강을 좌우한다. 그리고 환자의 인생과 밀접한 관련이 있다. 큰 보람과 삶의 의미를 가질 수 있어서 고마운 일이다.

【참고문헌】

1) Ekuni D, Tomofuji T, Irie K, Azuma T, Endo Y, Kasuyama K, Morita M: Occlusal disharmony increases amyloid- β in the rat hippocampus. Neuromolecular Med, 13: 197-203, 2011.

2) 槙原絵理, 鱒見進一, 田中達朗, 森本泰宏, 吉野賢一, 有田正博, 八木まゆみ：スプリント装着の有無がクレンチング時の脳活動に及ぼす影響. 日顎誌, 20 (1) : 6-10, 2008.

3) 中島 優, 小出 馨, 浅沼直樹, 佐藤利英, 西川正幸, 荒川いつか, 小出勝義：頭位の側方傾斜が顆頭位および切歯点の位置に及ぼす影響. 日顎誌, 23 (第24回大会特別号) : 86, 2011.

4) 秋山眞視, 柳本有二, 外山 麗, 押田芳治：姿勢を分析するために用いられる測定器（姿勢分析設備および姿勢分析プログラム）に関する研究. 体力科學, 56 (6): 697, 2007.

Koide Kaoru(小出 馨), Asano Eiichiro(浅野栄一朗),
Koide Katsuyoshi(小出勝義), Chiba Natsumi(千葉夏未),
Shimojo Shigeru(下條 茂)

근육은 촉진으로 평가한다

20초에 할 수 있는 정확한 근육 촉진법을 습득하자

치과의 전문 영역은 악구강계이고, 그 구성 요소인 턱관절과 근육에 대한 기능 검사는 치료에 앞서 병태 진단을 위해서도 물론 필요하지만 치료의 평가나 예후의 평가를 위해서도 반드시 필요하다. 그리고 일상 임상에서 초진의 screening으로 시행하는 턱관절과 근육의 촉진은 특수한 검사 기구도 필요 없고, 중요한 데이터를 20초 정도의 짧은 시간에 손쉽게 수집할 수 있는 기능 검사이므로 임상에서 매우 효과적이다.

Chapter 02에서는 누구나 짧은 시간에 훈련을 통해 정확히 시행할 수 있으며, 초진의 screening에서 효과적인 근육 촉진을 하기 위한 8가지 항목과 실제 효과적인 근육 촉진법의 포인트를 제시한다. 이 촉진법은 20초 정도의 짧은 시간에 할 수 있고 짧은 기간에 습득할 수 있으므로 반드시 실천해 주기 바란다. 더불어 악구강계의 진단에 반드시 필요한 engram에 대한 설명을 추가한다.

압통은 왜 발생하는가?(그림 1)

교합에 문제가 있고 턱관절과 조화를 이루지 못한 상태가 되면 근육에 과긴장이 생기고 압통이 발생한다. 즉 ① 조기접촉이나 구치부의 교합 저위, ② 평형측이나 작업측의 교두간섭, ③ 측방 가이드에서 후방의 bracing equalizer의 결여가 압통의 주요 요인이며, 이들로 인해 근육에 과긴장이 생기거나 턱관절에 부하가 걸리면 촉진할 때 압통이 발생하는 것이다. 그러므로 촉진할 때 발생하는 압통은 임상에서 효과적인 교합부조화의 지표가 된다.

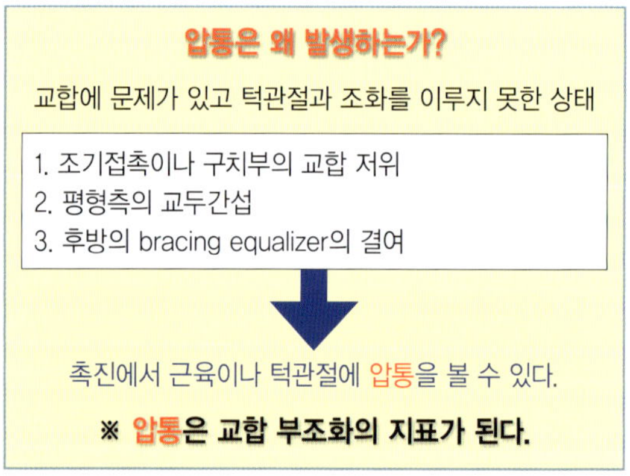

그림 1. 압통은 교합 부조화의 지표이다.

1. 조기접촉이나 구치부의 교합 저위[압통의 요인 1] (그림 2)

요인 1은 구치부의 교합이 낮거나 전치가 높은 경우이다.

예를 들어 유닛체어를 수평으로 누인 상태에서 견치에 세라믹 크라운을 장착한 경우, 환자가 일어나 앉으면 견치의 교합이 800~1,000㎛ 정도 높아진다.

이때 조기접촉이 큰 경우는 세라믹 크라운이 파절하거나 치주조직에 교합성 외상이 일어난다.

그러나 보통 800~1,000㎛ 정도의 미세한 조기접촉이 생긴 경우는 하악이 그 조기접촉을 비켜서 피한 위치에서 씹는 프로그램이 습득된다. 이것을 engram이라 부른다. 후방 구치가 낮은 경우도 마찬가지 현상이 일어난다. 즉 상대적으로 낮은 상·하 구치가 서로 접촉하도록 항상 수축하기 때문에 교근이나 악이복근 후복은 과긴장에 의한 압통을 보이는 것이다.

또한 턱관절에서는 과두가 후상방으로 밀려들어 가고 턱관절원판은 압축(compression)된다.

외측 인대도 서서히 잡아당겨져 미세 외상에 의해

1. 조기접촉, 구치부의 교합 저위

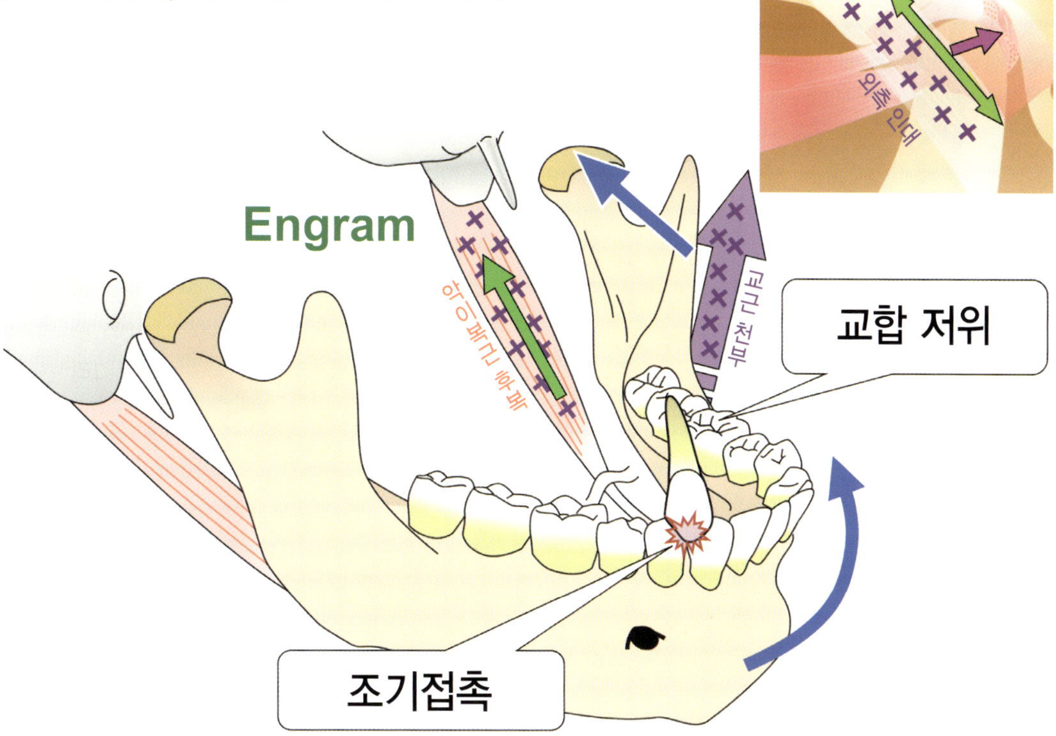

그림 2. 약간의 조기접촉이 생기면 하악이 그 조기접촉을 비켜서 피한 위치에서 씹는 프로그램이 습득된다. 이것을 engram이라 부른다. 후방 구치가 낮은 경우도 마찬가지 현상이 일어난다. 상대적으로 낮은 상·하 구치가 서로 접촉하도록 항상 수축하기 때문에 교근이나 악이복근 후복은 과도하게 긴장하여 압통을 보인다.

2. 평형측의 교두간섭

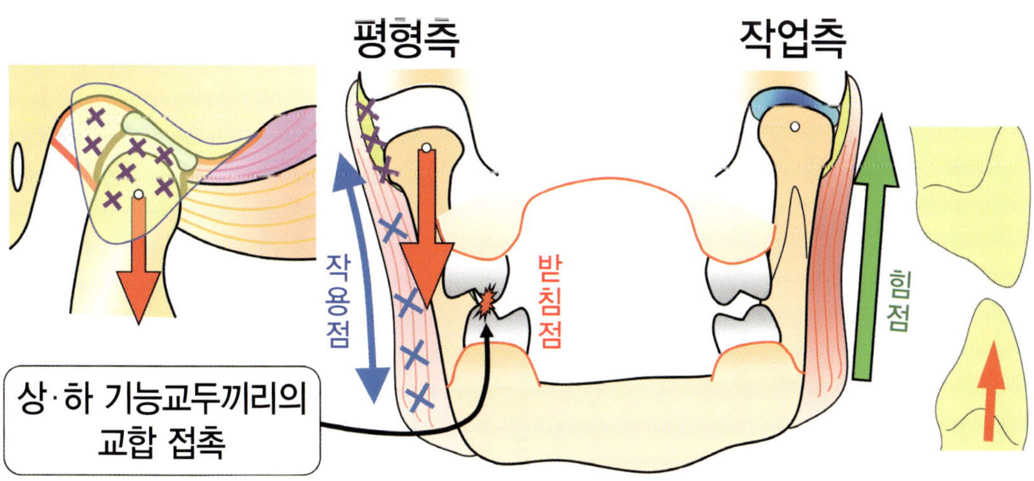

그림 3. 평형측의 교두간섭은 교근과 측두근이 수축된 상태에서 parafunction으로 생긴 이갈이에 의해 강하게 잡아당겨져 압통을 보인다. 이때 과두를 밑으로 당기고, 외측 인대도 잡아당겨 미세 외상에 의한 턱관절의 압통이 나타날 수 있다.

턱관절에 압통이 발생한다. 그러는 중에 수면을 취할 때의 parafunction 등으로 과두가 턱관절원판의 후방비후부를 아주 조금 타고 넘으면 턱관절원판 전방 전위가 발생하기도 한다.

2. 평형측의 교두간섭[압통의 요인 2](그림 3)

평형측의 교두간섭은 기능교두가 서로 접촉하기 때문에 상·하악 치아에는 그다지 큰 손상을 초래하지 않는 경우가 많다.

3. 후방의 bracing equalizer의 결여

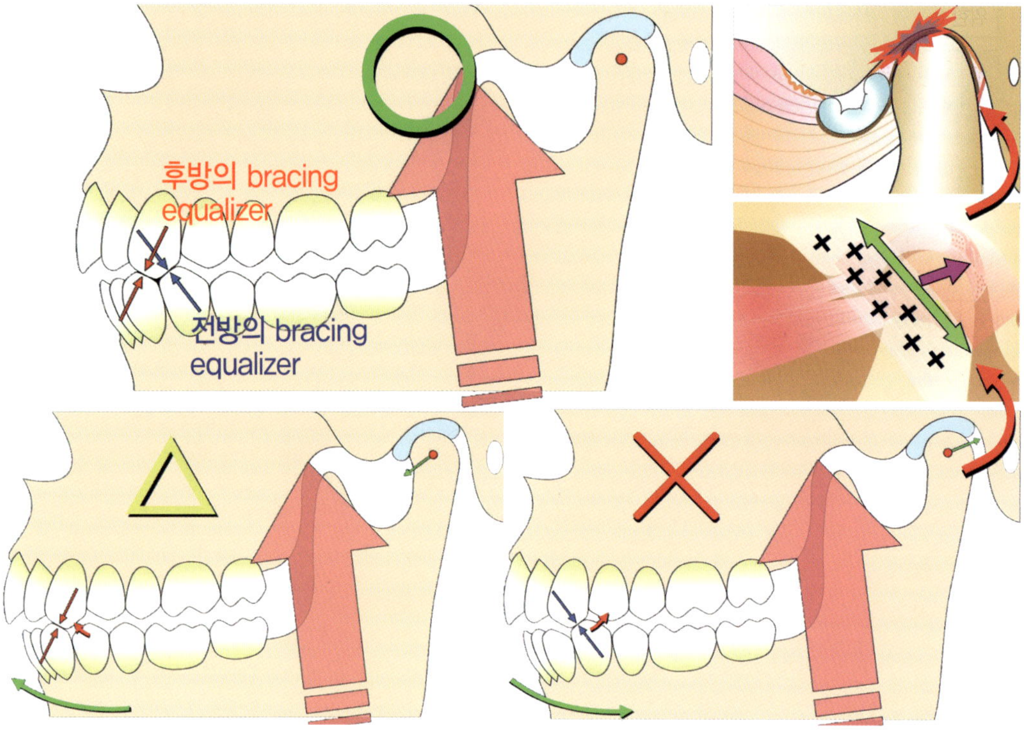

그림 4. 후방의 bracing equalizer가 없으면 작업측 과두는 후방으로 밀려들어가고 외측 인대가 잡아당겨져 미세 외상이 생기고 압통을 보인다. 그리고 과두가 턱관절원판의 후방비후부를 아주 조금 타고 넘으면 턱관절원판 전방 전위를 일으키기도 한다.

그러나 교근과 측두근이 수축된 상태에서, parafunction으로 생긴 이갈이에 의해 강하게 잡아당겨지므로 압통을 보인다.

또한 평형측 교두간섭은 평형측의 과두도 밑으로 당기고, 외측 인대도 잡아당겨 미세 외상을 발생시키므로 턱관절에서도 압통을 볼 수 있다.

3. 측방 가이드에서 '후방의 bracing equalizer' 결여[압통의 요인 3](그림 4)

턱관절에 의한 posterior guidance와 조화를 이루는 '후방의 bracing equalizer'(lateral protrusive tooth guidance; M형 가이드)가 구성되어 있으면 외측 인대에도 부담이 가해지지 않아 좋지만, '후방의 bracing equalizer'가 구성되어 있지 않으면 작업측 과두는 후방으로 밀려들어가고 작업측 외측 인대가 잡아당겨져 미세 외상이 생기고 압통을 보인다. 그리고 과두가 턱관절원판의 후방비후부를 아주 조금 타고 넘으면 턱관절원판 전방 전위를 일으키기도 한다.

이와 같이 환자 턱관절의 측방 운동과 조화를 이루는 lateral protrusive tooth guidance를 정확히 구성하는 것이 매우 중요하다. 이것이 쾌적하고 안전한 측방 가이드의 조건이다.

정확한 근육 촉진을 위한 8가지 항목(표 1)

근육 촉진은 치과의사의 일상 임상에서 반드시 필요한 것이다. 다음에 제시하는 8가지 핵심을 파악하면 누구라도 짧은 시간에 정확하게 근육 촉진을 할 수 있다. 확실히 습득하여 초진에서부터 모든 환자에게 시행해 주기 바란다.

1. 검사할 때 환자의 체위(그림 5)

근육 촉진할 때 환자의 체위는 일상 임상에서 일반 검사나 턱관절, 근육, 교합에 대한 기능 검사 모두를 부드럽게 시행할 수 있고, 일련의 흐름을 중단시키지 않으며 환자에게 위화감을 주지 않는 체위가

표 1. 임상에서 효과적인 근육 촉진법을 하기 위한 8가지 항목

1	검사할 때 환자의 체위
2	검사에 사용하는 손가락
3	손가락 압력을 가하는 방법
4	적절한 손가락 압력
5	검사하는 근육의 종류와 부위
6	환자에게 질문하는 방법
7	근육 촉진의 평가 기준
8	기능 검사에서 근육 촉진의 순서

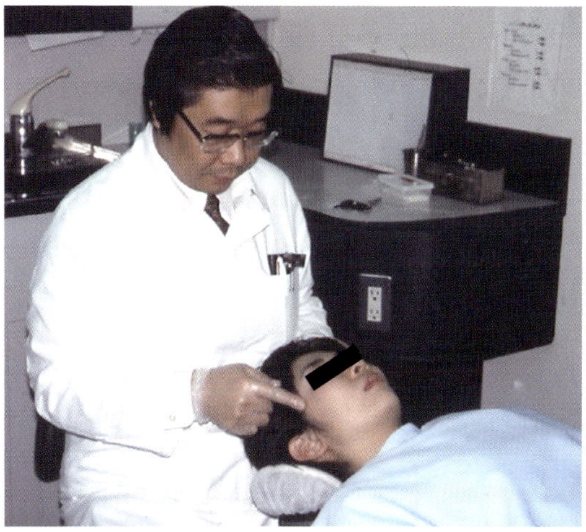
그림 5. 근육을 촉진할 때의 체위는 '환자 수평위, 술자 좌위'이다.

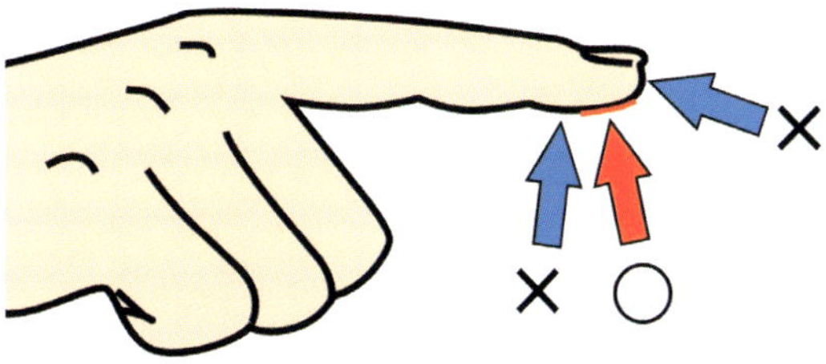
그림 6. 좌·우의 집게손가락 하나를 사용하고, 손가락 안쪽(보통 손톱이 있는 부위)으로 가압하는 것이 원칙이다. 단 교근 심부와 악이복근 전복은 손가락 끝으로 촉진한다.

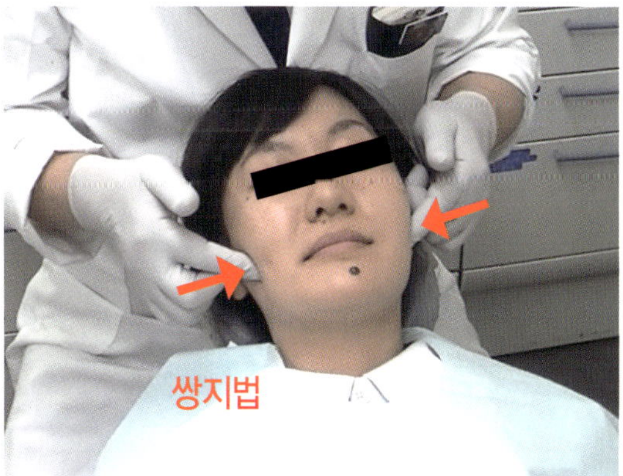

그림 7. 손가락 압력을 가하는 방법은 작용·반작용의 관계에서 좌·우의 근육에 균등한 압력을 가할 수 있는 쌍지법이 기본이다.

바람직하다. 그러한 점에서 효과적인 체위는 '환자 수평위, 술자 좌위'이다.

2. 검사에 사용하는 손가락(그림 6)

근육 촉진에는 압력의 감각이 가장 예민해서 적절한 부위를 정확하게 검사할 수 있는 집게손가락(검지) 하나를 사용하는 것이 가장 적당하다. 보통 손톱이 있는 부위의 안쪽을 사용하는데 손가락 끝을 사용하는 경우(교근 심부, 악이복근 전복)도 있으므로 손톱을 짧게 깎아야 한다.

3. 손가락 압력을 가하는 방법(그림 7)

촉진으로 압통을 검사할 때 손가락 압력을 가하는 방법은 작용·반작용의 관계에서 좌·우의 근육에 균등한 압력을 가할 수 있는 쌍지법이 기본이다. 이렇게 하면 입통의 좌·우 차이를 명확하게 알 수 있고 환자 자신이 그 징후를 확인하기 쉽다.

4. 적절한 손가락 압력(그림 8)

좌·우의 집게손가락 안쪽을 사용할 때의 적절한 손가락 압력은 1,000g을 기본으로 하고 증례에 따라 800~1,200g의 범위에서 가려 사용한다. 예를 들어 마른 체형인 사람에게는 800g으로, 근육이 잘 발달된 사람이나 뚱뚱한 사람, 지방층이 두터운 사람에게는 1,200g으로 촉진한다. 적절한 손가락 압력을 몸으로 습득하는 것은 일반적으로 매우 어렵고 숙련을 필요로 하지만, 시판하는 2kg의 저울을 옆으로 놓고 좌·우 집게손가락의 안쪽을 대서 손가락이 가하는 압력 감각을 저울이 가리키는 눈금을 보면서 bio feedback으로 훈련하면, 보통이라면 몇 분 이내에 적절한 손가락 압력을 습득할 수 있다.

5. 검사하는 근육의 종류와 부위(그림 9)

보통 screening으로 검사하는 근육은 (a) 교근, (b) 측두근, (c) 악이복근의 3종류이고, 촉진의 부

위와 순서는 그림 9에 보이는 바와 같다. 근육의 종류에 따라 촉진할 때 주의해야 하는 포인트는 다음에 제시한다.

6. 환자에게 질문하는 방법

근육을 촉진할 때는 "좌·우 모두 아무렇지 않습니까?"와 같이 환자의 대답을 유도하지 않는 질문 방법이 원칙이다. 그러나 임상에서는 "좌·우 어느 곳도 아프지 않습니까?", "좌·우 모두 아프지 않습니까?"처럼 묻는 내용을 명확히 환자에게 전달하는 것이 신속하게 촉진을 하고 평가하는 데 효과적이다.

7. 근육 촉진의 평가 기준

근육 촉진은 그림 10에 제시하는 5단계로 평가하는 것이 적절하다. '++: 상당히 아프다'는 아픈 쪽의 표정근이 수축하여 안검 반사까지 유발하는 단계이다. '+++: 심하게 아프다'는 압통으로 인해 몸을 피하는 것과 같은 움직임이 유발되는 단계이다.

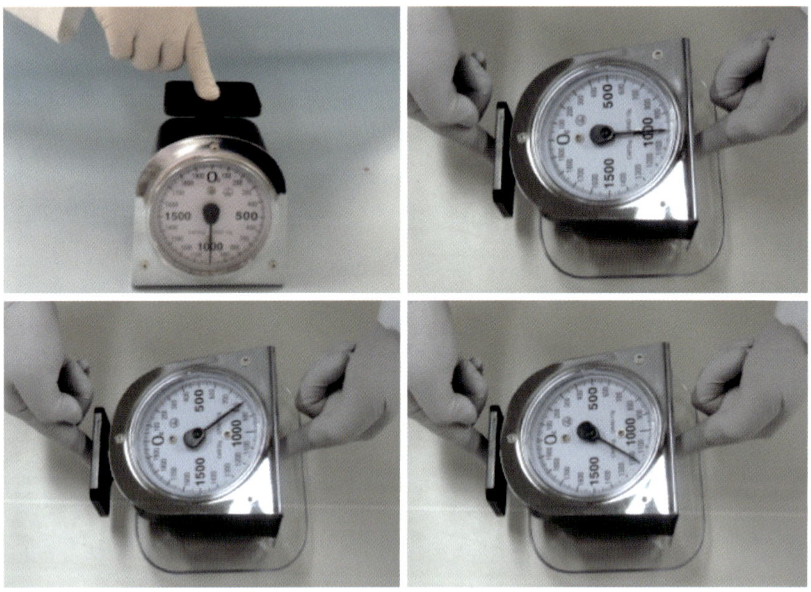

그림 8. 2kg의 저울을 이용해 촉진 압력을 습득한다. Bio feedback의 요령으로 보통 몇 분 이내에 촉진 압력을 습득할 수 있다. 1,000g이 기본이고 증례에 따라 800~1,200g의 범위에서 촉진한다.

1	교근 심부
2	교근 천부 기시부
3	교근 천부 정지부 전연
4	교근 천부 정지부 후연
5	교근 천부 중앙
6	측두근 전부
7	측두근 중부
8	측두근 후부
9	악이복근 전복
10	악이복근 후복

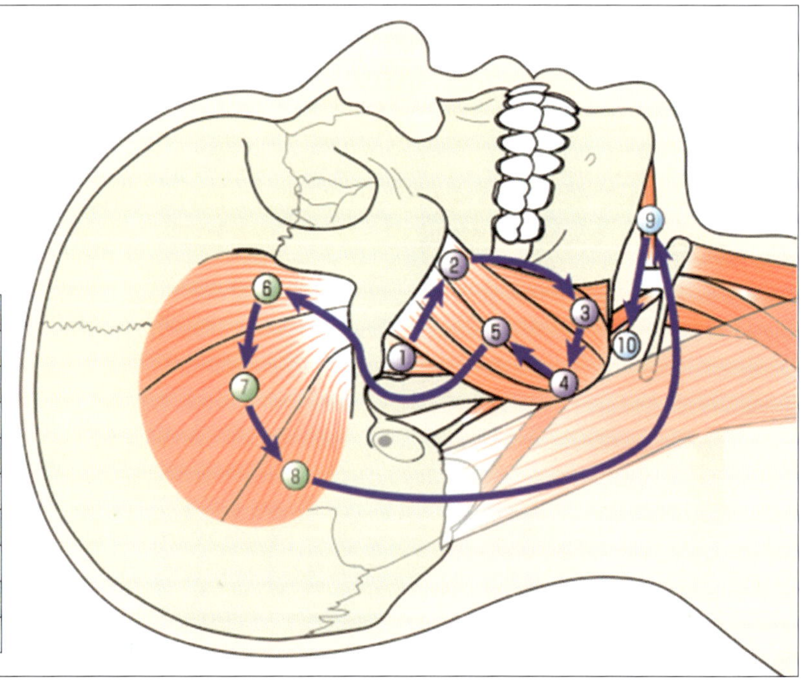

그림 9. 근육 촉진은 교근 → 측두근 → 악이복근의 순서로 시행한다.

8. 기능 검사에서 근육 촉진의 순서(그림 11)

과두의 위치는 이주의 전방 13mm이고 그곳 바로 전방의 함몰 부위에 교근 심부가 위치하고 있다. 따라서 screening으로 측방에서 턱관절을 촉진한 후 그대로 집게손가락을 세우면 보통 교근 심부의 위치가 되므로 부드럽게 근육 촉진으로 이행할 수 있어서 효율적이다.

실제 screening으로 시행하는 악기능 검사는 '턱관절의 측방 검사'부터 일련의 '근육 촉진'까지 보통 20초 이내에 할 수 있다(그림 12).

−: 아프지 않다
±: 위화감이 있다
+: 아프다
++: 상당히 아프다(안검반사 유발)
+++: 심하게 아프다(몸의 움직임도 동시에 유발)

그림 10. 촉진을 통한 압통의 5단계 평가.

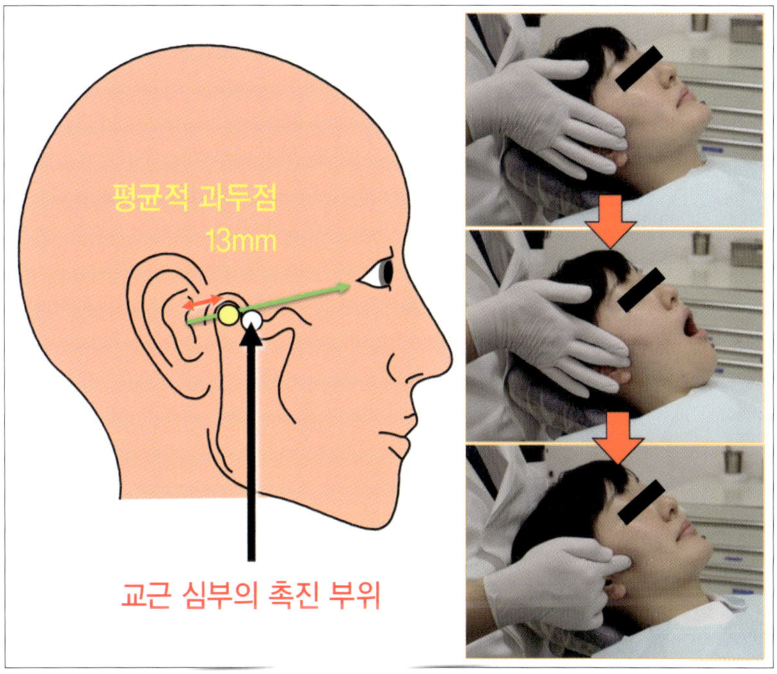

그림 11. 측방에서 턱관절을 촉진한 후 그대로 집게손가락을 세우면 교근 심부의 위치에 온다. 곧바로 10부위의 근육 촉진으로 부드럽게 이행할 수 있다.

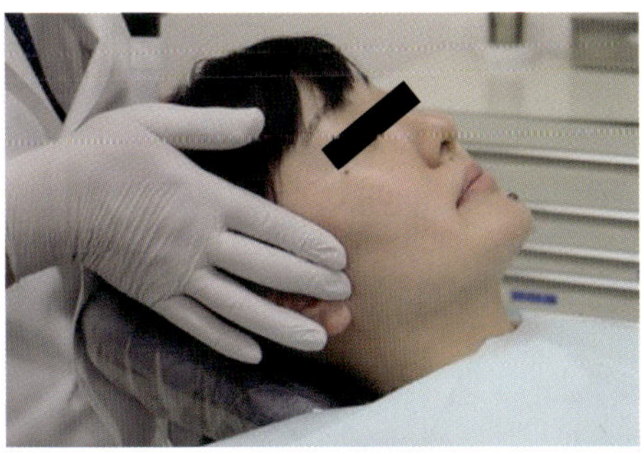

그림 12a. 턱관절의 측방 촉진 ①.

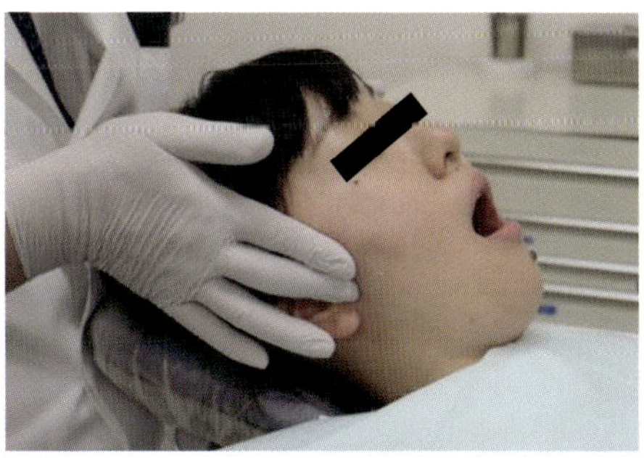

그림 12b. 턱관절의 측방 촉진 ②.

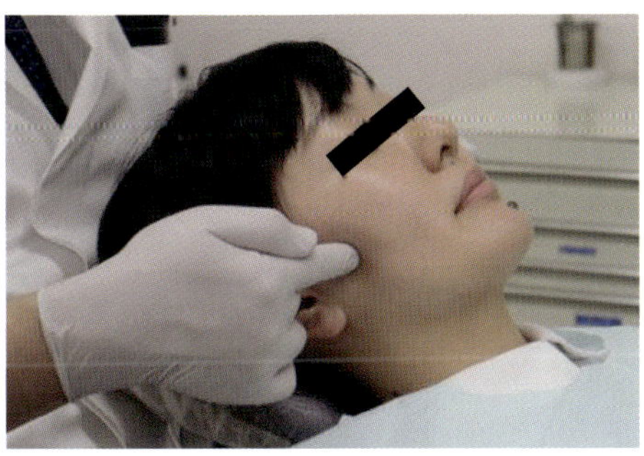

그림 12c. 교근 심부.

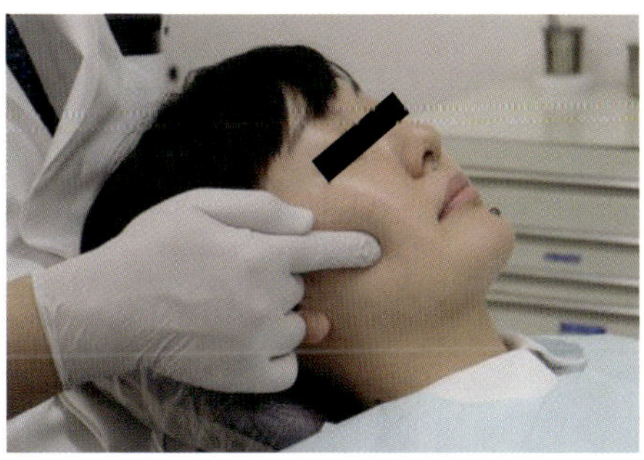

그림 12d. 교근 천부 기시부.

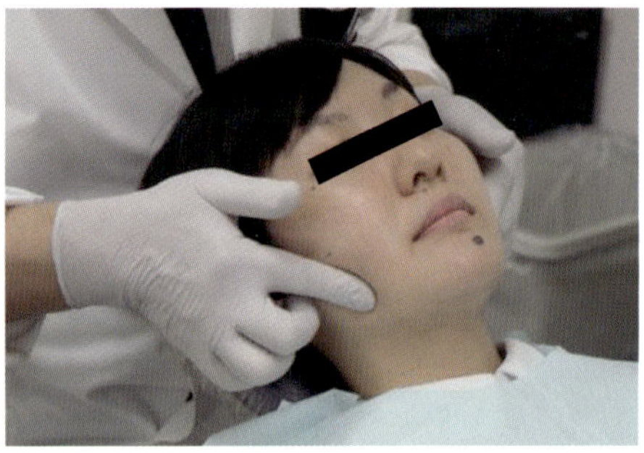

그림 12e. 교근 천부 정지부.

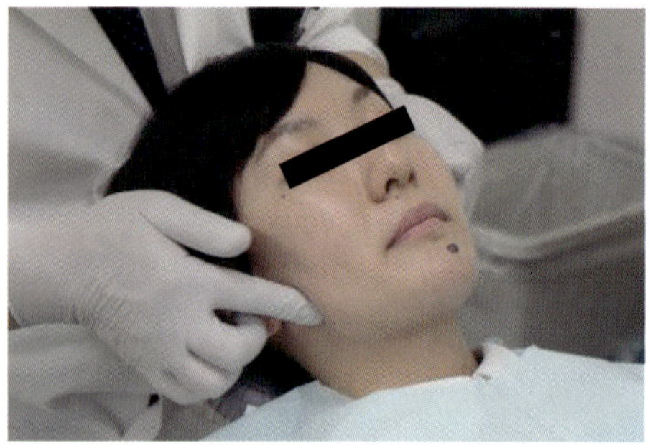

그림 12f. 교근 천부 하악각 부위.

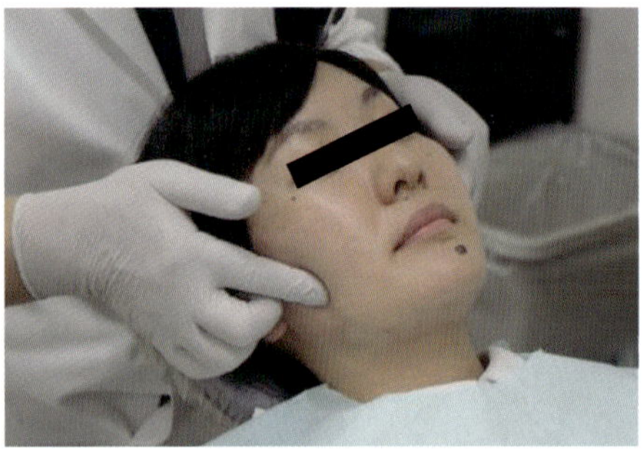

그림 12g. 교근 천부 중앙.

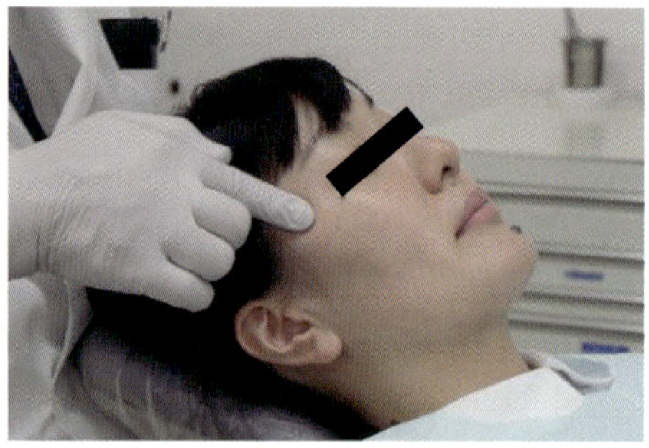

그림 12h. 측두근 전부.

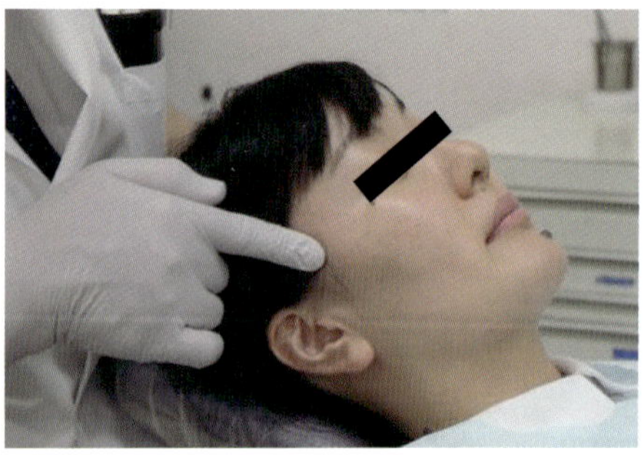

그림 12i. 측두근 중부.

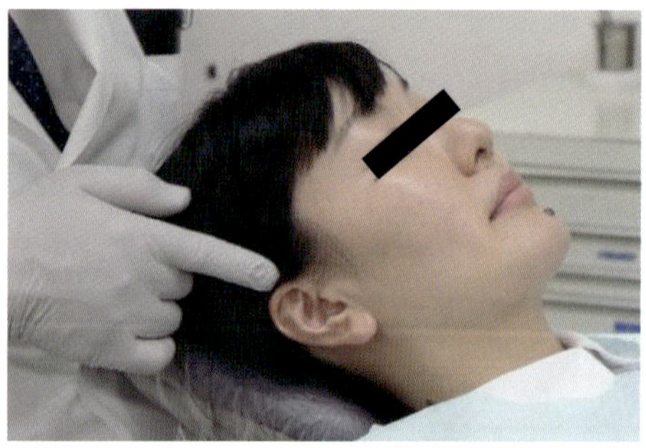

그림 12j. 측두근 후부.

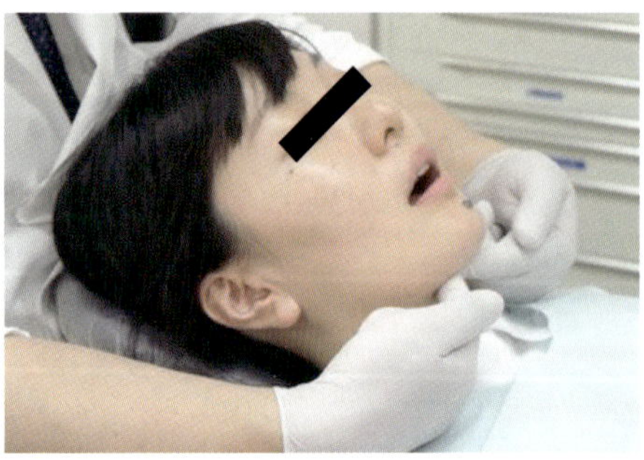

그림 12k. 악이복근 전복.

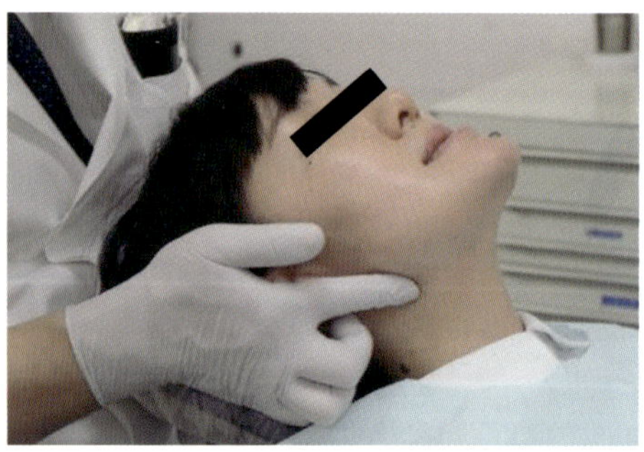

그림 12l. 악이복근 후복.

실제로 효과적인 근육 촉진의 포인트

실제로 근육을 정확히 촉진하기 위해 충분히 인식해 둘 필요가 있는 근육이 악이복근이다. 하악을 교두감합위로부터 후방으로 끌어당겨서 위치시키는 근육이 악이복근이며, 이 근육이 다음에서 자세히 설명하는 engram의 주역을 이루는 근육이다. 중심위에서 일어나는 조기접촉을 회피하기 위해 하악을 편위시켜서 수평적으로 위치시키는 데 효과적으로 작용하는 근육 또한 악이복근이다. 조기접촉이

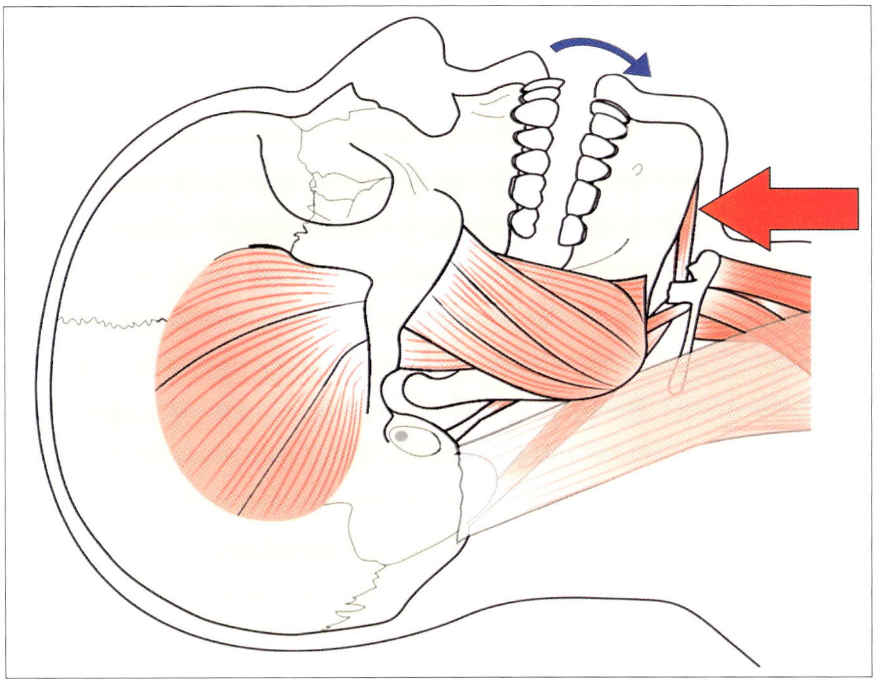

그림 13. 악이복근 전복을 촉진할 때는 환자에게 손가락 2개 정도가 세워 들어갈 수 있는 개구위를 취하도록 하여 집게손가락 끝으로 촉진한다.

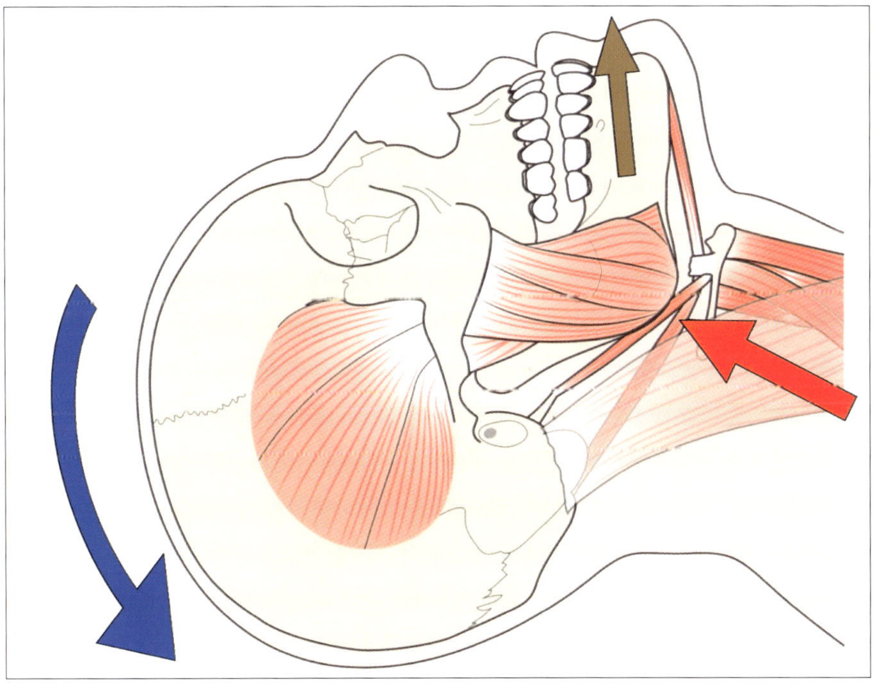

그림 14. 악이복근 후복을 촉진할 때는 환자에게 머리를 뒤로 젖히도록 하고 하악 최전방위를 취하도록 한다.

나 교두간섭이 원인이 되어 악위의 편위가 일어나는 경우는 촉진으로 악이복근 후복의 압통을 확인할 수 있다.

이번 장에서 제시하는 근육 촉진법에서 악이복근을 촉진할 때는 먼저 약간 개구하도록 하여 다소 tension이 걸린 상태에서 악이복근 전복을 촉진한다(그림 13). 이어서 악이복근 후복으로 이행하는데 하악각 부위의 후방 내측에서 흉쇄유돌근으로 둘러싸여 있으므로, 환자에게 머리를 뒤로 젖히게 하여 하악각 부위와 흉쇄유돌근으로부터 악이복근 후복을 이개시키고 이어서 하악 최전방위를 취하게 하여 압통을 확인할 수 있도록 근섬유를 신전시키면 정확한 촉진이 가능하다(그림 14).

외측익돌근과 내측익돌근은 구강 내의 안쪽 깊

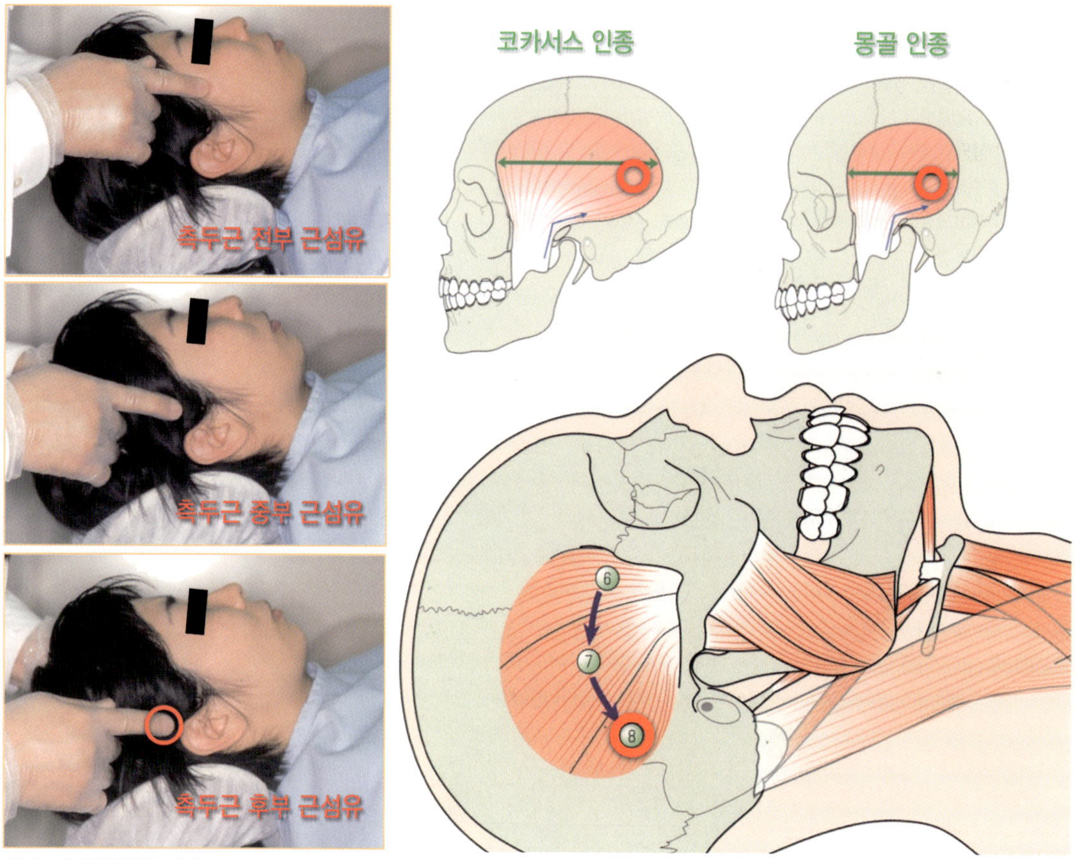

그림 15. 인종에 따른 측두근 부착 범위의 차이점. 동양인에 대한 검사에서는 이개의 기시부 상방이 측두근 후부 근섬유의 촉진 부위로 적절하다.

숙이 손가락을 넣어 검사하기 때문에 정확하게 진단할 확률이 낮고, 흉쇄유돌근은 보통 두위의 경사가 일어난 후에 2차적으로 압통이 생기기 때문에 screening에서는 이들 근육을 굳이 검사하지 않는다. 특히 외측익돌근은 턱관절 부위에 부착하여 턱관절질환과의 연관성이 높기 때문에 예전에는 반드시 촉진해야 하는 근육이었지만, 손가락이 도달하기 어려울 뿐만 아니라 협점막 및 협근과 더불어 내측익돌근의 외측 기시부를 사이에 두지 않고는 촉진할 수 없다. 이렇게 환자에게 아픔을 주면서 촉진했음에도 불구하고 압통을 보이는 근육을 특정할 수 없으므로 screening으로 시행하는 근육 촉진의 대상이 아니다.

또한 해부학적으로 코카서스 인종(caucasoid)의 측두근 후부 근섬유는 근육 부착 범위가 몽골 인종(mongoloid)과 비교하여 상당히 후방까지 미치고 있다(그림 15). 따라서 몽골 인종인 동양인에 대한 검사에서는 코카서스 인종의 촉진 부위로 알려진 부위보다 상당히 전방 위치인 이개 기시부 상방이 측두근 후부 근섬유의 촉진 부위로 적절하다. 이처럼 적절한 촉진을 위해서는 인종에 따른 해부학적 차이도 인식해 두는 것이 매우 중요하다.

근육 촉진의 평가에 반드시 필요한 engram에 대한 인식

이번 장 앞부분의 '압통은 왜 발생하는가?'에서 다루었듯이 교두감합위로 씹을 때 약간의 조기접촉이나 편심위에서의 교두간섭이 있으면 생체는 그것을 피하도록 개구근과 동시에 폐구근도 작용시켜서 하악을 편위시키는 악운동 패턴이 구축된다(그림 2). 이것을 일반적으로 engram이라 부르며 기능적 교합계의 보호 반사(도피 반사)나 조건 반사에 의해

-: 아프지 않다
±: 위화감이 있다
+: 아프다
++: 상당히 아프다(안검반사 유발)
+++: 심하게 아프다(몸의 움직임도 동시에 유발)
그림 안의 ( )에 보이는 근육의 특정 부위에 붉은 펜으로 위의 기호를 기입한다.

1	교근 심부
2	교근 천부 기시부
3	교근 천부 정지부 전연
4	교근 천부 정지부 후연
5	교근 천부 중앙
6	측두근 전부
7	측두근 중부
8	측두근 후부
9	악이복근 전복
10	악이복근 후복

환자 이름 ____________

년, 월, 일 ____________

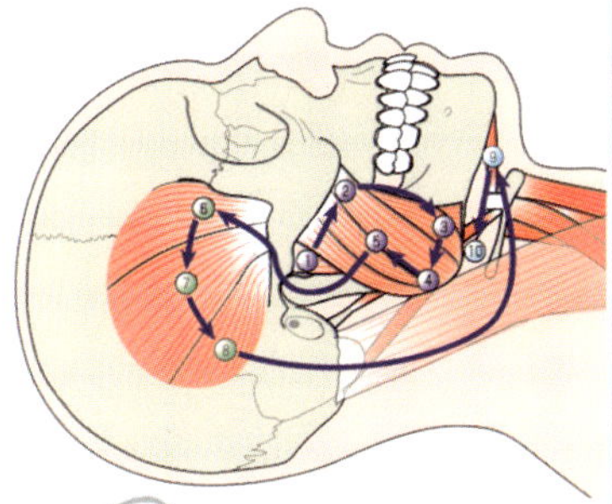

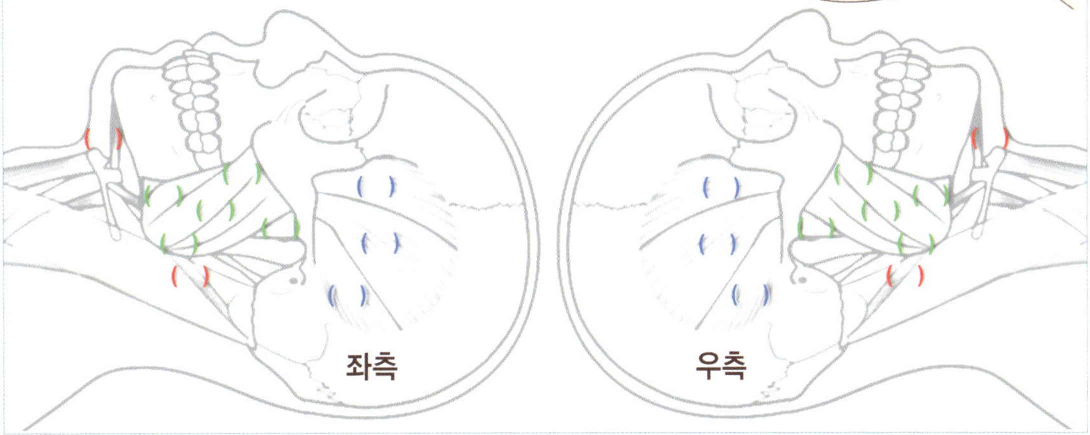

그림 16. 근육 진단 평가표.

구축된 악운동 패턴이다. 그리고 engram을 제거하는 것을 'deprogramming'이라 부른다. Engram의 주체를 이루는 근육은 효과적으로 하악을 후방으로 비틀듯이 편위시킬 수 있는 악이복근 후복이므로 이 부위에서 압통을 보이는 경우가 가장 많다. 또한 하악을 전방으로 편위시킬 필요가 있는 경우는 외측익돌근과 측두근 후부 근섬유가 상호 길항근으로 작용하여 약간 전방으로 편위한 악위에서 폐구하거나 폐구 경로의 중간 영역에서 측방 운동로를 취한다.

따라서 악이복근 후복 등에서 압통이 보이는 경우는 현재의 교두감합위가 과두안정위와 조화를 이루지 못해 조기접촉이 있거나, 구치부 교합 저위 또는 편심위에서 교두간섭이 있을 가능성을 시사하는 교합 부조화 진단의 효과적인 지표가 된다. 이와 같이 교합 진단에서 근육 촉진을 통한 압통의 검사는 임상에서 매우 중요하다. 다음에 제시한 근육 촉진의 평가표를 참고하여 바로 시작해 주기 바란다(그림 16).

○ 임상이 즐거워지는 포인트

근육의 압통은 교합 부조화의 지표이다. 그리고 압통의 평가는 촉진만이 효과적이다. 따라서 예지성이 높은 치료를 하기 위해서는 근육 촉진이 반드시 필요하다. 그러나 예전의 근육 촉진은 특수해서, 10년 이상의 경험을 쌓은 치과의사가 아니면 적절한 진단을 할 수 없는 것으로 알려져 왔다. 그러나 매우 중요한 핵심을 파악하고 연습한다면 임상에 확실히 도입할 수 있다. 내일부터 실천해 보기 바란다. 치과의사로서 평생 사용할 수 있다.

Koide Kaoru(小出 馨), Arakawa Itsuka(荒川いつか), Koide Katsuyoshi(小出勝義), Asano Eiichiro(浅野栄一朗), Oyama Koichiro(小山浩一郎)

턱관절은 촉진으로 진단한다

Chairside에서 간편하게 시행하는 병태에 따른 임상 진단 포인트

임상에서 매우 중요한 것은 정확한 진단을 바탕으로 환자 개개인의 병태에 따라 치료를 시행하여 악구강계의 기능적 조화를 도모하는 것이다. 그러므로 우리 치과의사는 먼저 악구강계를 구성하는 턱관절, 근육, 교합에 대한 악기능 검사를 적절하게 시행할 수 있는 능력이 필요하다. 그러나 대부분의 의료기관에서는 이와 같이 매우 중요한 악기능 검사를 정확히 시행하지 않는 것이 현실이며, 그 이유로는 아직까지도 대학의 교육과정에 악기능 검사와 진단을 위한 실습이 거의 포함되지 않았다는 사실을 들 수 있다. Chapter 03에서는 턱관절을 진단함에 있어서 빼놓을 수 없는 기본적인 중요 사항과 chair-side에서 1분 정도의 짧은 시간에 간편하게 시행할 수 있는 턱관절의 촉진법과 더불어 턱관절의 진단 기준을 임상에 의거하여 구체적으로 제시한다.

턱관절의 구성(형태와 구조)

턱관절의 병태 진단을 위해서는 먼저 턱관절과 주위조직의 상세한 형태와 구조, 기능을 이해하는 것이 반드시 필요하다. 턱관절은 기본적으로 다음의 9가지 요소로 구성된다(그림 1).

1. 턱관절 부위의 골

턱관절은 측두골의 하악와(mandibular fossa) 및 관절결절(articular eminence)과 하악골의 관절돌기인 하악 과두(condyle) 사이에 턱관절원판이 끼여 있어 구성되는 활막관절이다.

턱관절의 운동 양식은 상관절강에서 일어나는 활주와 하관절강에서 일어나는 회전이다. 좌·우의 과두에 의한 회전과 활주의 복합 운동으로 개폐구운동이나 전방 운동, 측방 운동 등의 여러 가지 하악 운동이 이루어진다(회전활주관절).

2. 외측 인대(Lateral ligament)

외측 인대는 과두가 외측이나 내측으로 이탈하는 것을 방지한다. 최대 개구위에서 과두의 전방 운동 한계위를 규정하거나 과두의 후방 운동 한계위를 규정하는 기능을 발휘한다.

3. 관절낭(Articular capsule)

관절낭의 내면은 활막으로 덮여 있고, 턱관절이 기능할 때 완충 및 윤활 기능을 가진 활액이 활막으로부터 분비된다(활막관절). 이 활액은 상·하의 관절강을 축축하게 하고 혈관망이 없는 턱관절원판 협착부의 대사에 관여한다.

4. 턱관절원판(Articular disc)

턱관절원판은 치밀한 섬유조직으로 이루어져 있고 전방비후부, 중앙협착부, 후방비후부의 3부분으로 나뉘어 있다. 전방비후부는 턱관절원판의 후방 전위(턱관절 전방 탈구)를 방지하고, 후방비후부는 턱관절원판의 전방 전위를 방지하는 중요한 역할을 담당한다.

턱관절원판이 끼여 있으면 턱관절을 구성하는 골면의 광범위한 부위에 기능압을 분산시킬 수 있다. 특히 중심위에서는 턱관절원판이 변형 없이 가장 넓은 범위로 기능압을 분산시킬 수 있고, 전방 편심위와 측방 편심위에서는 턱관절원판이 약간 변형되면서 가능하면 넓은 범위로 기능압을 분산하여 국소적인 부위에 mechanical stress가 집중하는 것을 방지한다. 그리고 턱관절원판이 가진 점탄성으로 shock absorber로서의 완충 기능을 발휘하고, 활액이 있어 마찰을 적게 하는 윤활 기능을 발휘한다.

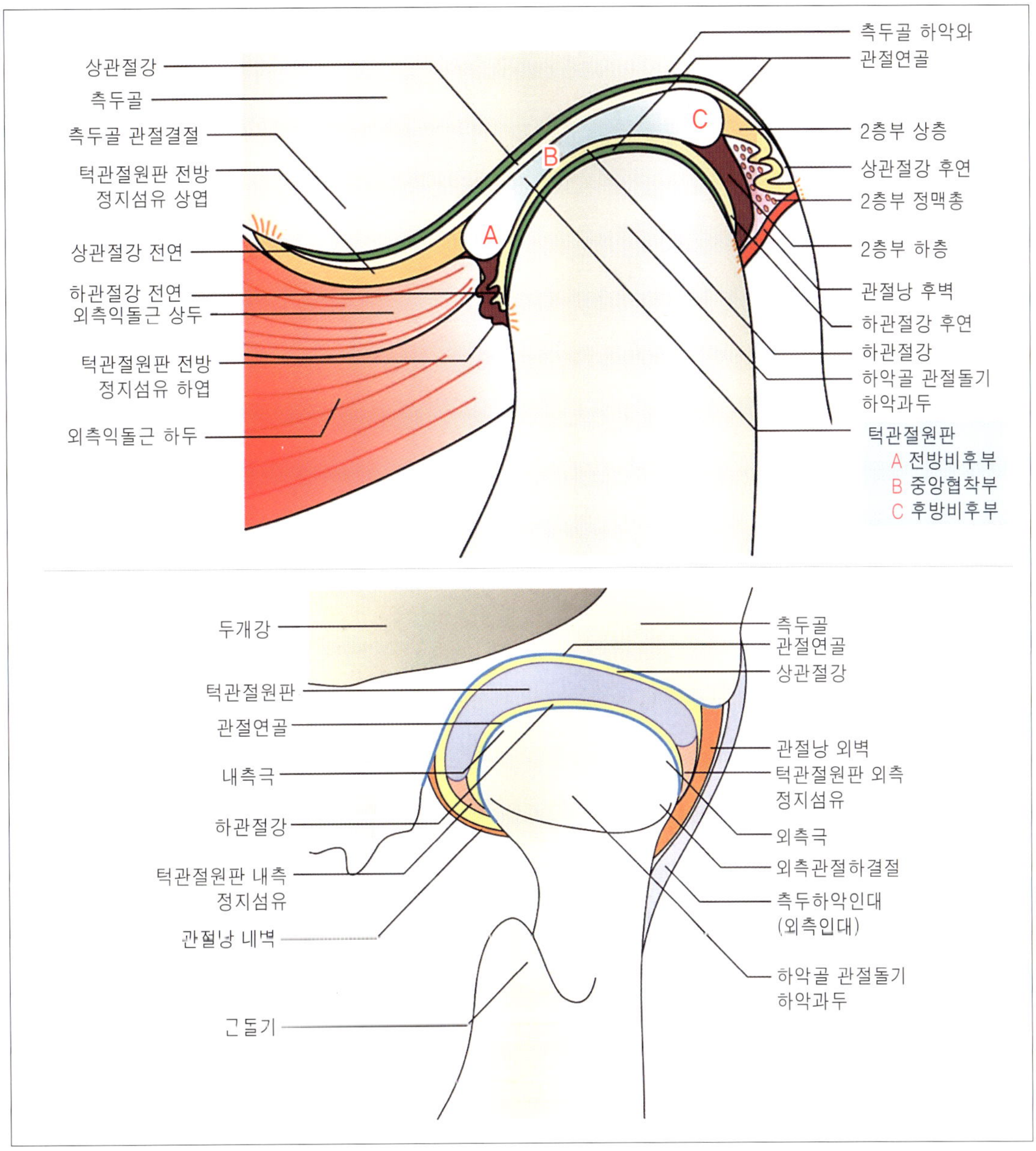

그림 1. 정상 턱관절에서 각 부위의 형태와 구조.

5. 턱관절원판의 내측 및 외측 정지섬유

(Medial & lateral collateral ligament)

턱관절원판의 내측과 외측은 턱관절원판섬유의 연장인 내측 정지섬유와 외측 정지섬유로 이행하여 각각 과두의 내측극과 외측극의 하부에 부착한다. 이들 섬유조직은 점탄성이 있기 때문에 과두나 두개에 대한 부하나 충격은 그 점탄성에 의해 줄어들므로, 하악 과두 부위 골절이나 뇌진탕의 발생을 예방하는 효과가 있다.

6. 턱관절원판의 전방 정지섬유(상엽, 하엽)

[Anterior capsular ligament(superior, inferior)]

턱관절원판의 전방은 턱관절원판 섬유의 연장인 전방 정지섬유로 이행하여 상엽과 하엽으로 나뉜다. 상엽은 측두골 관절결절의 전면에 부착하여 상관절강의 전연을 구성하고, 하엽은 과두의 전면에 부착하여 하관절강의 전연을 구성한다. 상엽과 하엽의 중간 부위에 외측익돌근 상두의 대부분이 부착해 악운동을 할 때 턱관절원판의 위치를 결정하는 데 관여한다.

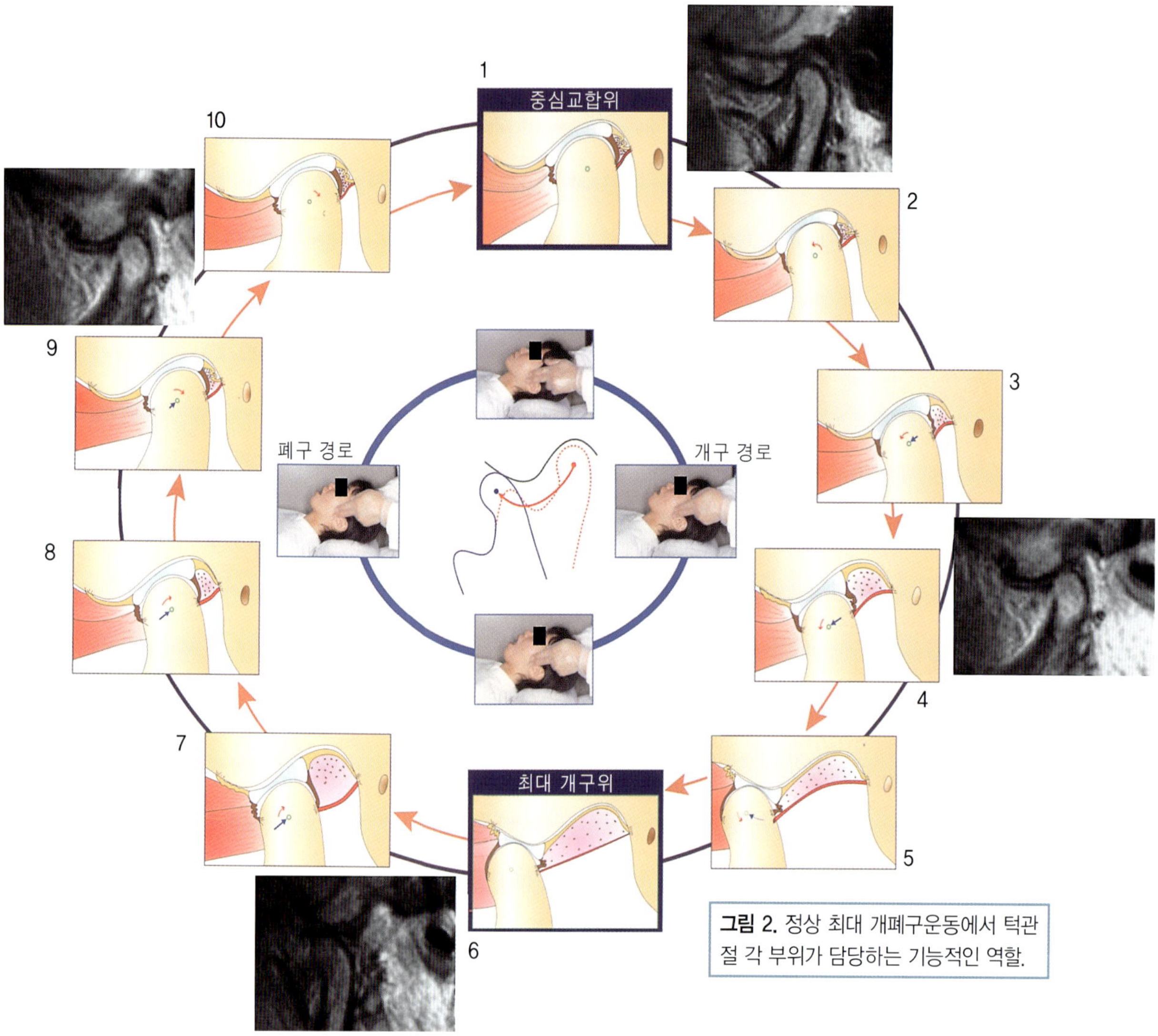

그림 2. 정상 최대 개폐구운동에서 턱관절 각 부위가 담당하는 기능적인 역할.

7. 턱관절원판 후부조직 2층부 상층 (Superior retrodiscal lamina)

턱관절원판 후부조직(retrodiscal tissue)의 2층부 상층은 주로 탄성섬유로 이루어져 있고, 신전성이 있으므로 턱관절원판과 과두가 관절결절 전방까지 쉽게 전방 활주를 할 수 있어서 입을 크게 벌릴 수 있게 한다. 2층부 상층의 신전성은 약 20mm에 이르지만 뒤에 서술하는 급성 비복위성 턱관절원판 전방 전위에서는 턱관절원판의 전위로 인해 2층부 상층이 약 15mm 정도 이미 신전해 있기 때문에 나머지 약 5mm의 신전밖에 허용할 수 없으므로 과두의 최대 활주 거리는 5mm 정도로 제한되는 것이다.

8. 턱관절원판 후부조직 2층부 하층 (Inferior retrodiscal lamina)

2층부 하층은 주로 교원섬유로 이루어져 있고 비신전성 조직이므로 폐구운동에서 과두가 회전과 후방 활주할 때 과두에 대한 턱관절원판의 위치를 적절히 유지하여 턱관절원판의 전방 전위를 방지하는 기능을 담당한다.

9. 턱관절원판 후부조직 2층부 정맥총 (Venous plexus of retrodiscal lamina)

2층부 중간의 정맥총은 스펀지와 같은 상태로 그 형태와 용적을 자유롭게 변화시킬 수 있으므로 신전성이 풍부한 2층부 상층과 비신전성 조직인 2층부 하층을 연결하는 특이한 역할을 담당한다. 개구할 때 턱관절원판과 과두가 전방 활주하면 혈액을 보

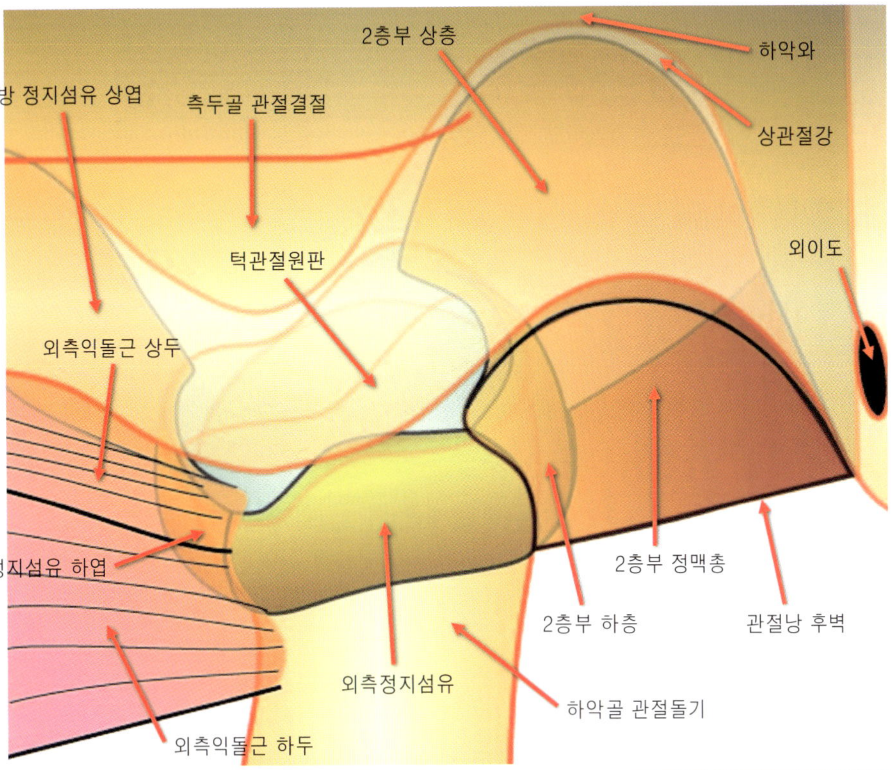

그림 3. 중간 개구 영역에서 2층부 정맥총과 턱관절 주위조직의 상태.

충해 스펀지처럼 용적을 확대하고, 2층부 전체의 용적을 대폭적으로 늘려 하악와를 채운다. 최대 개구 후 급속으로 폐구할 때는 일단 채워져 있던 혈액의 배출이 순식간에 일어나는 것이 아니므로 효과적인 shock absorber로서 중이와 내이에 대한 완충 기능을 발휘한다.

하악 운동과 턱관절 각 부위의 기능

이어서 정상의 최대 개폐구운동에서 턱관절 각 부위가 담당하는 기능적인 역할에 대해 설명한다(그림 2).

1. 중심교합위부터의 개구 초기

정상 턱관절에서는 중심교합위에서 과두가 중심위에 있고, 주로 외측 인대와 관절낭에 의해 상방으로 유지되어 있다. 이때 턱관절원판 전방조직 상엽은 느슨함(slackness)이 없고 하엽은 최대로 느슨해져 있으며, 반대로 턱관절원판 후부조직 2층부의 상층은 최대로 느슨해져 있고 하층은 느슨함이 없는 상태로, 2층부 정맥총은 압축되어 체적은 최소 상태가 되어 있다.

중심교합위로부터 약간 개구하면 과두와 턱관절원판 사이의 하관절강에서 과두의 회전이 일어나 턱관절원판 전방조직 하엽은 신전하여 느슨함이 적어지고 이제까지 느슨함이 없었던 2층부 하층에는 약간 느슨함이 생긴다.

2. 최대 개구위까지의 중간 개구 영역

개구량이 증가하면 과두는 회전과 동시에 전방 활주를 시작하고 그에 따라 2층부 상층은 신전하여 느슨함을 소실하고 2층부 하층과 이개되기 시작한다. 이러한 2층부 상층과 하층의 이개로 인해 생긴 간극을 2층부 정맥총이 혈액을 보충해 형태를 변화시키면서 체적을 늘려서 하악와를 채운다(그림 3).

3. 최대 개구위

개구량이 더 증가하면 주로 탄성섬유로 구성되어 있는 2층부 상층이 신전하고 2층부 정맥총은 혈액을 더 채워 체적을 증가시킨다. 이때 턱관절원판 전방조직 상엽은 최대로 느슨해져 있고 하엽은 느슨함이 없이 최대로 신전해 있으며, 반대로 턱관절원판 후부조직 2층부 상층은 최대로 신전해 느슨함이 없고 하층은 최대로 느슨해진 상태가 된다.

4. 최대 개구위로부터 중간 폐구 영역

최대 개구를 한 후 폐구하면 폐구근의 신장에 의한 반작용도 더해져서 과두의 급속한 후방 활주가 일어난다. 폐구 도중부터는 채워져 있던 2층부 정맥총 내부의 혈액 배출이 순식간에 일어나지 않는데, 이러한 작용으로 관절와 후벽에 대한 shock absorbing 효과(완충 작용)가 발휘된다. 이와 같은 과두의 후방 활주 속도 저하는 턱관절원판의 전방 전위를 방지하는 데 있어서도 효과적으로 작용한다.

또한 앞에서 서술한 바와 같이 2층부 하층은 주로 교원섬유로 이루어져 있는 비신전성 조직이기 때문에 과두의 급속한 후방 활주 운동이 일어나더라도 턱관절원판을 후방으로 확실히 잡아당겨 과두에 대한 턱관절원판의 적절한 위치를 유지하여 턱관절원판의 전방 전위를 효과적으로 방지한다.

5. 중심교합위를 향한 폐구 말기

폐구 말기에는 2층부 상층에 다시 느슨함이 생기는데, 주로 탄성섬유로 구성된 2층부 상층은 느슨함이 생기기 전까지 신전해 있던 반작용으로 턱관절원판을 후방으로 잡아당기는 기능을 발휘한다. 이는 폐구운동이 원활하게 이루어지게 하고 동시에 턱관절원판의 전방 전위를 방지하는 데 효과적이다.

과두가 중심위까지 후퇴하면 강력한 외측 인대의 전방 섬유다발이 과도한 후방 운동을 억제하고 더불어 턱관절원판의 전방 전위도 방지한다.

지금까지 설명한 것처럼 폐구할 때는 턱관절원판의 전방 전위를 방지하기 위한 힘 조절 기구가 겹겹이 갖추어져 있다.

임상에서 효과적인 턱관절 촉진의 4종류

턱관절을 촉진함에 있어서는 먼저 앞에서 서술한 각 구성 요소의 정상 형태와 구조, 기능을 숙지할 필요가 있다. 그리고 임상에서 효과적인 턱관절의 촉진은 여러 가지 병태를 가능하면 빠트리지 않고 파악하기 위하여 다음의 4가지 종류로 구성되어 있다 (그림 4, 5). 실제 손가락을 위치시키는 방법이나 순서 등 실시하는 요점을 아래에 설명한다.

1. 측방 검사(그림 4)

측방 검사는 특히 초진의 screening으로 효과적이다. 여기에서 문제가 있으면 필요에 따라 다른 3가지 종류의 진단을 조합하여 시행한다.

먼저 좌·우 가운뎃손가락의 말단 관절부 후연을 이주(tragus)의 후연에 위치시키고 이어서 집게손가락을 가운뎃손가락에 대고 과두의 외측관절하결절을 두 손가락으로 촉진한다. 환자에게 중심교합위에서 최대 개구운동을 하도록 하여 과두의 후면에 가운뎃손가락 안쪽을 대고 과두운동을 읽어낸다. 이렇게 해서 개구를 시작할 때 좌·우 과두의 활주 시작 시기의 차이, 최대 개구할 때 좌·우 과두의 이동량과 정지하는 방법, 그리고 좌·우 과두의 운동 패턴으로부터 회전과 활주의 타이밍을 읽어낸다. 최대 개폐구운동 할 때 click이나 crepitus가 발생하는 경우에는 발생 상태와 시기를 읽어낸다.

또한 측방에서 턱관절에 대한 부하 시험도 시행하여 압통 정도를 확인한다(표 1).

2. 후방 검사(그림 4)

후방 검사는 중심교합위에서 좌·우 과두의 두개에 대한 전·후 균형을 진단하는 데 효과적이다. 먼저 환자에게는 개구 상태를 취하게 하여 새끼손가락을 외이도에 넣고, 과두가 좌·우 균등하게 전방으로 잡아당겨진 상태에서 환자에게 천천히 중심교합위까지 폐구하도록 한다. 그때 좌·우 압박 정도의 차이로부터 좌·우 과두의 두개에 대한 전·후 균형을 촉진한다. 또한 후방에서 턱관절에 대한 부하 검사도 시행하여 압통의 유·무와 정도를 확인한다.

3. 하방(하악각 부위) 검사(그림 5)

하방(하악각 부위) 검사는 중심교합위 부근의 과두운동이나 관절음의 진단에 효과적이다. 특히 중심교합위 부근에서 폐구 경로의 click을 진단하는 데 매우 효과적이다. 먼저 환자에게 입을 크게 벌리도록 해 개구 경로의 click을 측방 검사로 확인하고 이어서 개구량 20mm 정도까지 폐구하도록 하여 좌·

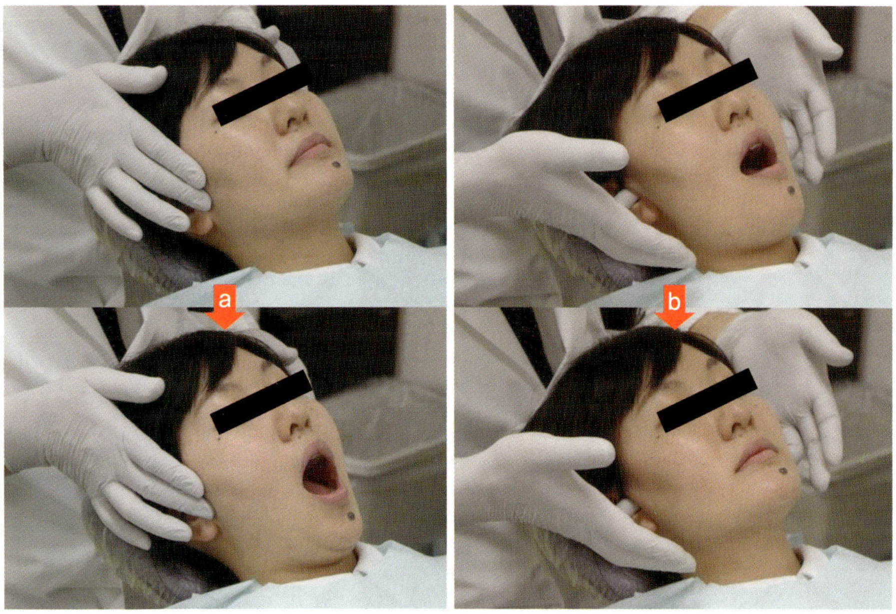

그림 4. a. 측방 검사. b. 후방 검사.

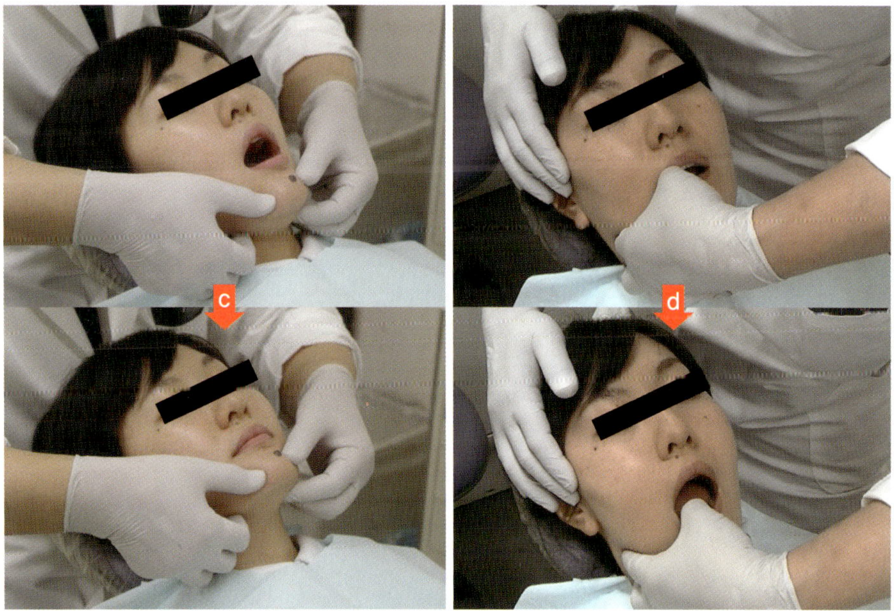

그림 5. c. 하방(하악각 부위) 검사. d. 상관절강의 활주 상태 검사.

표 1. 압통 검사의 평가 기준

턱관절 압통 검사의 5단계 평가
−: 아프지 않다
±: 위화감이 있다
+: 아프다
++: 상당히 아프다(안검 반사 유발)
+++: 심하게 아프다(몸의 움직임 동시 유발)

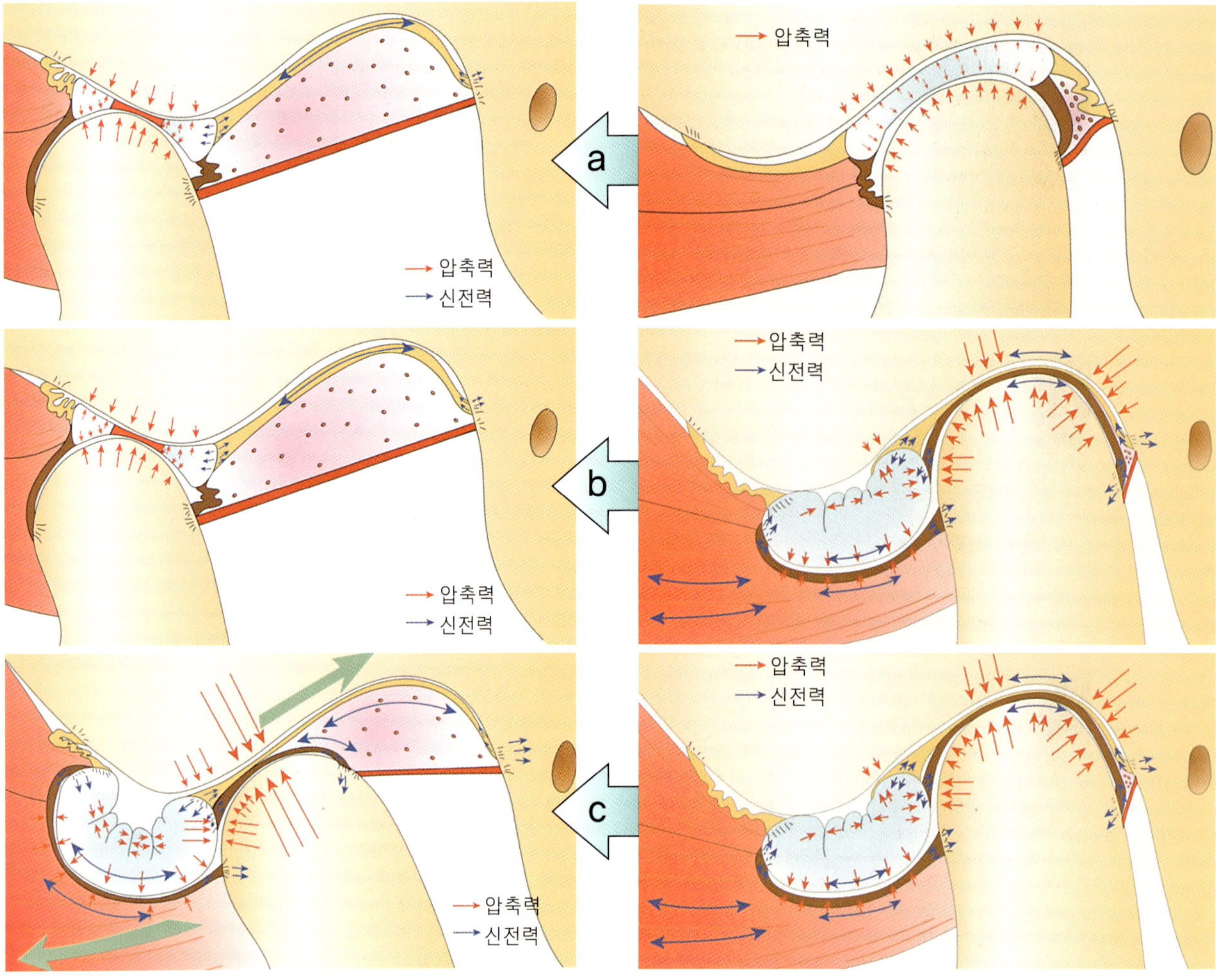

그림 6. 중심교합위와 최대 개구위에서 턱관절의 상태. a. 정상 턱관절. b. 복위성 턱관절원판 전방 전위. c. 비복위성 턱관절원판 전방 전위.

우 하악각 주위 하연에 집게손가락, 가운뎃손가락, 약손가락(약지)에 대고 상방으로 견인하여 좌·우 과두 부위에 압력을 준다. 그때 좌·우 엄지손가락을 턱 끝에 댄 상태에서 하악을 잡아 유지하고 개구반사를 억제하면서 환자에게 중심교합위까지 천천히 폐구하도록 한다.

이 방법으로 압력을 가한 상태에서는 폐구 경로의 click을 뚜렷하게 촉진할 수 있다. 반대로 중심교합위로부터 개구운동을 시키면서 이 검사를 시행하면 reduction click이 일어나기 어려워져 환측의 2층부 상층을 과도하게 신전시키는 결과가 되므로 주의가 필요하다.

4. 상관절강의 활주 상태 검사(그림 5)

상관절강의 활주 상태 검사는 개구량이 증가한 오래된 비복위성 턱관절원판 전방 전위 증례의 진단에 효과적이다. 관절결절과 턱관절원판 사이의 상관절강에 활액이 있으면 그 부위의 마찰계수는 매우 낮아 매끄러운 활주 상태를 보인다. 그러나 턱관절원판의 복위를 동반하지 않는 전방 전위에서는 관절강과 과두 사이에 턱관절원판이 아닌 2층부가 끼여 있기 때문에 기능압의 적절한 배분이 되지 않아 매끄러운 활주 상태를 촉진할 수 없다.

검사 순서는 먼저 하악 전방 치아의 순협측면에 엄지손가락을 위치시키고 환자가 가능한 만큼 폐구한 상태에서 검사한다. 집게손가락과 가운뎃손가락은 하악 하연 후방 부위에 대서 하악을 잡아 유지하고 환자에게 최대 개구운동을 하도록 하여 압력을 준 상태에서 상관절강의 활주 상태를 읽어낸다.

또한 최대 개구위에 가까워질 때의 저항과 과두가 정지하는 상태를 읽어낸다. 정상 턱관절은 과두 최전방위에서 인대에 의해 억제되기 때문에 '툭' 하고 멈추지만, 오래된 비복위성 턱관절원판 전방 전

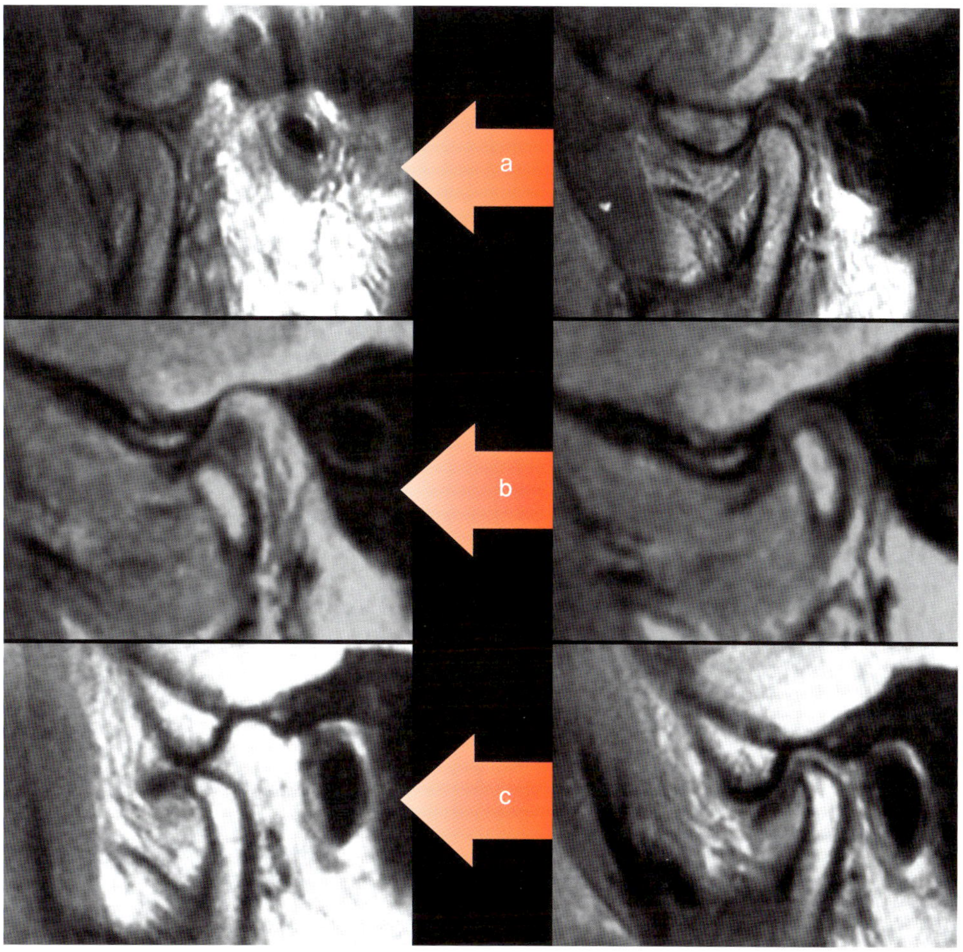

그림 7. 중심교합위와 최대 개구위에서 턱관절의 MRI. a, 정상 턱관절. b, 복위성 턱관절원판 전방 전위. c, 비복위성 턱관절원판 전방 전위.

위 증례에서는 외측익돌근이나 전경근에 의한 개구력과 2층부 상층이 서로 줄다리기 양상을 보여 서로가 균형을 이루는 위치에서 멈추기 때문에 '툭' 하고 멈추지 않고 '끼기기각' 하고 서서히 멈추는 감촉이 있다.

그리고 턱관절에 대한 부하 검사도 시행하여 압통의 유·무와 정도를 확인한다.

정상 턱관절과 주요 병태의 촉진

1. 정상 턱관절 촉진의 포인트(그림 6, 7)

① 정상 턱관절의 과두운동은 개구 초기 좌·우 동시에 움직이기 시작하고, 관절결절을 따라 최대 개구위까지 약 20mm 전방으로 활주하여 굴곡이 없는 부드러운 경로를 그리며, 최대 개구위에서는 상방을 향해 멈춘다.

② 개폐구 할 때도 좌·우 과두는 조화를 이루어 동시에 이동하고 회전과 활주의 타이밍도 좌·우가 같으며, 개구 경로와 폐구 경로는 거의 일치한다.

③ 과두가 관절결절 최하점을 넘어 최대 개구위에 이르기까지 2층부 상층 등으로 인한 현저한 운동 억제는 보이지 않고 상방을 향해 '툭' 하고 멈춘다.

④ 턱관절에 대한 부하 시험을 시행해도 압통은 보이지 않는다.

2. 복위성 턱관절원판 전방 전위 증례(IIIa형) 촉진의 포인트 (그림 6~8)

① 복위성 턱관절원판 전방 전위 증례에서는 개구할 때의 click(reduction click, on click)과 폐구할 때의 click(luxation click, off click)으로 구성되는 상반성 click(reciprocal click)을 볼 수 있다.

② 상반성 click의 진단은 턱관절의 측방, 후방, 하방 검사의 3종류 촉진이 효과적이고, 특히 하방 촉진은 luxation click을 명확히 확인할 수 있으므로 매우 효과적이다.

③ 보통 click이 발생할 때는 환측 턱관절 부위의 운동통과 촉진으로 인한 압통을 볼 수 있다.

④ 개구할 때 click이 발생하기까지의 사이에 악운동장애(환측 턱관절 부위가 걸리는 느낌)를 볼 수 있으나 click이 발생한 후에는 상관절강에서 정상 활주 상태를 확인할 수 있다.

⑤ 관절음을 진단할 때 턱관절용 청진기(stereo stethoscope)를 이용하면 좌·우의 소리를 분리해서 확인할 수 있으므로 매우 효과적이다(그림 9).

⑥ 최대 개구위에 이르기까지 2층부 상층 등에 의한 과두의 저항이 없고, 외측 인대 후방섬유다발에 의해 억제되어 '툭' 하고 멈추는지 턱관절의 측방 검사를 통해 촉진할 수 있다.

⑦ 병태가 오래되면서 2층부 상층이 잡아당겨져 느슨함이 생긴 경우나, 턱관절원판의 변형 정도에 따라 턱관절원판의 복위가 일어나기 어렵게 되면 상반성 click 발생 위치와 과두운동 경로의 차이를 볼 수 있다(그림 8).

⑧ 교두감합위에서는 턱관절원판이 전방으로 전위되고, 최대 개구위에서는 턱관절원판이 복위되는 소견을 MRI를 통한 검사에서 확인할 수 있다(그림 7).

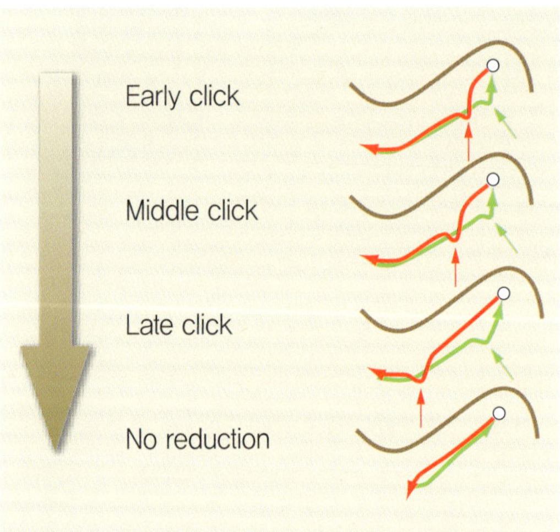

그림 8. 복위성 턱관절원판 전방 전위의 과두운동 경로와 reciprocal click의 발생 위치. 빨간색 화살표: 개구할 때 reduction click의 발생 위치. 2층부 상층의 신전 정도를 나타낸다. 녹색 화살표: 폐구할 때 luxation click의 발생 위치. 2층부 하층의 신전 정도를 나타낸다.

3. 비복위성 턱관절원판 전방 전위 증례(IIIb형) 촉진의 포인트(그림 6, 7, 10)

① 급성 비복위성 턱관절원판 전방 전위에서는 상반성 click의 기왕력이 있고 개구 영역이 20~30mm 정도에서 제한되는 비교적 강한 정도의 개구장애를 보이는 경우가 있다.

② 병태가 오래되면 2층부 상층이 현저히 신전하여 개구 영역도 35~45mm 정도까지 증가하고, 최대 개구할 때만 환측 턱관절의 견인통을 보이는 경우가 있다.

③ 병태가 오래되면, 최대 개구위에 가까워짐에 따라 2층부 상층에 의한 저항이 증가하여 최대

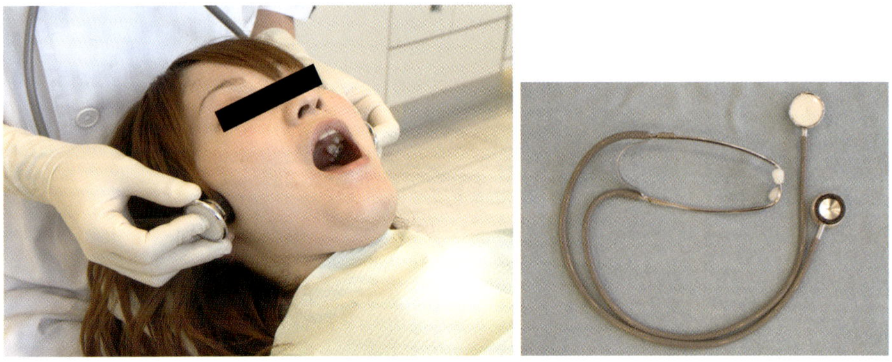

그림 9. 턱관절용 청진기(stereo stethoscope)를 이용한 관절음의 진단.

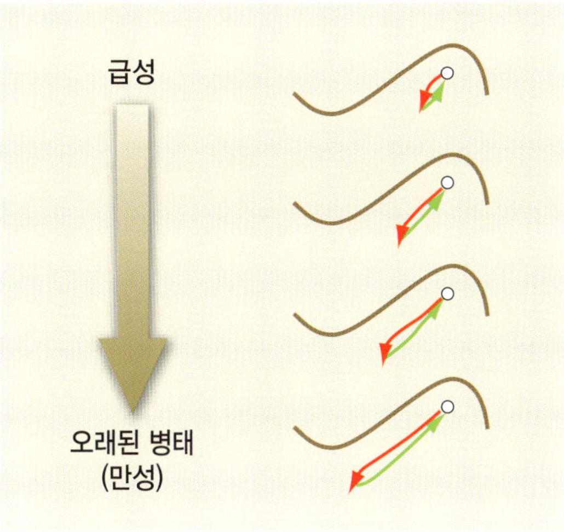

그림 10. 비복위성 턱관절원판 전방 전위가 오래되면서 변하는 과두운동 경로. 빨간색 화살표: 개구 경로. 2층부 상층의 신전 정도를 나타낸다. 녹색 화살표: 폐구할 때의 경로.

개구위에서 과두가 정지하는 방법은 외측 인대 후방섬유다발(심층)에 의해 '툭' 하고 멈추는 것이 아니라, 2층부 상층과 외측익돌근이나 전경근과의 줄다리기 결과 2층부 상층이 탄성 한계까지 신전하여 외측익돌근 등의 장력과 길항하는 위치까지 '끼기기각' 하는 느낌으로 정지한다.

④ 병태가 오래되어 개구량이 증가하면 측방 촉진에서는 환측 과두의 활주 제한을 확인하기 어렵지만 보통 '상관절강의 활주 상태 검사'를 통해 병태의 적절한 임상 진단이 가능하다.

⑤ 2층부가 천공되어 crepitation(모래 밟는 소리)을 보이는 경우에는 복위성 턱관절원판 전방 전위 증례의 click과 마찬가지로 턱관절용 청진기(stereo stethoscope)를 이용한 청진이 매우 효과적이다(그림 9).

⑥ 병태가 오래됨에 따라 2층부 상층이 잡아당겨져 느슨함이 생긴 정도에 따라 개구량이 증가하고, 과두운동 경로에도 특징적인 경로의 차이를 볼 수 있다(그림 10).

⑦ 교두감합위와 최대 개구위에서 턱관절원판의 전방으로 전위된 소견을 MRI 검사를 통해 확인할 수 있다(그림 7).

○ ○ ○

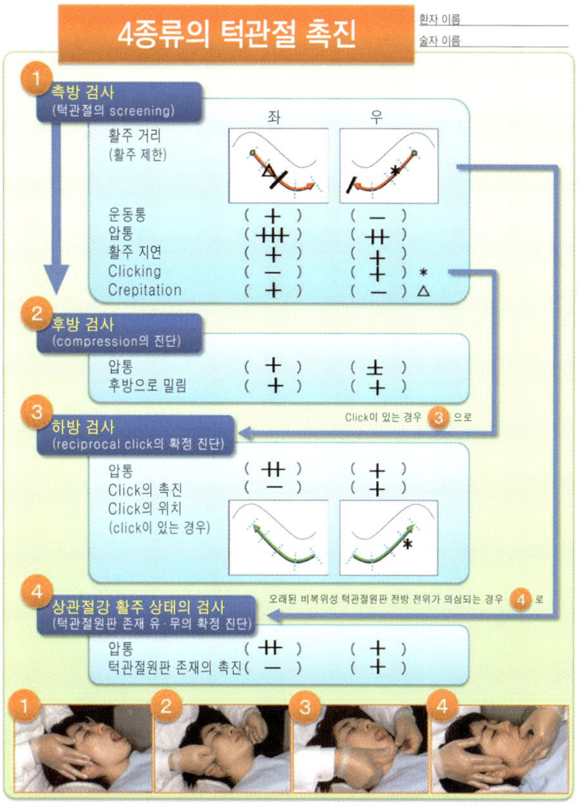

그림 11. 턱관절 진단 진료기록지 기입의 실례.

이상과 같은 모든 사항의 요점을 파악하면 턱관절의 적절한 진단이 가능하다. 하루라도 빨리 실천해 보기 바란다. 그림 11에는 턱관절 진단 진료기록지 기입의 실례를 보이고, 이어서 병태별 턱관절 움직임을 일러스트로 제시한다. 참고해 주기 바란다.

【참고문헌】

1) 浅沼直樹, 小出 馨：咬合にかかわる検査と診断　顎関節と筋の触診. 開業医のための明快咬合臨床　診査・診断から治療まで, デンタルダイヤモンド増刊号, 2011.
2) 井出吉信, 小出 馨 (編)：チェアサイドで行う顎機能診査のための基本機能解剖. 補綴臨床別冊, 医歯薬出版, 2004.
3) 松島正和, 小出 馨：なるほどよくわかる！まる覚え顎関節 第1回 シェーマで学ぶ顎関節の仕組み. ザ・クインテッセンス, 32：68-74, 2013.

Koide Kaoru(小出 馨), Koide Katsuyoshi(小出勝義)
Asano Eiichiro(浅野栄一朗), Matsushima Masakazu (松島正和), Asanuma Naoki(浅沼直樹), Mizuhashi Fumi(水橋 史)

병태에 따른 턱관절 움직임

정상 턱관절의 개폐구운동

1

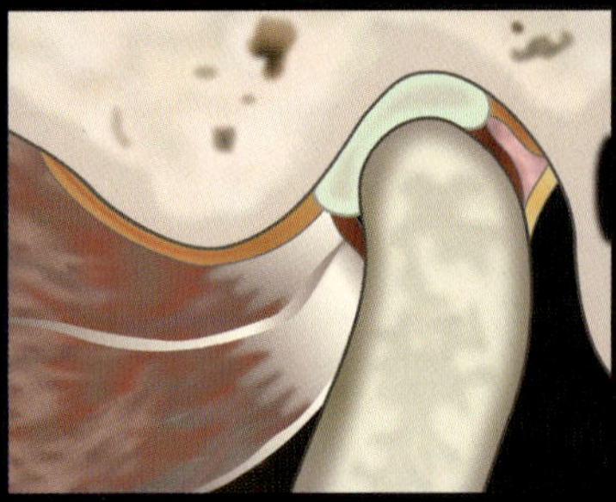

교두감합위. 과두는 턱관절원판을 사이에 두고 하악와 안에서 안정되어 있다(중심위).

2

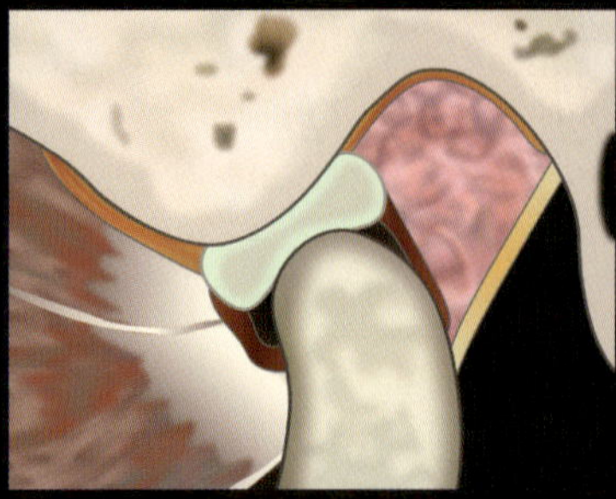

개구 도중. 과두가 외측익돌근 하두를 비롯한 개구근에 의해 당겨지고 턱관절원판도 함께 전방으로 활주한다.

3

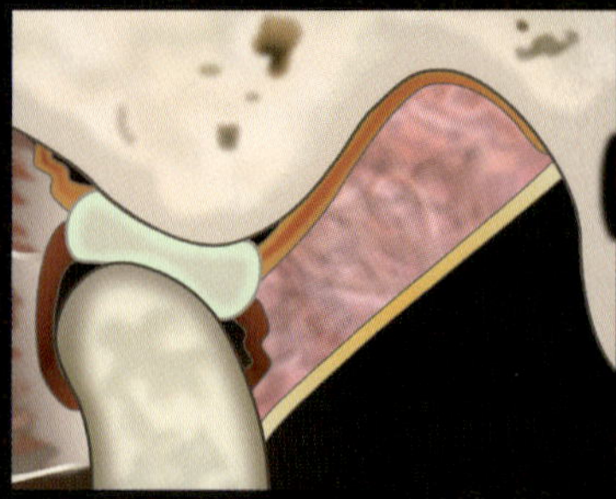

턱관절원판 전방 정지섬유 하엽과 턱관절원판 전방비후부의 작용으로 턱관절원판 후방 전위를 억제한다.

복위성 턱관절원판 전방 전위의 개폐구운동

1

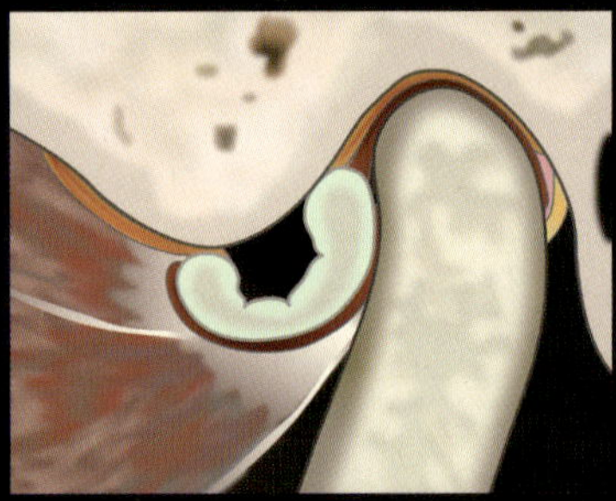

교두감합위. 턱관절원판은 과두와 하악와의 사이에 끼여 있지 않고 전방으로 튀어나와 있다.

2

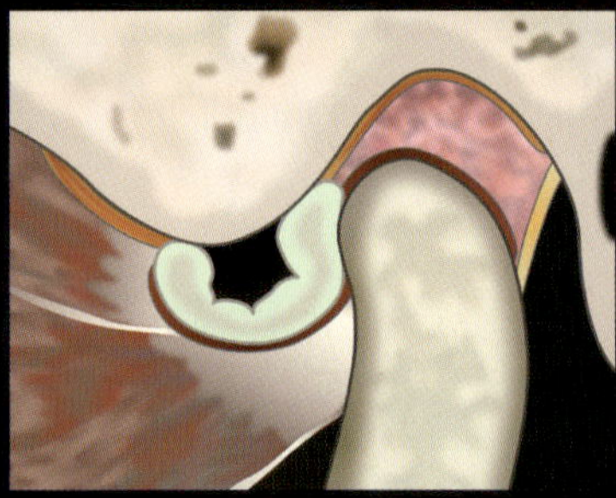

개구 도중. 과두가 전방으로 활주하고 턱관절원판은 retrodiscal tissue에 의해 후방으로 강하게 당겨진다. 더 개구하면 과두는 턱관절원판 후방부에 올라타려고 한다.

3

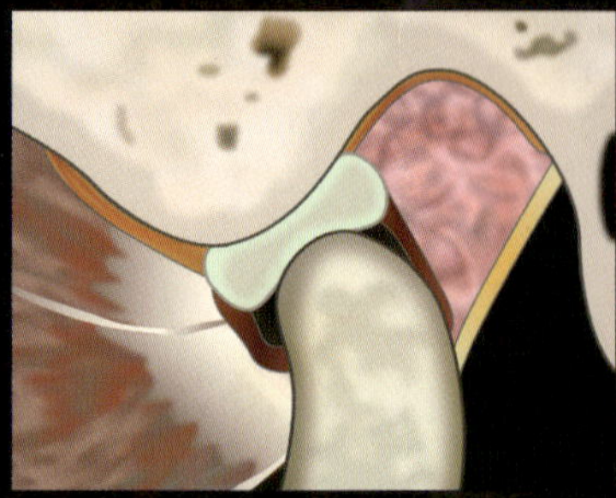

과두가 턱관절원판 후방부에 올라타는 순간 턱관절원판이 과두의 위로 되돌아오고 관절음이 발생한다(reduction click).

비복위성 턱관절원판 전방 전위의 개폐구운동

1

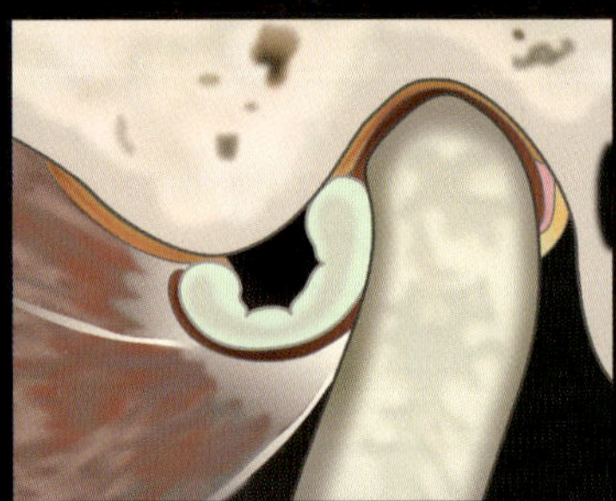

교두감합위. 턱관절원판은 전방으로 튀어나와 있다. 병태가 오래된 증례에서는 힘이 집중해 과두의 평탄화(flattening) 등 골변형이 생긴 경우가 많다.

2

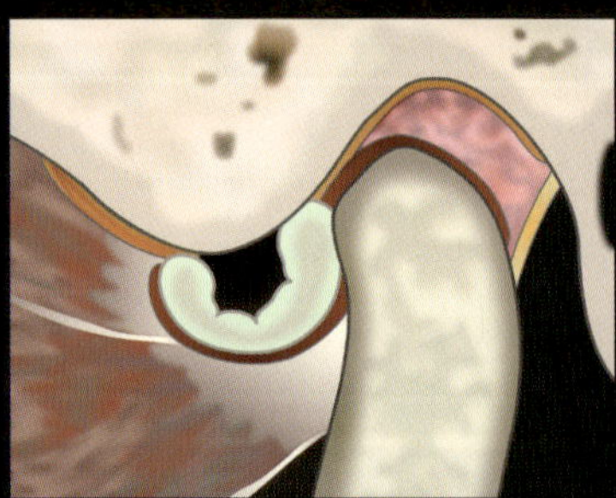

개구 도중. 과두는 턱관절원판을 밀면서 전방으로 활주한다. 이 활주량은 retrodiscal tissue 상층의 신전 정도에 따라 다르다. 급성기에서는 5mm 정도밖에 활주할 수 없다.

3

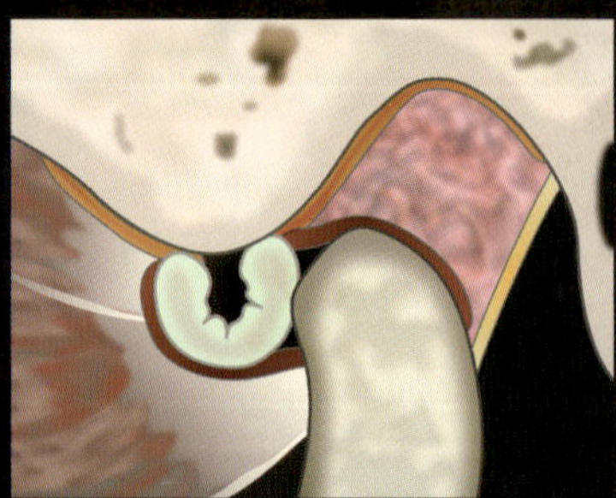

과두는 턱관절원판 후방부에 올라타려고 하지만 완전히 올라타지 못하고 과두의 활주는 현저하게 제한되어 개구장애와 함께 개구할 때 환측으로 하악편위가 발생한다.

4

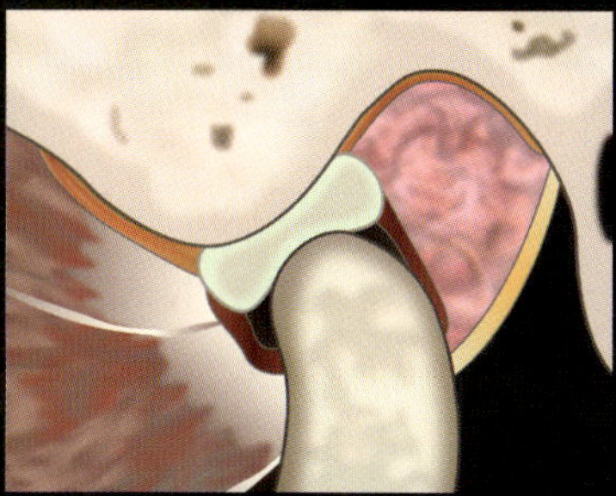

폐구 초기에 과두가 관절결절을 넘어 되돌아올 때 외측익돌근 상두가 턱관절원판을 전방으로 당겨 턱관절원판 후방 전위를 방지하고 적절한 위치를 유지한다.

5

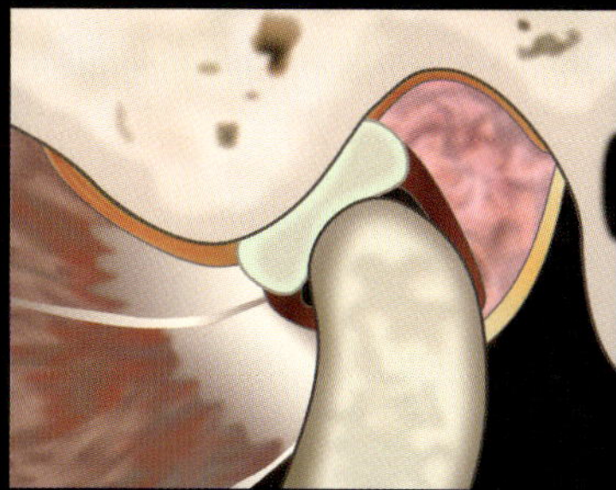

폐구 도중까지는 retrodiscal tissue 상층이 턱관절원판을 후방으로 잡아당긴다. 혈액은 순식간에 배출되지 않고 정맥총 내압이 상승하여 관절낭 후벽은 후방으로 부푼다.

6

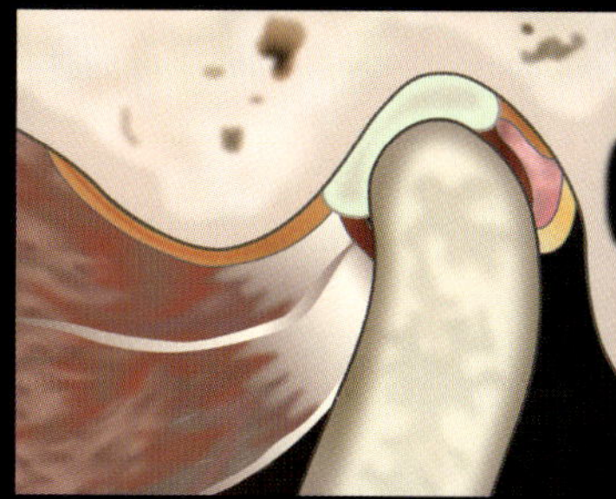

폐구 말기에는 하층이 턱관절원판을 후방으로 잡아당긴다. 정맥총의 완충 작용으로 과두는 중심위로 부드럽게 되돌아오고, 턱관절원판 전방 전위가 방지되며 고실도 보호된다.

4

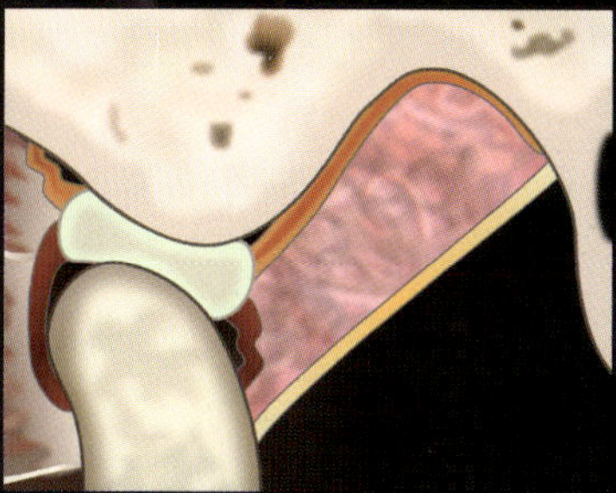

최대 개구위. 과두는 정상 턱관절과 거의 마찬가지로 관절결절과의 사이에 턱관절원판이 끼여 있는 상태에서 전방으로 약 20mm 활주한다.

5

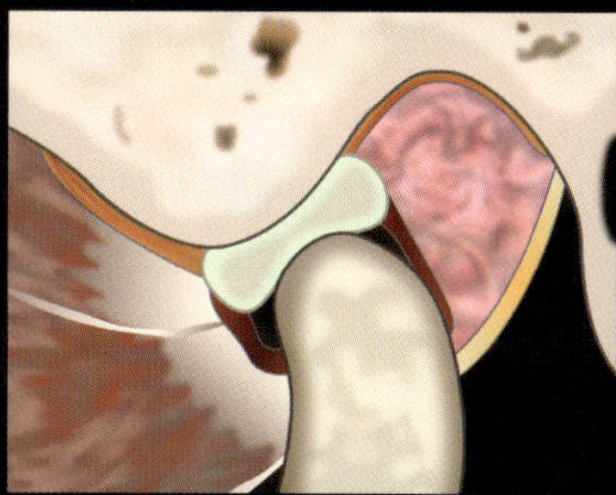

폐구 도중. 과두는 정상 턱관절과 거의 마찬가지로 턱관절원판과 함께 후방으로 활주하여 되돌아간다.

6

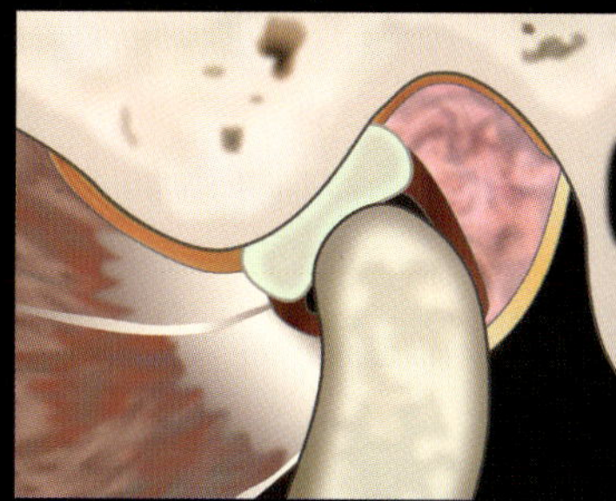

개구할 때 reduction click이 발생한 위치를 넘어서도 생체의 항상성으로 턱관절원판은 끼여 있는 채로 폐구한다.

7

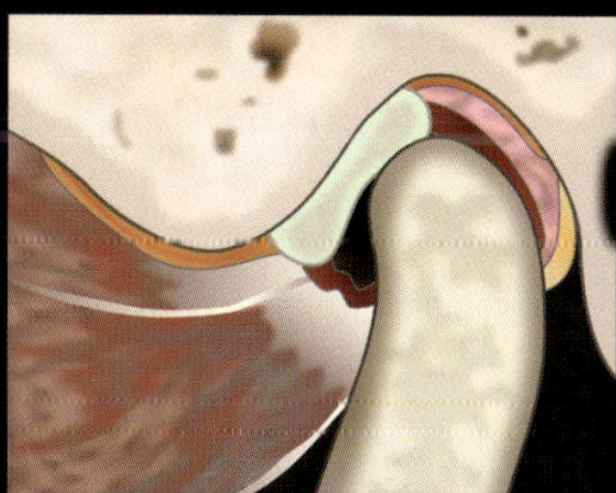

턱관절원판이 더 이상 후방으로 되돌아갈 수 없는 위치까지 오면 턱관절원판은 과두의 위에서 전방으로 미끄러져 떨어지듯이 튀어나온다(luxation click).

8

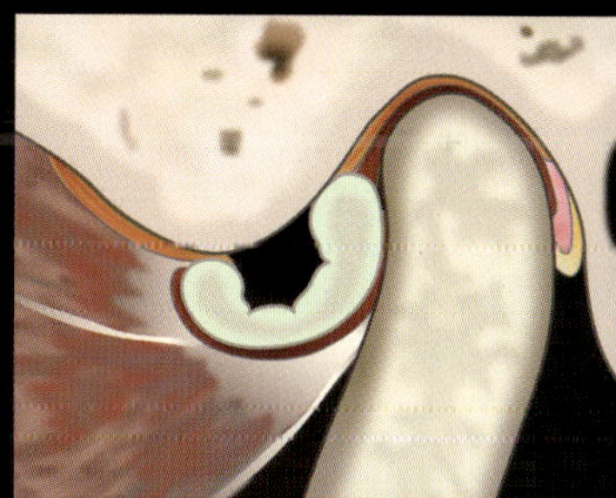

일련의 개폐구운동에서, 교두감합위에서는 전방으로 튀어나와 있던 턱관절원판이 개구 도중부터 과두에 올라타고 폐구 도중에 다시 튀어나온다.

4

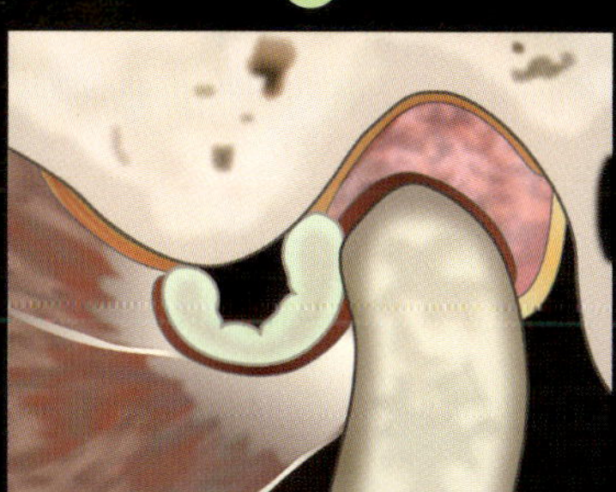

폐구 초기에 과두는 턱관절원판에 올라타려고 한 상태에서 후방으로 활주하기 시작하므로 그만큼 과두의 폐구 경로는 개구 경로와 차이가 생긴다.

5

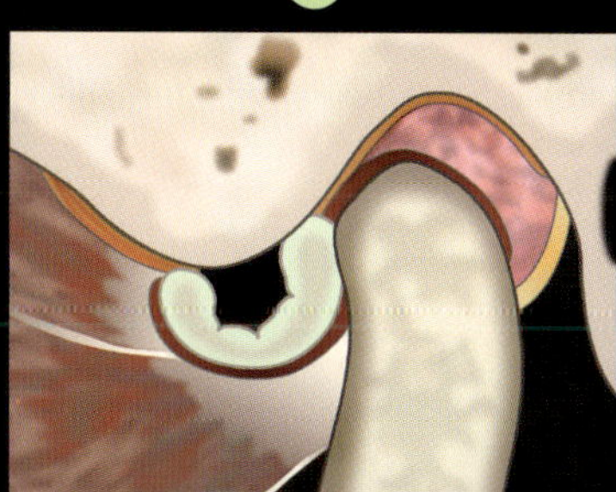

폐구운동에 따라 턱관절원판에 올라타려고 했던 과두는 턱관절원판 후방비후부 후방으로 밀려서 되돌아간다.

6

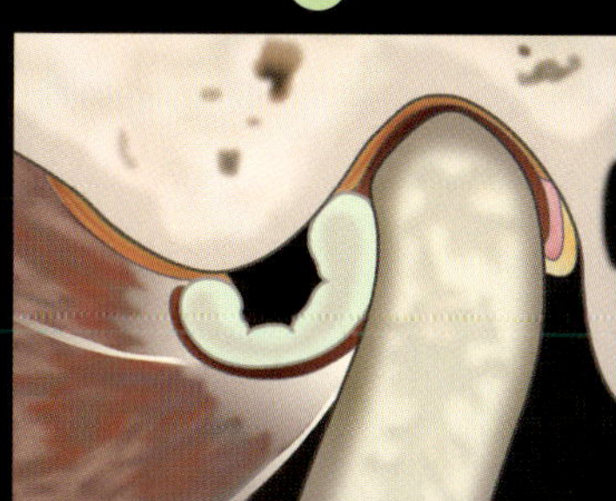

일련의 개폐구운동 도중 턱관절원판이 과두의 위로 되돌아가는 경우는 없다.

턱관절의 정확한 진단에 반드시 필요한 중요 사항

턱관절의 다양한 병태와 과두운동 경로의 특징을 이해하자

초진 때부터 촉진을 통해 환자 턱관절 상태의 임상 진단을 내리는 것은 매우 중요하며, 이것으로 필요에 따라 MRI 검사나 CT·3D 검사로 확정 진단을 할 필요성을 판별할 수 있다. Chapter 04에서는 정상 턱관절과 각종 병태의 턱관절에서 과두운동의 특징을 도해로 제시한다. 이는 임상 진단을 내리기 위한 매우 중요한 감별 기준이 된다.

1. 정상 턱관절의 과두운동(그림 1)

Chapter 03에서 제시했듯이, 정상 턱관절에서는 개구 초기에 좌·우 과두가 동시에 움직이기 시작해 최대 개구위까지 관절결절을 따라 하방으로 만곡되는 굴곡이 없는 부드러운 경로로 약 20mm 전방으로 활주한다. 폐구할 때도 좌·우 과두는 조화를 이뤄 동시에 이동하고, 개구 경로와 폐구 경로는 거의 일치한다. 개폐구운동을 할 때 click이나 crepitation 등의 비정상적인 관절음이 발생하지 않으며, 과두는 최대 개구위에서 관절결절을 넘어 외측 인대 후방 섬유다발에 의해 제어되어 '툭' 하고 정지한다.

2. 복위성 턱관절원판 전방 전위의 과두운동(그림 2)

복위성 턱관절원판 전방 전위(Ⅲa형)에서는 reciprocal click(개폐구 할 때의 상반성 click)을 보인다. 개구할 때 크고 뚜렷한 reduction click(턱관절원판이 과두에 복위할 때의 click)이 발생하고, 폐구할 때는 비교적 뚜렷하지 않은 luxation click(턱관절원판이 과두에서 빠질 때의 click)이 발생한다. 뚜렷하지 않은 luxation click이 Chapter 03(29쪽의 그림 5)에서 제시한 '턱관절의 하방 촉진'에서는 뚜렷한 진동으로 술자의 손가락에 전달되어, 적절한 임상 진단을 내릴 수 있다.

과두운동 경로가 8자 모양으로 어긋나는 것은 생체의 항상성에 의한 것으로 Chapter 03(32쪽의 그림 8)에서 제시한 것과 같이 reduction click의 발생 위치는 턱관절원판 후부조직(retrodiscal tissue) 상층의 신전 정도에서 유래한다. 또한 luxation click의 발생 위치는 턱관절원판 후부조직 하층의 신전 정도에서 유래한다. 병태가 오래됨에 따라 click의 발생 위치는 모두 전방으로 변화해 간다.

3. 비복위성 턱관절원판 전방 전위의 과두운동(그림 3)

급성 비복위성 턱관절원판 전방 전위(Ⅲb형, closed lock)에서는 개구 영역이 20~30mm 정도로 비교적 강한 개구 제한이 나타나며 개구할 때의 통증도 심하다. 개폐구 할 때 턱관절원판은 복위하는 일이 없으므로 click은 생기지 않는다. 급성기라면 Chapter 13에서 설명하는 효과적인 manipulation technique으로 턱관절원판을 복위시키고, 후처치를 통해 병태를 개선시킬 수 있다. 개구 경로와 폐구 경로가 어긋나는 것은 Ⅲa형과 마찬가지로 생체의 항상성에 의한 것이다. 턱관절원판이 복위되지 않아 병태가 악화해 오래되면 턱관절원판 후부조직 상층의 신전에 동반해 개구량은 증가해 다음에 제시하는 변형성 턱관절질환으로 이행하는 경우가 있다.

4. 변형성 턱관절질환의 과두운동(그림 4)

변형성 턱관절질환(Ⅳ형)은 MRI 검사나 CT·3D 검사에서 골의 변형이 보이고, 턱관절원판 후부조직에 천공이 생기면 개구할 때 crepitation(모래 밟는 소리)이 발생한다. 변형된 과두와 관절결절의 상태에 따라 골흡수(erosion)와 평탄화(flattening), 골변

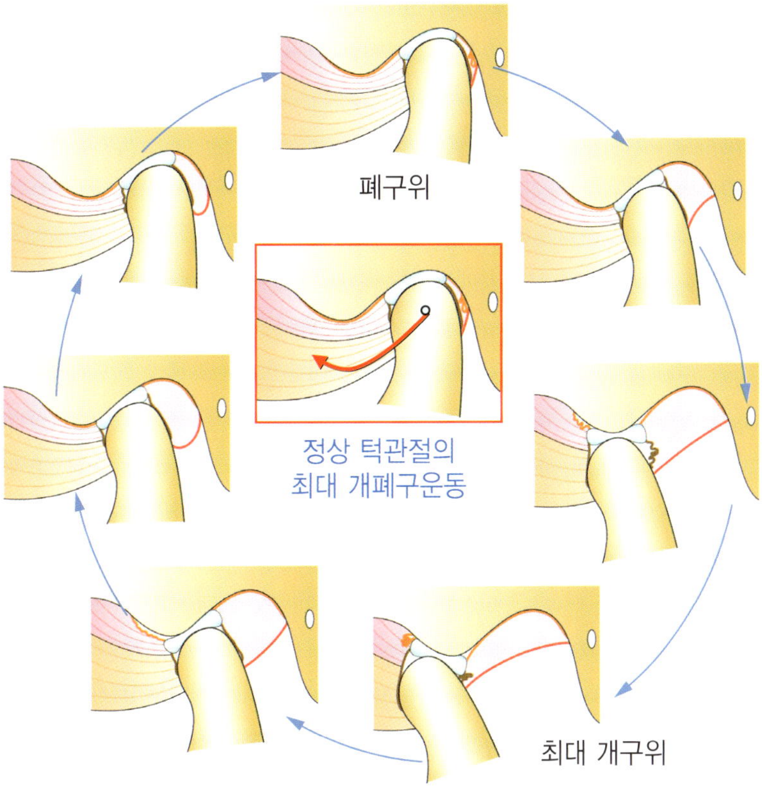

그림 1. 정상 턱관절의 과두운동.

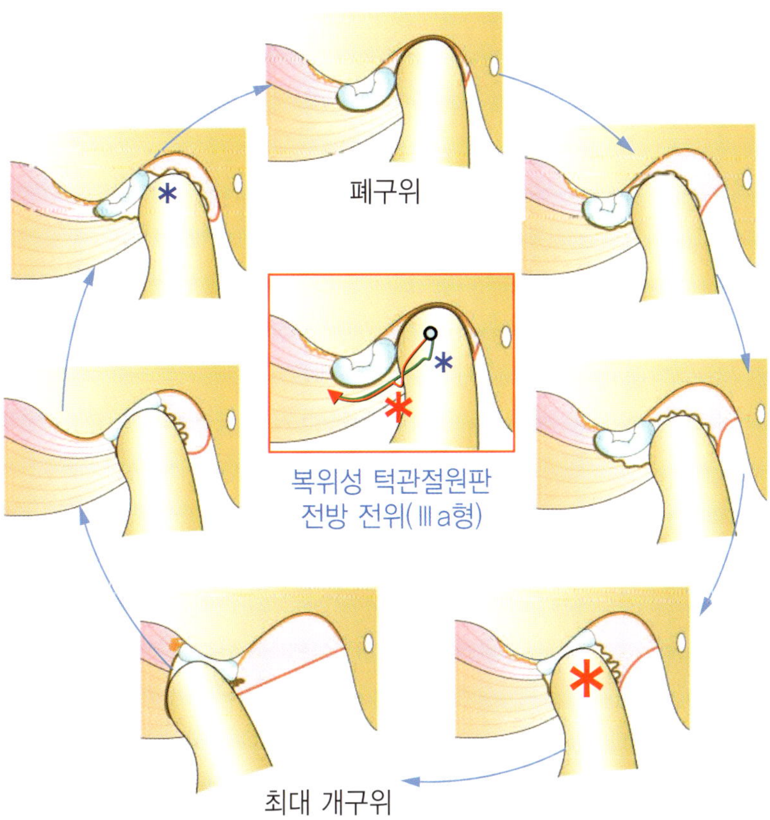

그림 2. 복위성 턱관절원판 전방 전위(Ⅲa형)의 과두운동.

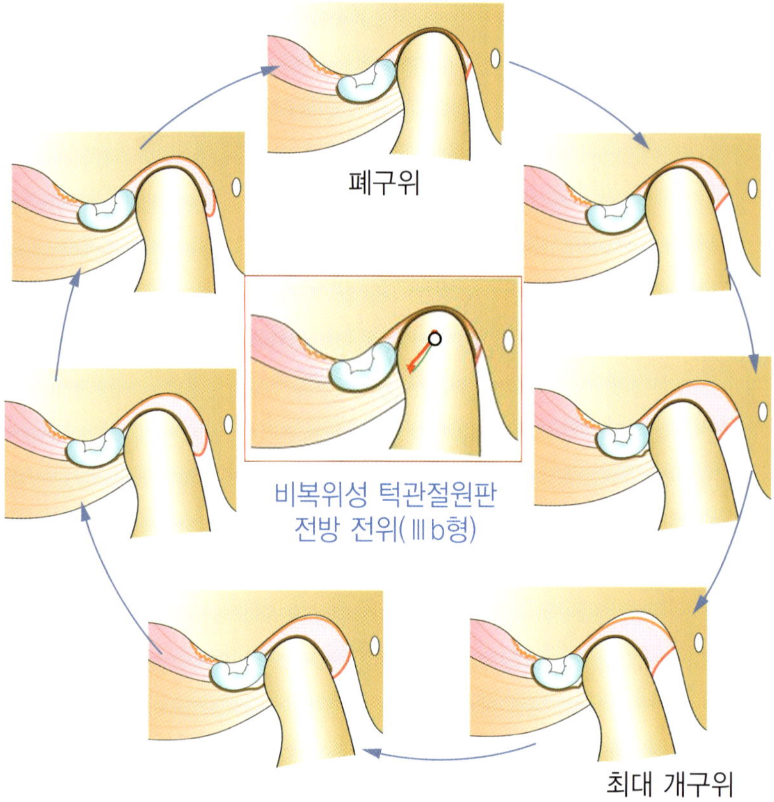

그림 3. 비복위성 턱관절원판 전방 전위(Ⅲb형)의 과두운동.

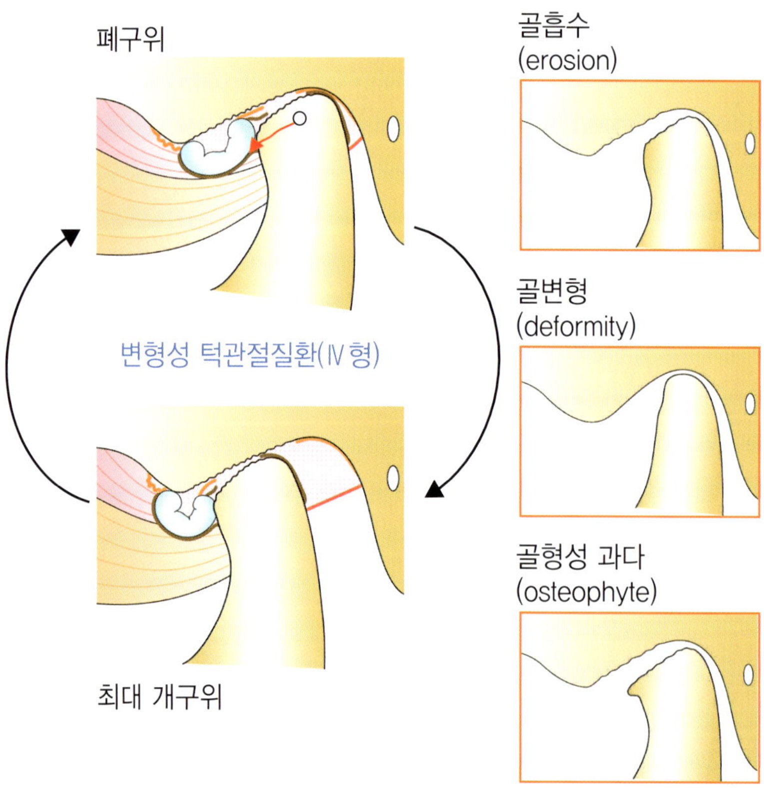

그림 4. 변형성 턱관절질환(Ⅳ형)의 과두운동과 전형적인 3종류의 병태.

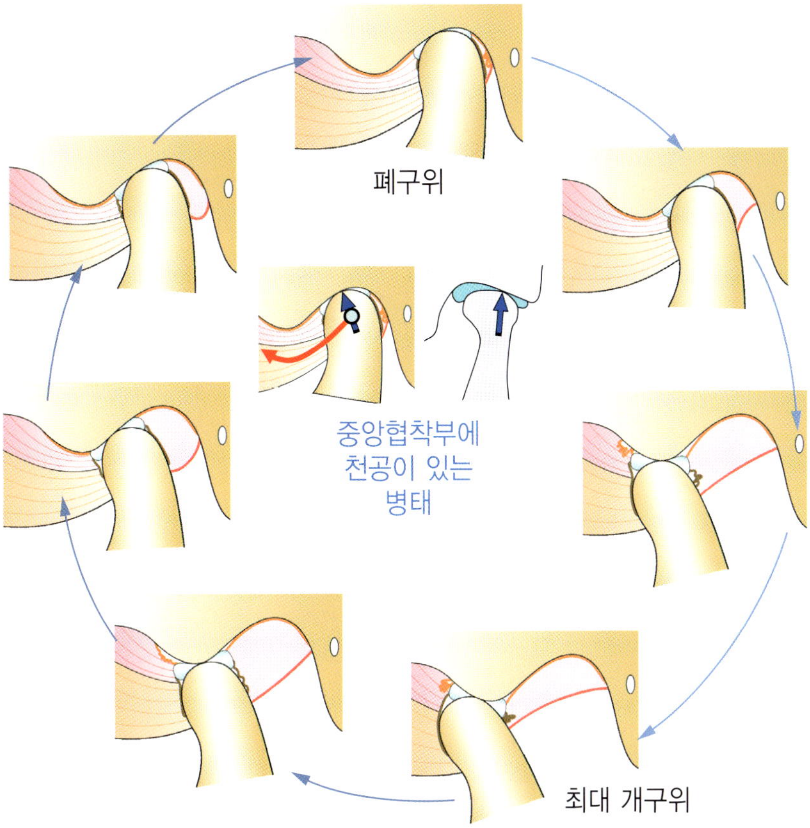

그림 5. 턱관절원판의 전위는 없고 중앙협착부에 천공이 있는 병태의 과두운동.

형(deformity), 골형성 과다(osteophyte) 및 골극 형성으로 크게 나뉜다.

5. 턱관절원판의 전위는 없고 중앙협착부에 천공이 있는 병태의 과두운동(그림 5)

턱관절원판의 전위는 생기지 않은 상태에서 후방 구치부의 교합저위가 있어 계속적으로 clenching을 하면, 턱관절원판에서 특히 두께가 얇은 중앙협착부(intermediate band)의 외측극 근처 1/3 부위에 천공이 생긴다. 턱관절원판 중앙협착부는 혈관망이 없고 활액에 의해 영양공급이 이루어져 활성화되어 있는 부분이므로, 과대한 부하가 오랜 기간 가해져 활액이 배제된 상태가 지속하면 그 부위가 괴사에 빠져 천공이 생기는 것이다. MRI 검사에서는 과두의 전·후에 턱관절원판의 전방비후부(anterior band)와 후방비후부(posterior band)의 존재가 각각 검게 보인다. 개구 초기에는 회전이 선행해 활주 지연을 일으키는데, 최대 개구를 할 때는 과두의 활주제한이 생기지 않으며 관절결절(eminence)을 넘어 정상적으로 최대 개구위까지 활주를 보인다. 턱관절원판 선위는 없지만, 천공 부위에서 측두골과 하악골이 직접 접촉하여 흡수가 생겨 표층의 섬유층과 연골이 흡수해 피질골이 직접 닿아 거칠어지면 crepitation(모래 밟는 소리)이 생기고, 개구할 때 통증도 보인다.

6. 턱관절원판 전방 전위와 상관절강의 유착이 생긴 병태의 과두운동(그림 6)

턱관절원판이 전방 전위된 상태에서 상관절강에 유착이 생기면 한 번의 개폐구에서 한쪽 턱관절에 총 4회의 click이 생기는 복잡한 과두운동 경로를 보인다. 개구 경로와 폐구 경로 양쪽에서 reduction click 후에 luxation click이 발생하는데, '턱관절의 측방 촉진'과 '턱관절의 하방 촉진'을 함께 사용하면 적절한 병태 진단을 내릴 수 있다.

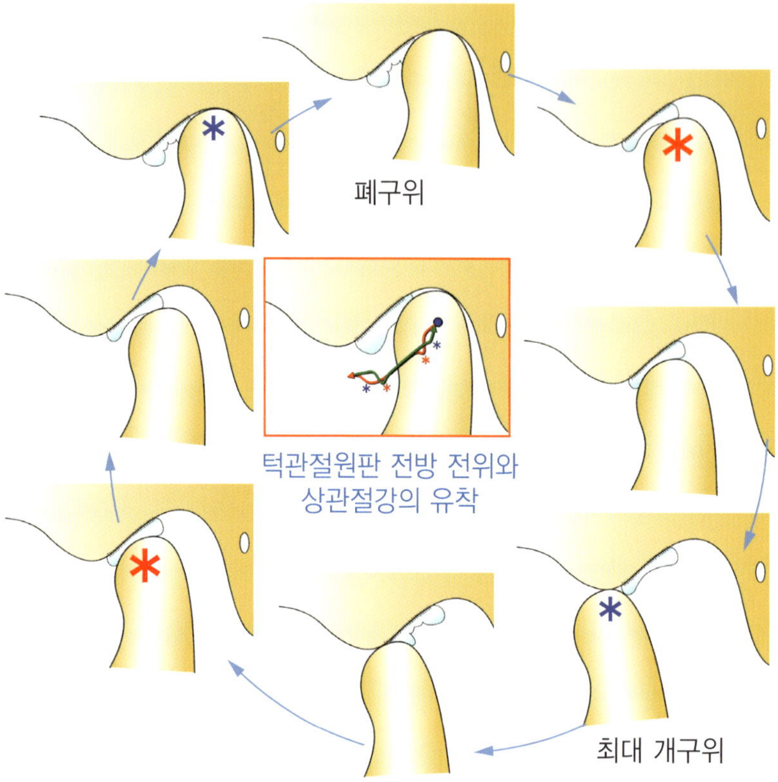

그림 6. 턱관절원판 전방 전위와 상관절강의 유착이 있는 병태의 과두운동. 개폐구 할 때 4회의 click이 나타난다.

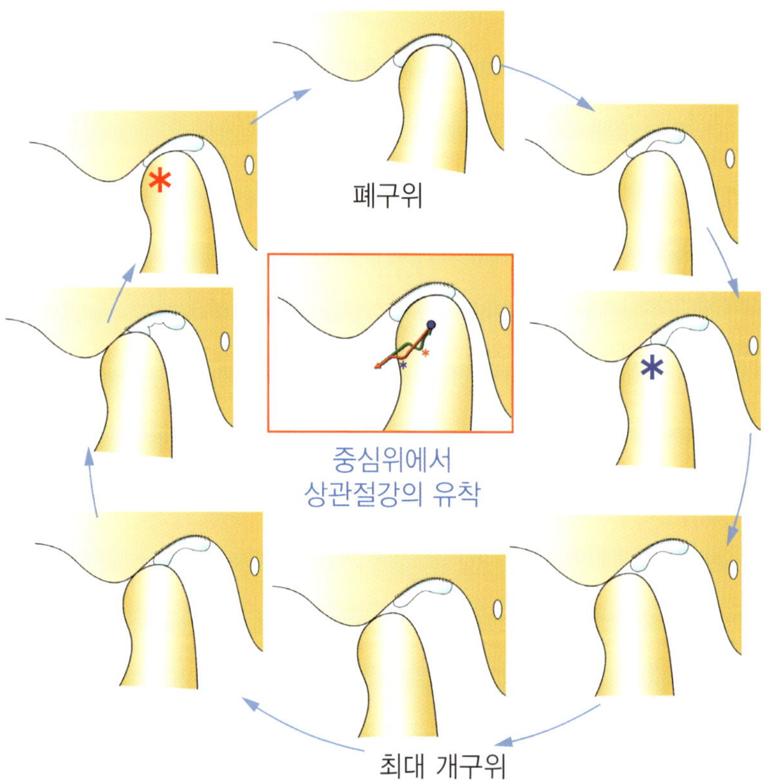

그림 7. 중심위에서 상관절강의 유착이 있는 병태(stuck disc)의 과두운동. 폐구 말기에 분명한 click이 나타난다.

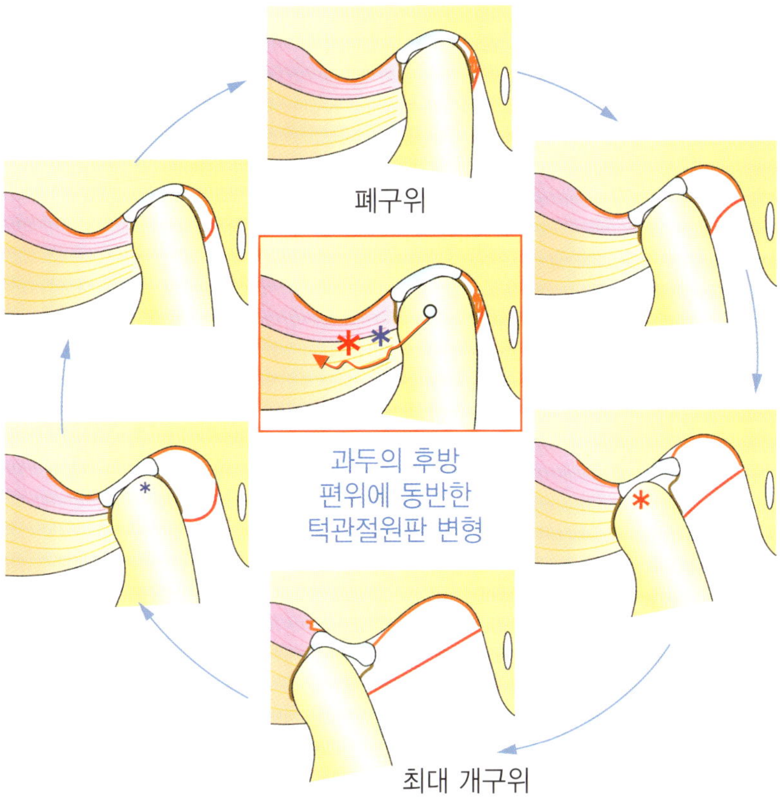

그림 8. 과두의 후방 편위에 동반한 턱관절원판 변형이 생긴 병태의 과두운동.

7. 중심위에서 상관절강의 유착이 발생한 병태(stuck disc)의 과두운동(그림 7)

중심위에서 상관절강에 유착(stuck disc)이 발생하면, 턱관절원판은 개구할 때 과두의 전방 활주를 따라갈 수 없어 luxation click이 생기고, 폐구 말기 교두감합위 부근에서 현저한 reduction click이 생긴다. 이때도 '턱관절의 측방 촉진'과 '턱관절의 하방 촉진'을 함께 사용하면 적절한 병태 진단을 내릴 수 있다. 급성기는 개구 제한이 분명하지만, 병태가 오래됨에 따라 턱관절원판 내·외측 정지 섬유의 신전에 동반해 개구량이 증가한다.

8. 과두의 후방 편위에 동반한 턱관절원판 변형이 생긴 병태의 과두운동(그림 8)

과두의 후방 편위에 동반해 턱관절원판 후방비후부 부근에 압흔이 형성되면, 개구 과정에서 턱관절원판의 중앙협착부에 들어갈 때 작은 click이 생기고, 폐구해 다시 후방의 압흔으로 돌아갈 때도 희미한 관절음이 생긴다. 턱관절원판은 항상 사이에 끼여 있으므로 '턱관절의 하방 촉진'을 해도 luxation click으로 생기는 뚜렷한 진동은 보이지 않는다.

9. Eminence click의 과두운동(그림 9)

Eminence click은 턱관절원판의 전위 등은 생기지 않는 정상 턱관절에서 볼 수 있는 관절음이다. 따라서 과두운동 경로에도 이상은 보이지 않는다. 개구할 때 관절결절을 넘어 크게 운동 경로가 변화할 때 낮은 click이 생기고, 폐구할 때는 폐구근의 작용으로 관절결절을 넘는 속도가 빠르기 때문에 개구할 때보다 더 큰 click이 생긴다. 폐구근이 발달한 증례에서는 개폐구 할 때 턱관절에 상방으로 가해지는 압력이 커지므로, 특히 폐구할 때의 click이 커진다.

10. Over-rotation(최대 개구위에서 생기는 복위성 턱관절원판 후방 전위)의 과두운동(그림 10)

Over-rotation(최대 개구위에서 생기는 복위성 턱관절원판 후방 전위: Ⅲa형)의 병태는 복위를 얻을

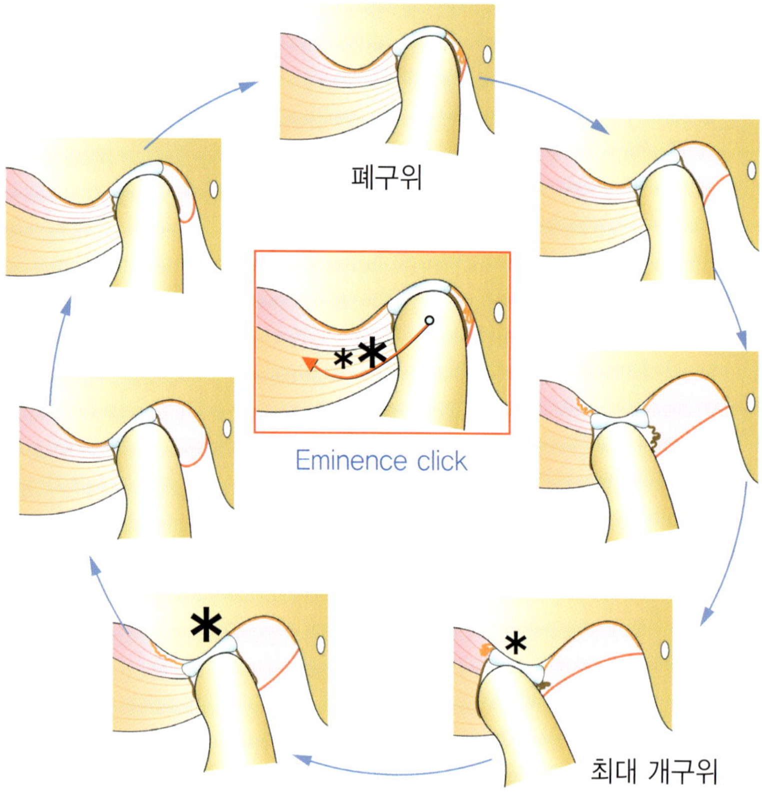

그림 9. Eminence click과 정상 과두운동.

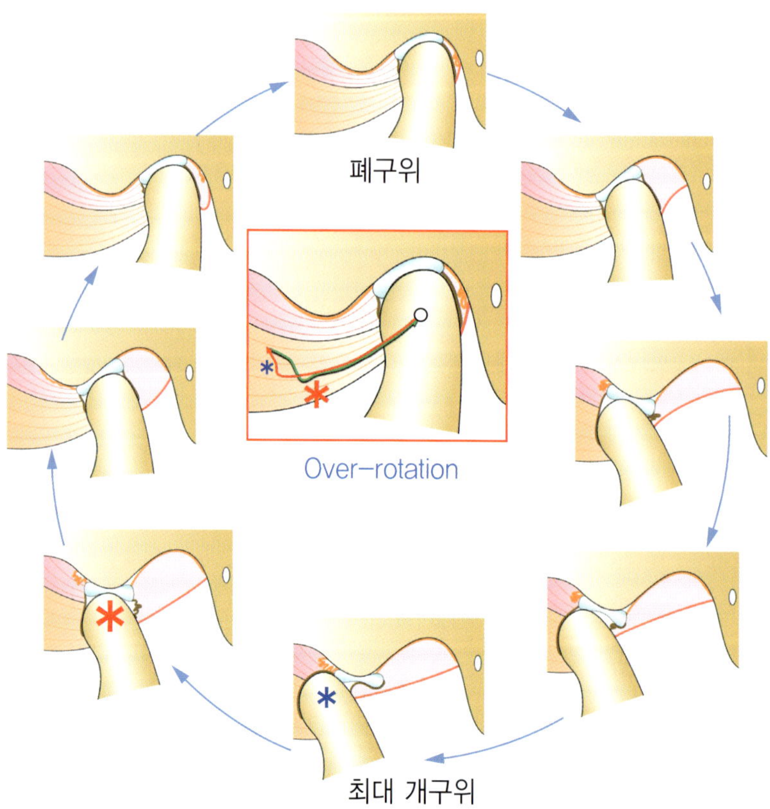

그림 10. Over-rotation(최대 개구위에서 생기는 턱관절원판 후방 전위)의 과두운동.

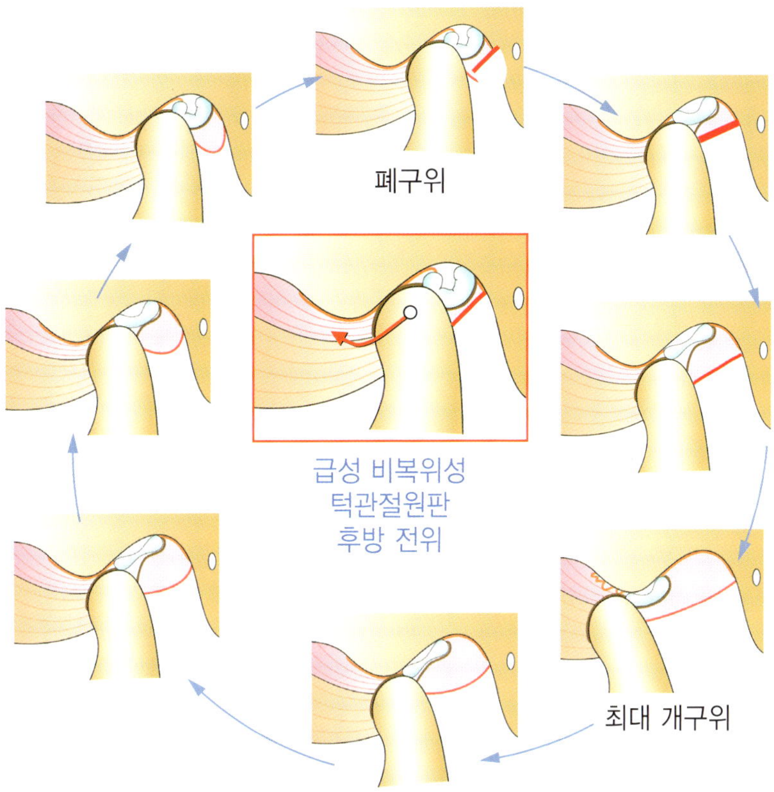

그림 11. 급성 비복위성 턱관절원판 후방 전위의 과두운동.

수 있는 턱관절의 전방 탈구 상태이다. 최대 개구위에서 과두가 턱관절원판 전방비후부를 넘어 턱관절원판의 후방 전위가 생기면서 작은 luxation click이 생기고, 과두는 외측익돌근 상두에 올라타 압박하고 있는 상태이다. 최대 개구위로부터 폐구할 때의 초기에는 일단 걸림이 생겨 폐구하기 어려운 상태가 되지만, 그 뒤에 턱관절원판이 복위할 때는 현저하고 큰 reduction click이 생긴다.

11. 비복위성 턱관절원판 후방 전위의 과두운동 (그림 11)

비복위성 턱관절원판 후방 전위(Ⅲb형)에서는 과두가 외측 익돌근 상두를 하방에서 밀어 올리는 상태로 압박하고 있으므로, 개구할 때와 교합할 때 모두 턱관절 부위에 강한 통증이 나타난다. 하악은 건전측으로 편위해 있고 환측 과두는 앞쪽으로 밀려나와 환측 구치부는 이개하고, 건전측 견치부 부근에만 교합 접촉이 보인다. 최대 개구가 가능하며, MRI 시상단면 화상으로 확정 진단을 내릴 수 있다. 급성기라면 Chapter 13에서 설명하는 턱관절원판 후방 전위에 대한 manipulation technique으로 비교적 쉽게 턱관절원판을 복위시킬 수 있다.

12. 턱관절원판 내측 전위의 과두운동(그림 12)

턱관절원판 내측 전위에서는 개구 초기에 환측에서 두드러진 활주 지연이 생기지만, 개구 중기에 과두가 턱관절원판이 위치한 내측으로 이동하여 턱관절원판에 올라타면 click은 생기지 않고 급속하게 전방을 활주하며, 그 뒤에는 원활하게 관절결절을 넘어 최대 개구위에 이른다. 폐구할 때는 양측 과두가 거의 균등하게 후방으로 활주하지만 폐구 말기 교두감합위 부근에서 턱관절원판이 다시 내측으로 전위함에 따라 '턱관절의 측방 촉진'에서 환측 과두가 약간 외측으로 이동하고, 건전측 과두는 내측으로 이동하는 것을 촉진할 수도 있다. 이러한 임상 진단을 바탕으로 MRI의 전두단면 화상으로 확정 진단을 한다.

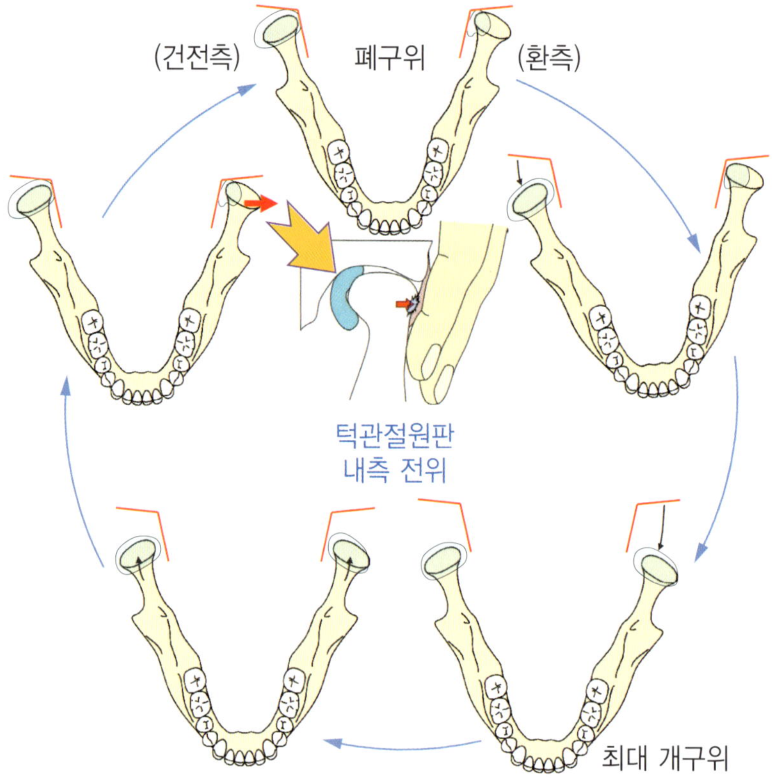

그림 12. 턱관절원판 내측 전위의 과두운동.

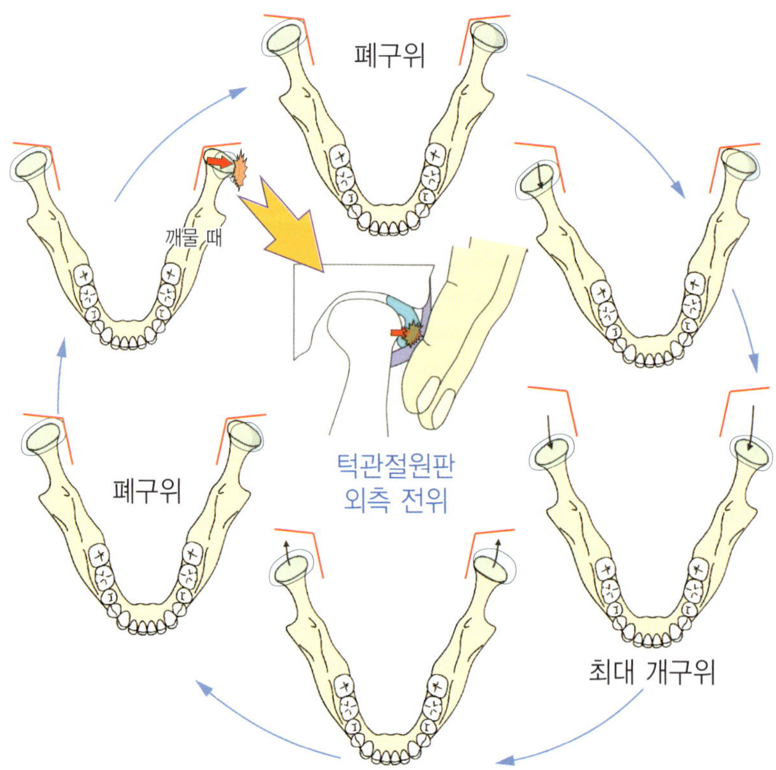

그림 13. 턱관절원판 외측 전위의 과두운동.

13. 턱관절원판 외측 전위의 과두운동(그림 13)

턱관절원판 외측 전위에서는 개구 초기에 환측에서 약간 활주 지연이 발생하지만, 그 뒤에는 click이 생기지 않고 턱관절원판이 복위해 원활하게 관절결절을 넘어 최대 개구위에 이른다. 폐구할 때는 양측 과두가 거의 균등하게 후방으로 활주하는데, 교두감합위 부근에서 턱관절원판이 다시 외측으로 전위한다. 폐구 상태로부터 확실하게 깨물면 환측 과두의 외측관절하결절 부위의 상방에서 턱관절원판이 외측으로 밀려 나오는 것을 촉진할 수 있으며, 이를 통해 정확하게 임상 진단을 내릴 수 있다. MRI 검사의 폐구 촬영에서는 이 특징을 인식하여 환자가 확실히 깨문 상태로 찍은 전두단면 화상으로 적절한 확정 진단이 가능하다.

【참고문헌】

1) 一般社団法人日本顎関節学会（編）：新編 顎関節症. 永末書店，京都，2013.
2) 一般社団法人日本顎関節学会：「顎関節症の概念（2013年）」「顎関節症と鑑別を要する疾患あるいは障害(2014年)」「顎関節・咀嚼筋の疾患あるいは障害（2014年）」および「顎関節症の病態分類(2013年)」の公表にあたって. 26（2）：40-45，日顎誌，2014.
3) 井出吉信，小出 馨（編）：チェアサイドで行う顎機能診査のための基本機能解剖. 補綴臨床別冊 第7版，医歯薬出版，2017.
4) 小出 馨（編）：臨床機能咬合学. 補綴臨床別冊 第2版，医歯薬出版，2015.
5) 小出 馨，内田剛也：知っておきたい顎関節症の診断と治療. 1. 顎関節症の診断と治療，2. 関節円板前方転位症例に必要な保護接触，デンタルダイヤモンド，42(15)：25-54，デンタルダイヤモンド社，2017.
6) 小出 馨，水橋 史：咬合・顎関節を守る〜口の周囲の筋トレも含めて〜. 特集 スポーツにおける歯科の重要性〜スポーツ歯学の現場からの提言〜，歯科医療2018特集，第一歯科出版，44-58，2018.

Koide Kaoru(小出 馨), Koide Katsuyoshi(小出勝義), Watanabe Masanori(渡辺正宣), Asano Eiichiro(浅野栄一朗)

교합채득을 할 때 망설이지는 않습니까?

하악 안정위의 안정성과 적절한 중심위 유도

교합채득은 교두감합위를 구성하는 하악위를 3차원적으로 결정하는 작업으로, 환자의 악구강계와 조화를 이루는 치료를 진행하는 데 있어서 매우 중요한 단계이다. 예전부터 치의학 교육에서 가르쳤던 교합채득은 ① 하악 안정위, ② 안정 공극, ③ 과두안정위의 3요소로 이루어지며, 교합채득의 순서는 먼저 교합고경을 결정하고 이어서 수평 악위를 결정한다(그림 1). 이것은 확실히 이론적이며 기본적인 내용이지만 실제의 교합채득은 이와 같이 기본대로는 잘되지 않으며 재현성도 떨어진다. 따라서 Chapter 05에서는 교합채득의 3요소에 대해 하나하나의 특성을 이해하고 실제의 임상에서 정확히 교합채득을 할 수 있는 실천적인 채득 방법에 대해 설명한다.

하악 안정위의 안정성

하악 안정위는 '상체를 세운 상태에서 안정을 취할 때의 하악위'라고 정의되어 있지만, 하악 안정위가 결코 이렇게 높은 안정성을 가진 것은 아니다. 자세 등으로 인해 크게 영향을 받아 원래의 위치보다 수직 악간거리에서 4mm 정도는 쉽게 증가한다. 따라서 이제까지 시행했던 방법으로 하악 안정위를 구하고 거기서부터 안정 공극의 평균량인 2mm를 빼서 설정한 교합고경에서 중심교합위를 구성하면 실제로 대부분의 환자 증례에서 너무 높아진다.

머리를 자연두위보다 뒤로 젖히면 그 정도에 따

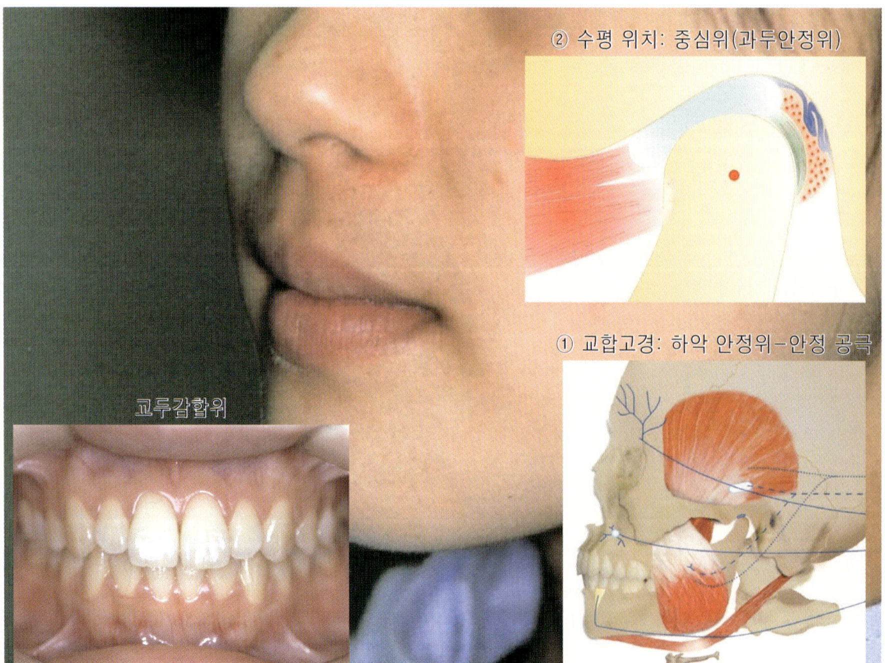

그림 1. 기본적인 교합채득 순서. 먼저 ① 근육에 의한 교합고경을 결정하고, 이어서 ② 턱관절에 의한 수평 위치를 결정한다.

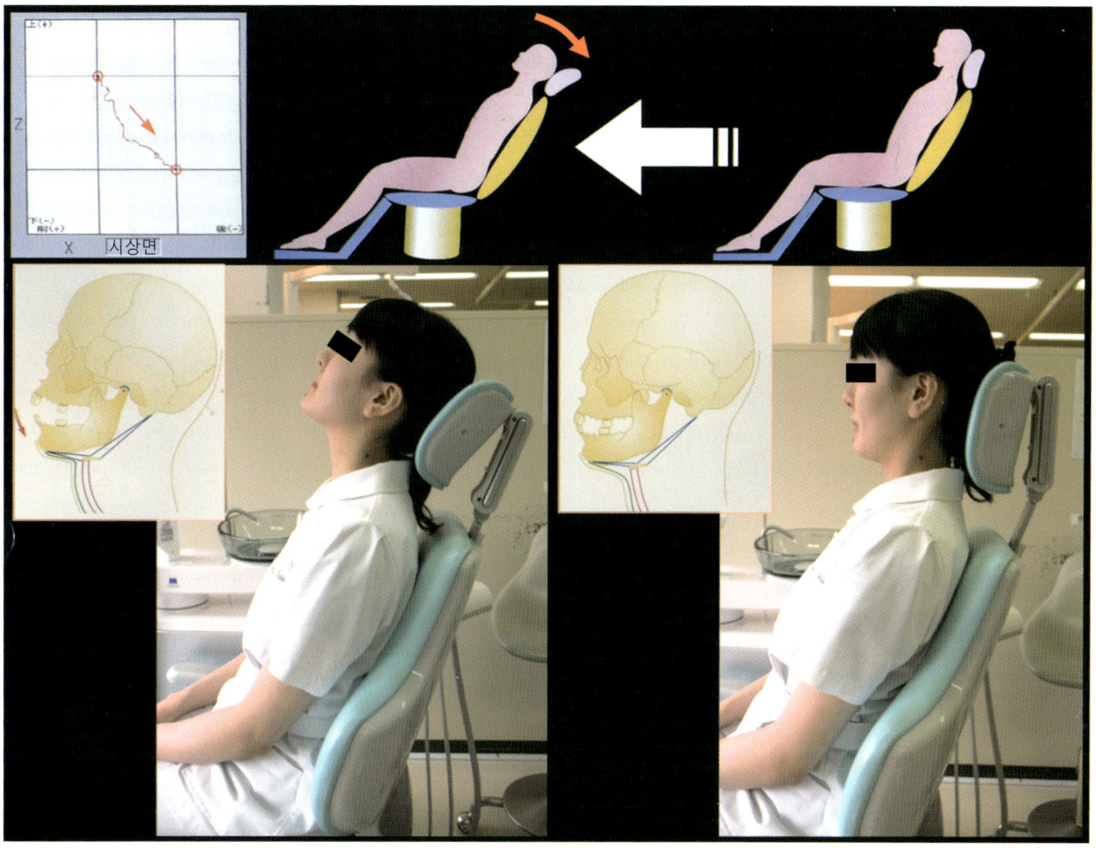

그림 2. Head rest(두위)를 30˚ 뒤로 젖히면 교합고경은 평균 약 3.2mm 증가한다.

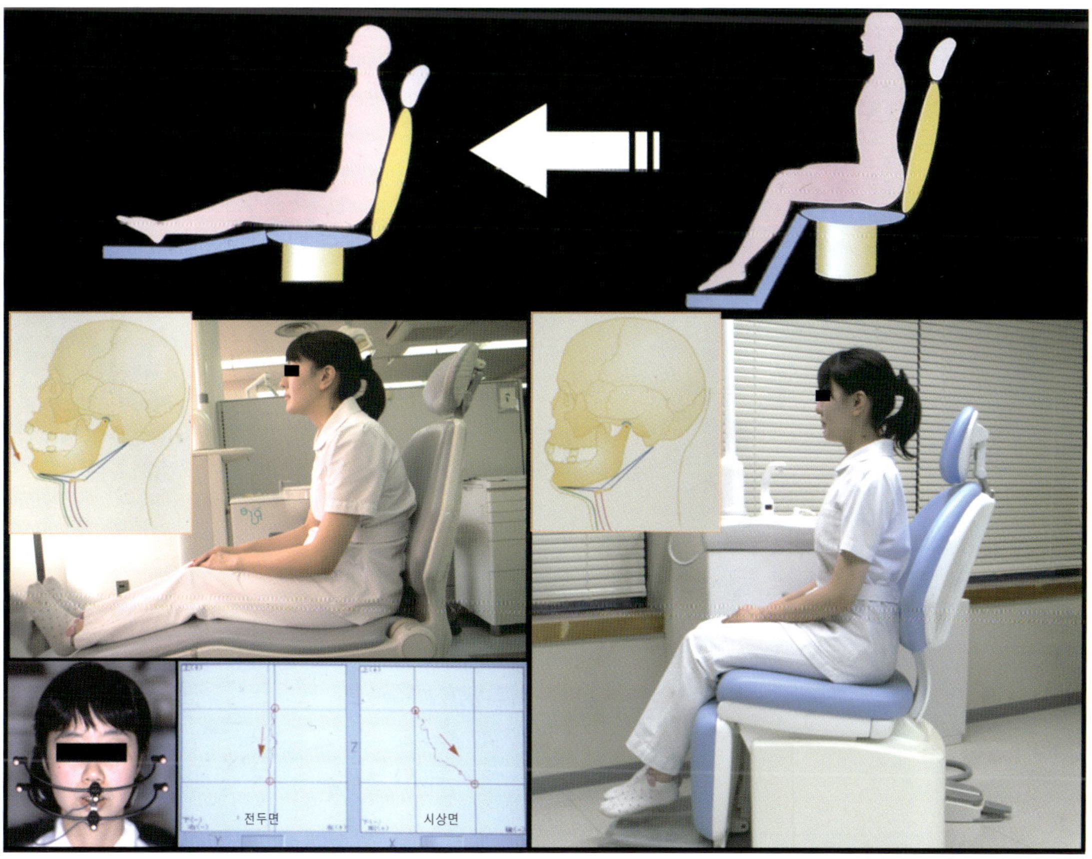

그림 3. 유닛체어에 무릎을 펴고 앉으면 교합고경은 평균 약 1.3mm 증가한다.

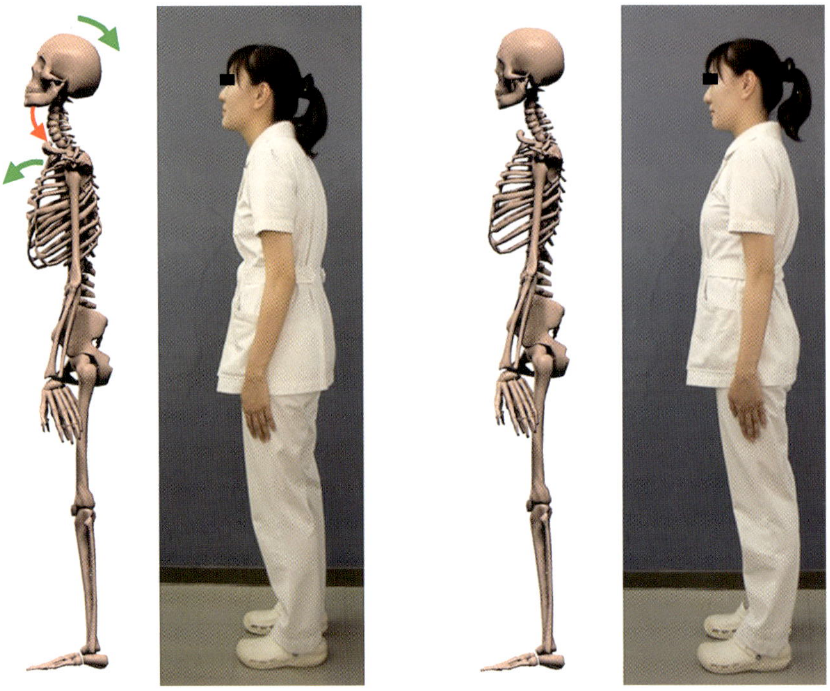

그림 4. 호흡기 계통에 의한 ventilation의 영향(계단을 50회 오르내린 전·후)으로 교합고경은 평균 약 1.8mm 증가한다.

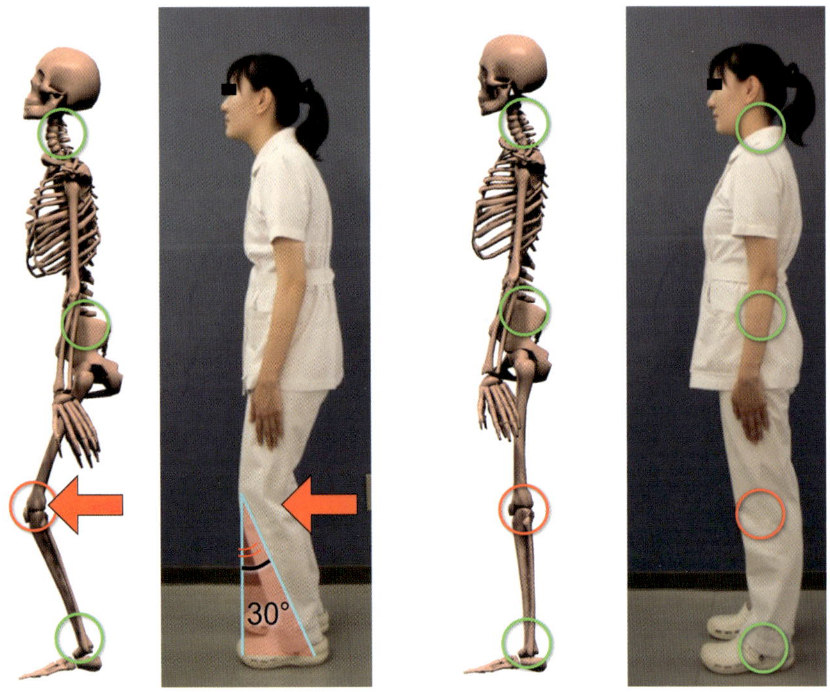

그림 5. 자세 유지에 관여하는 근골격계 장애의 영향으로 교합고경은 증가한다. 무릎을 30° 앞으로 기울여 구부린 상태를 유지하면 교합고경이 평균 약 2.8mm 증가한다.

라 원래의 하악 안정위보다 1~4mm 정도 교합고경이 증가한다. 이와 같이 하악 안정위의 수직 악간거리를 증가시키는 직접적인 요인으로는 설골상근, 설골하근, 광경근, 전경부 피부 등의 신전으로 인한 장력을 들 수 있다.

따라서 임상에서 하악 안정위에 영향을 미치는 다음과 같은 요소에 대해 충분히 이해할 필요가 있다.

1. Head rest 설정 각도의 영향(그림 2)

Head rest를 30° 뒤로 젖히면 교합고경은 평균 약 3.2mm 증가한다.

2. 유닛체어에 앉을 때 무릎을 편 상태인지 구부린 상태인지의 영향(그림 3)

유닛체어에 무릎을 편 상태로 앉으면 교합고경은 평균 약 1.3mm 증가한다.

3. 호흡기 계통 장애의 영향(그림 4)

운동 후 호흡이 가빠지거나 호흡기 계통에 장애가 있어 숨이 찬 상태라면 그 정도에 따라 교합고경이 증가한다. 계단을 50회 오르내린 후에 교합고경은 평균 약 1.8mm 증가한다.

4. 키의 영향

키가 작은 사람의 두위는 평소에 자세가 좋고, 조금 위를 쳐다보기 때문에 안정 공극은 대체로 커진다.

5. 자세 유지에 관여하는 근골격계 장애의 영향(그림 5)

사람은 다리, 무릎, 허리, 목 등 자세 유지에 중요한 부분에 통증과 같은 문제가 있으면 그 부위를 구부려 감싸는 자세를 취한다. 이와 같이 문제가 있는 어느 한 부분을 감싸 구부리면 몸의 각 부위는 모두 조금씩 구부려진 상태를 유지해 그 사람의 평소 체형이 되어간다.

무릎을 30° 앞으로 기울여 구부린 상태를 유지하여 편안한 자세를 취하도록 하면 교합고경이 평균 약 2.8mm 증가한다.

이처럼 하악 안정위는 여러 가지 요소에 영향을 받으므로 이전의 방법으로 구한 하악 안정위를 기준으로 교합채득을 하면 대부분의 증례에서 너무 높은 하악위에서 교합고경을 결정하는 결과가 된다. 만약 상·하악 모두에 임플란트를 식립하여 전악 브리시를 장착한 환자에서 이처럼 교합고경이 너무 높으면, "제발 하루빨리 제거해 달라."는 요청을 받을 것이다. 총의치라면 스스로 빼버릴 것이므로 그나마 괜찮지만 결국 사용되지 않는 '주머니 속 틀니'가 되고 만다.

적절한 수직적 하악위를 구하는 방법

저자들은 실제의 임상에서 수직적 하악위를 구할 때 '하악 안정위'나 '안정 공극량의 평균치'는 사용하지 않고 아래에 제시하는 '폐구할 때 윗입술과 아랫입술의 접촉위'와 '윗입술을 진단하여 결정한 환자 고유의 안정 공극량'을 기준으로 교합고경을 결정하여 25년 이상 좋은 임상 성적을 얻었으므로 그 포인트를 소개한다.

임상에서 효과적인 교합고경 결정의 포인트

(그림 6, 7)

① 하악 안정위는 안정성이 결여되어 있으므로 실제 임상에서는 교합고경 결정의 기준이 되지 않는다.

② 교합고경의 결정은 '윗입술과 아랫입술의 길이'와 '윗입술의 두께', '윗입술 적순부의 면적'을 기준으로 한다.

③ 순서는 먼저, 적절한 lip support가 되는지를 확인한다. 무치악에서는 상악에 교합상을 장착하고 확인한다.

④ 자연두위에서 윗입술과 아랫입술을 이완시킨다(입술에서 힘을 빼도록 함).

⑤ 먼저 개구 상태에서 폐구시켜 윗입술과 아랫입술 전체가 균등하게 접촉하는 위치를 구한다.

⑥ 폐구 상태에서 개구시키면 고경은 너무 높아진 상태가 되므로 주의한다. 이것은 생체의 생리적인 항상성이 윗입술과 아랫입술을 늘어나게 해 버리는 현상과 윗입술과 아랫입술의 물리적 접착력에서 유래한다.

⑦ 윗입술과 아랫입술 전체가 균등하게 접촉한 위치에서 환자 고유의 안정 공극량을 빼서 교합고경을 결정한다.

⑧ 환자 고유의 안정 공극량은 윗입술의 두께와 윗입술 적순부의 면적을 기준으로 진단해 2.0~4.0mm의 범위에서 술자가 결정한다.

정리하면, 먼저 자연두위를 취해 개구 상태에서 폐구하도록 하여 윗입술과 아랫입술이 균등하게 접촉한 위치에서 비하점과 mentum 사이의 거리를 계측한다. 이어서 술자가 윗입술의 두께와 윗입술 적순부의 면적을 기준으로 안정 공극량을 결정한 후 그만큼 빼서 교합고경을 결정한다.

안정 공극의 결정 기준(그림 7)

저자들이 일본인에서 측정한 안정 공극량의 평균치는 2.8mm로 1.8~3.8mm의 범위에서 분명한 개인차가 있다. 이는 '윗입술의 두께'와 '윗입술 적순부의 면적' 사이에 상관관계가 있어서 윗입술이 얇고 윗입술 적순부의 면적이 좁은 증례에서는 안정 공극량도 적고, 윗입술이 두껍고 윗입술 적순부의 면적

임상에서 효과적인 교합고경 결정 기준

교합고경……폐구할 때 윗입술과 아랫입술의 접촉위 – 윗입술로 결정한 안정 공극

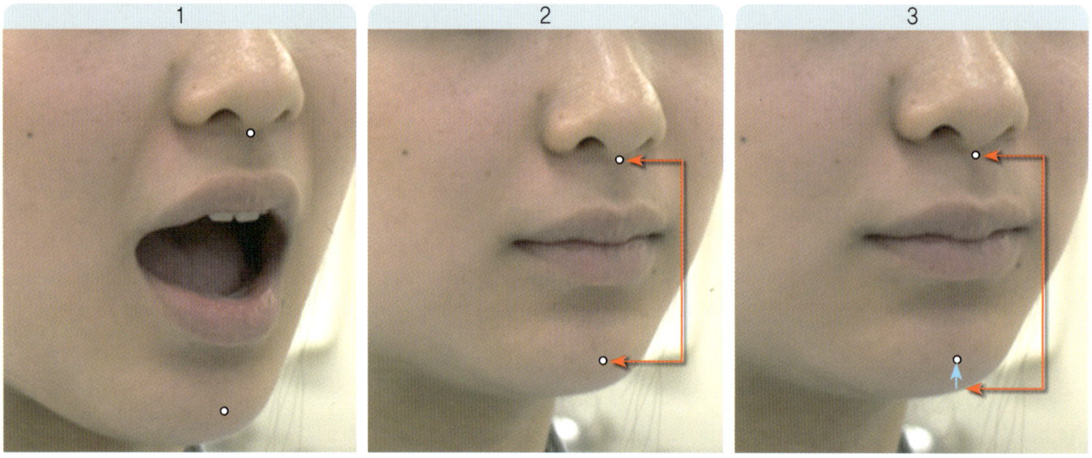

그림 6. 1. 개구위, 2. 폐구할 때 윗입술과 아랫입술의 접촉위, 3. 교두감합위(안정 공극 3.0mm).

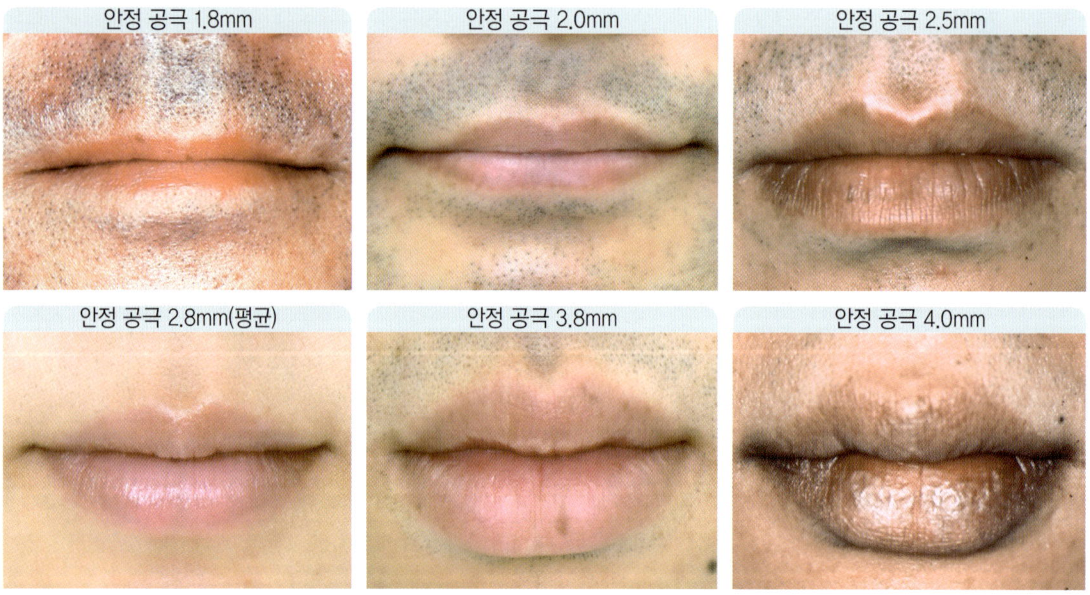

그림 7. '윗입술의 두께와 적순부의 면적'은 모두 안정 공극량과 상관관계가 있다.

일본인의 안정 공극량(그림 7)

안정 공극량: 평균 약 2.8mm(1.8~3.8mm)

- 실제의 임상에서는 2.0~4.0mm 범위에서 윗입술을 기준으로 숱자가 결정한다.
- 윗입술이 얇고 윗입술 적순부의 면적이 특히 적은 증례: 2.0mm
- 윗입술이 두껍고 윗입술 적순부의 면적이 특히 큰 증례: 4.0mm
- 아랫입술은 안정 공극량의 진단 기준이 되지 않으므로 주의가 필요하다.

이 넓은 증례에서는 안정 공극량도 크다.

안정 공극량이 3.8mm인 환자에게 예전에 알려진 대로 평균치인 2.0mm의 안정 공극량을 설정하면 안정 공극량에서만 약 1.8mm가 높아진 교합 구성을 하는 셈이다.

임상에서는 환자 한 사람 한 사람에게 서로 다른 고유의 악구강계와 조화를 이루는 교합 구성을 하는 것이 매우 중요하다. 그러므로 개인차가 커서 평균치로 대응할 수 없는 안정 공극량에 관해서는 윗입술과 아랫입술 그리고 윗입술 적순부의 면적을 이

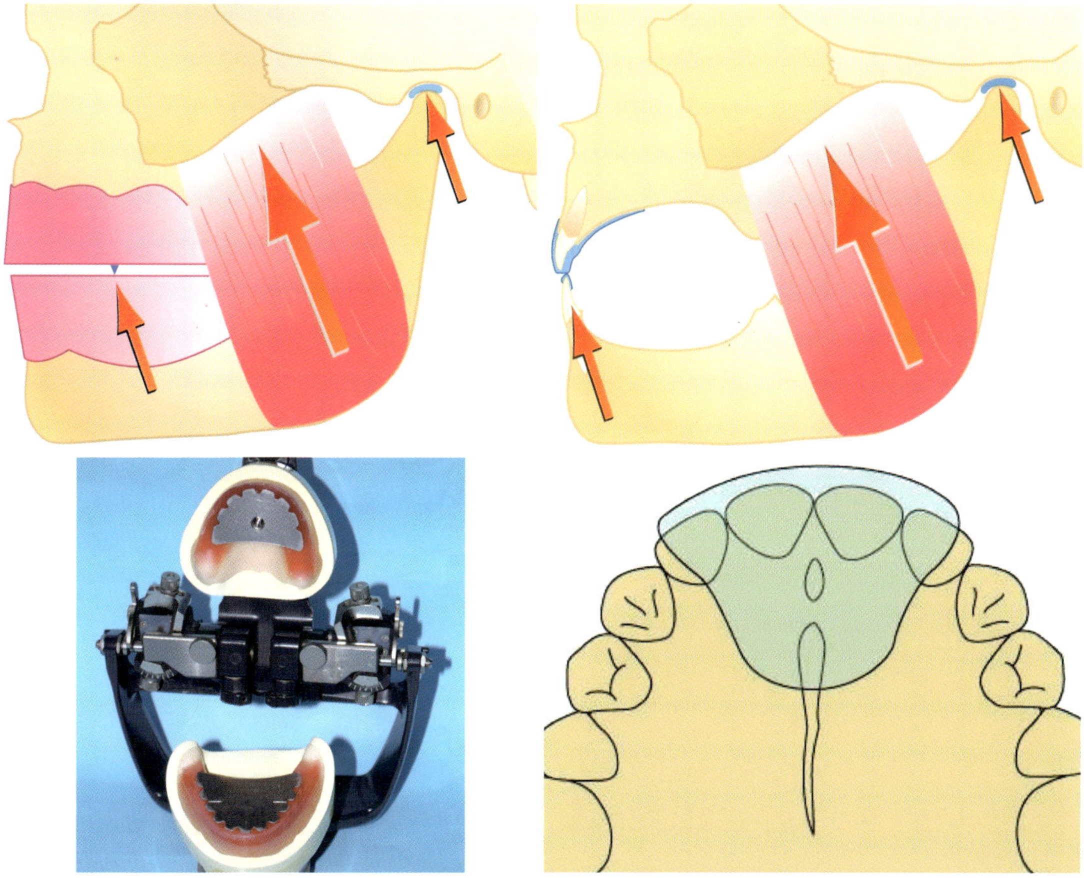

그림 8. Clutch(gothic arch tracer)를 이용하는 방법(왼쪽)과 anterior jig를 이용하는 방법(오른쪽).

용해 안정 공극량을 진단하는 것이 매우 중요하다.

그리고 아랫입술의 두께와 아랫입술 적순부의 면적은 상악 전치에 대한 하악 전치의 위치인 수직피개(over bite) 또는 수평피개(over jet)와 관련성이 많고 안정 공극량과도 관련이 있으므로 진단을 할 때는 이 점에 주의해야 한다. 하악전돌인 사람은 주로 아랫입술을 사용해 구강기능을 하고 있으므로 아랫입술이 발달하여 두께와 면적이 모두 커진다.

과두안정위에서 힘의 분산

수평 악위는 턱관절에 의해 결정되는 과두안정위(중심위)가 기준이 되며, 앞에서 제시했듯이 측두골 관절와(하악와)와 관절결절에 대해 하악골의 하악 과두가 턱관절원판을 사이에 두고 적합된 위치이다. 그때 하악 과두가 관절와의 최전상방위에 위치하고 턱관절원판에는 거의 변형이 생기지 않으며, 하악골에 가해진 힘이 턱관절원판을 사이에 두고 가장 넓은 범위에서 측두골과 하악골의 턱관절 구성 부분에 전달된다. 이 상태에서 가장 좋은 효율로 힘이 분산되어 국한된 부위에 대한 mechanical stress(역학적 스트레스)의 집중이 최소화되기 때문에 과두안정위는 생리적으로 가장 큰 힘에 저항할 수 있는 과두위이며, 이 위치가 교두감합위와 일치하는 것이 임상적으로 중요하다.

과두안정위로 유도하는 방법

과두안정위(중심위)로 적절하게 유도하는 방법은 예전부터 clutch를 이용하는 방법과 anterior jig를 이용하는 방법을 추천했다. 그리고 Dawson 테크닉에 대해서는 반론을 제기하는 분도 있지만 임상에서 하악위와 교합을 진단하는 데 매우 효과적인 방법이므로 요점을 충분히 이해하고 확실히 습득해 둘 필요가 있다.

1. Clutch를 이용하는 방법(그림 8 왼쪽)

의치나 상·하악 임플란트 지대의 전악 브리지 등에서는 clutch(gothic arch tracer)가 효과적이다.

Gothic arch tracer를 제작하는 포인트는 좌·우의 턱관절에 균등하게 압력을 가하고 clutch의 안정성도 보장될 수 있도록 묘기판을 교합 평면과 일치시키고 묘기침은 양쪽 치조제의 중앙에 위치시킨다.

2. Anterior jig를 이용하는 방법(그림 8 오른쪽)

전악의 크라운 브리지 증례에서는 anterior jig가 효과적이다. 주의할 점은 교두감합위를 구성하는 과두안정위(중심위)의 check bite를 채득할 때 교합고경을 변화(거상)시키지 않고 기록하는 것이 중요하다.

3. Dawson 테크닉

(bilateral manipulation technique)(그림 9)

Dawson 테크닉에 대한 최근의 일반적인 견해는 과두안정위로 적절하게 유도하기 어렵다는 것이다. 그러나 아래에 기록한 12가지 항목에 유의하여 시행하면 충분히 임상에 응용할 수 있고, 초진의 교합 검사나 채득하는 악위의 확인 등 임상에서 매우 효과적인 방법이라고 저자들은 평가하고 있다.

Dawson 테크닉을 시행할 때 주의할 12가지 항목(그림 9)

① 먼저 폐구근의 벡터를 총합하는 것, 즉 폐구하는 힘이 교근 천부의 주행 방향과 거의 일치하도록 작용하는 이미지를 명확히 갖는 것이 중요하다. 이미지를 명확히 하고 나면 비로소 술자가 손가락을 이용해 적절한 방향으로 힘을 가할 수 있다.

② 머리를 살짝 뒤로 젖혀 설골상근과 설골하근을 신전시킨다. 머리를 앞으로 숙인 상태에서는 전경부 조직의 간섭이 생겨 적절히 유도할 수 없다.

③ 환자 체위가 수평위이면 하악 과두가 후방으로 견인되므로, ②와 같이 머리를 살짝 뒤로 젖혀 하악각 부위를 새끼손가락으로 감싸 적절한 방향으로 끌어올리듯이 힘을 가한다.

④ Mentum 부위 정중에 좌·우 엄지손가락을 대고 좌·우 턱관절에 균등하게 힘을 배분한다. 술자의 손이 작아 손가락이 닿지 않는 경우는 ③의 하악각 부위를 새끼손가락으로 감싸는 행동을 우선하여 실시한다.

⑤ Mentum 부위를 손가락으로 잡지 않는다. 손가락으로 잡으면 하악을 유도하기 쉽지만 집게손가락과 함께 가운뎃손가락과 약손가락까지도 늘어나 버려서 이어지는 ⑥에 대응하지 못하고 하악을 후퇴시켜버리고 만다.

⑥ 하악골 하연 내측에 손가락을 걸지 않도록 주의한다. 설골상근을 자극하여 하악을 후퇴시켜버리고 만다.

⑦ 환자의 머리를 확실히 고정한다. 상·하 치열을 직시하기 위해서는 술자의 좌측 팔뚝과 좌측 몸통 옆으로 머리를 확실히 고정한다.

⑧ 머리를 술자의 좌측 팔뚝과 좌측 몸통 옆부분으로 감싸는 경우는, 보통 왼손으로 가하는 힘이 우측보다 강해져 하악을 우측으로 끌어당겨 편위시키기 쉬우므로 충분히 주의를 기울인다.

⑨ 머리를 술자의 좌측 팔뚝과 좌측 몸통 옆부분으로 감싸는 경우, 폐구 각도도 하악을 우측으로 편위시키기 쉬우므로 좌·우 과두를 연결한 가상의 회전축을 중심으로 한 폐구 각도로 유도할 수 있도록 충분히 주의를 기울인다.

⑩ Mentum 부위에 힘을 가하지 않고 하악 하연 뒷부분에만 힘을 가하는 것은 폐구시키는 외력으로 작용하기 때문에 개구 반사가 유도되어 과두안정위로 유도하는 것을 방해한다. Mentum 부위에 댄 엄지손가락으로 인해 개구 반사가 억제되어 적절한 과두안정위로 유도할 수 있다는 사실을 이해하는 것이 매우 중요하다.

⑪ 힘을 가하는 방법은 하악 하연 뒤쪽 부분의 3에 대해 Mentum 부위 1의 비율로 힘을 주어 하악을 잡고, 폐구근의 벡터를 총합하는 교근 천부의 주행 방향과 거의 일치하는 적절한 방향으로 힘을 가함과 동시에 폐구시킨다.

⑫ 치아 접촉은 2회로 제한한다. 조기접촉이 있으면 3번째 이후의 접촉에서 환자는 조기접촉을 피하기 위해 악위를 분명하게 편위시키므로 주의해야 한다.

과두안정위(중심위)의 안정성에 영향을 미치는 인자

과두안정위(중심위)는 이상과 같은 방법으로 구할 수 있지만 결코 높은 안정성을 보장하는 것은 아니라는 사실을 임상에서는 충분히 인식하고 있을 필요가 있다. Chapter 16에서 자세히 설명하겠지만 과두안정위는 저작근이나 표정근의 활동, 체위나 과두위 등의 영향을 크게 받으므로 이들 요인에 대해 아는 것이 치료를 정확히 하는 데 있어서 반드시 필

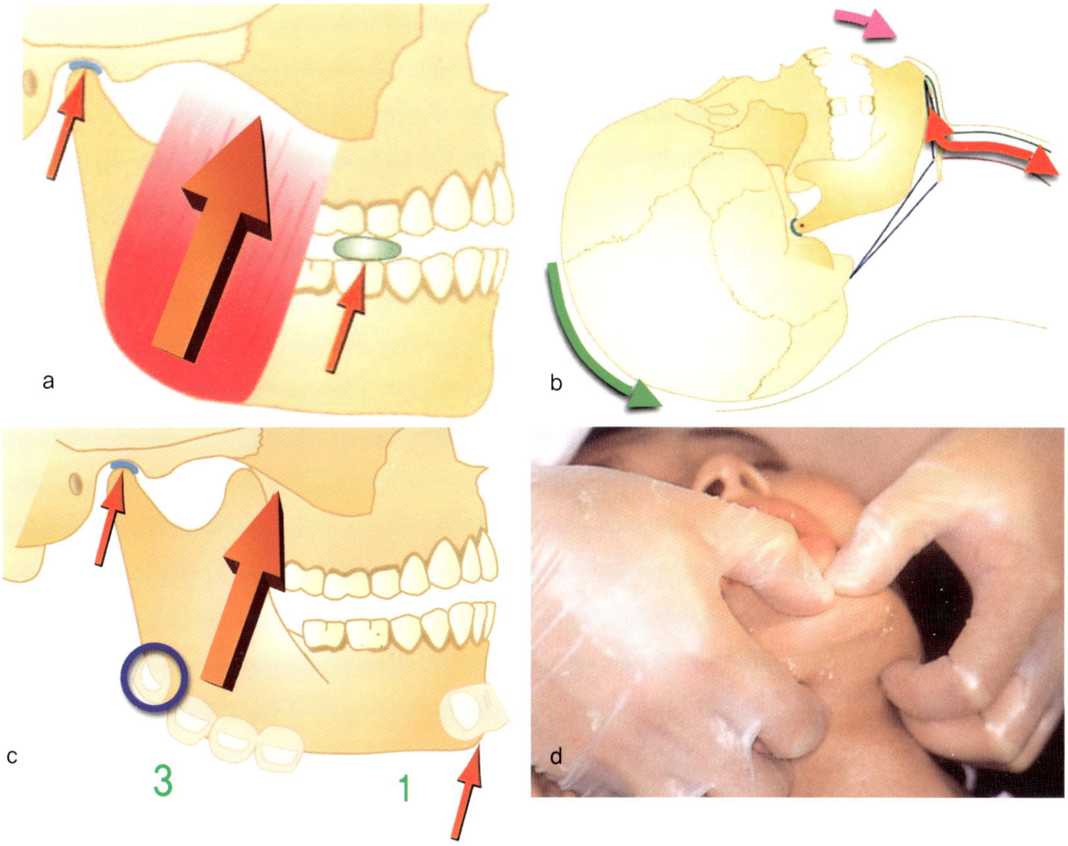

그림 9. a. 폐구근에 의한 벡터 총합의 이미지를 갖는다. b. 머리를 살짝 뒤로 젖혀 설골상근과 설골하근을 신전시킨다. c. 하악각 부위를 새끼손가락으로 감싸 하악 하연 뒤쪽 부분의 3에 대해 mentum 부위 1의 비율로 적절한 방향으로 힘을 가한다. d. 하악을 우측으로 끌어당겨 편위시키기 쉬우므로 충분히 주의를 기울인다.

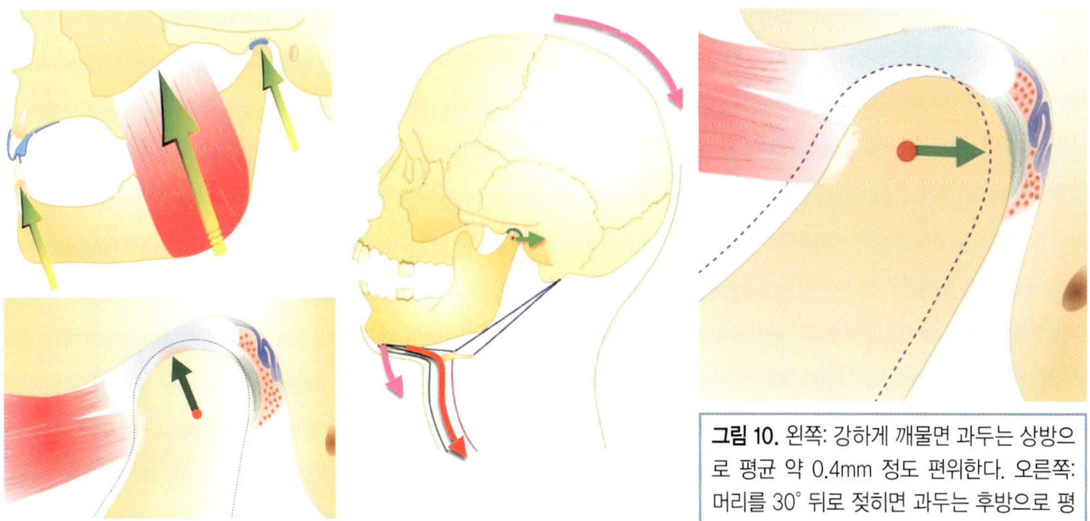

그림 10. 왼쪽: 강하게 깨물면 과두는 상방으로 평균 약 0.4mm 정도 편위한다. 오른쪽: 머리를 30° 뒤로 젖히면 과두는 후방으로 평균 약 0.5mm 편위한다.

요하다.

1. 강하게 깨물 때의 영향(그림 10)

턱관절원판은 점탄성을 보이기 때문에 교합채득을 할 때 강하게 깨물면 과두는 상방으로 평균 약 0.4mm 정도 편위한다. 이러한 생체 현상을 이해한다면 너무 강하게 깨물지 않도록 환자에게 요청해 과두의 편위를 피할 수 있다.

2. 머리 경사의 영향(그림 10)

머리를 30° 뒤로 젖히면 과두는 후방으로 평균 약 0.5mm 편위한다. 머리를 뒤로 젖히면 과두는 후퇴

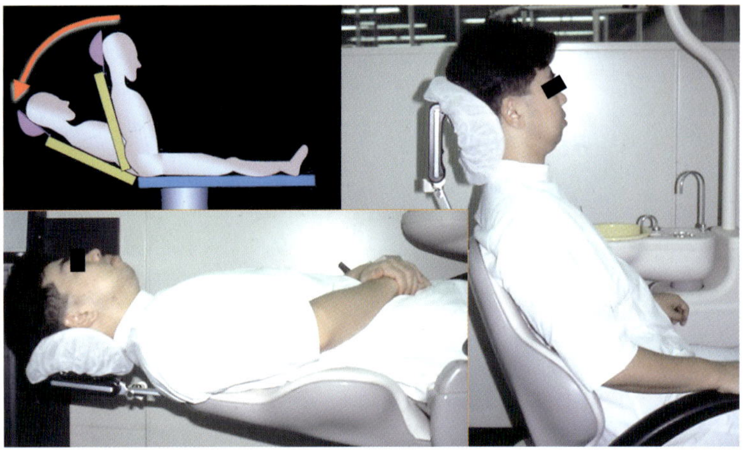

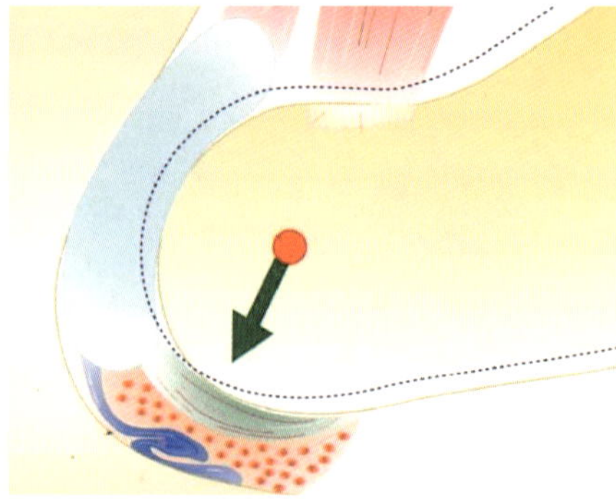

그림 11. 체위를 수평으로 하면 과두는 후방으로 0.9~1.3mm 정도 편위한다.

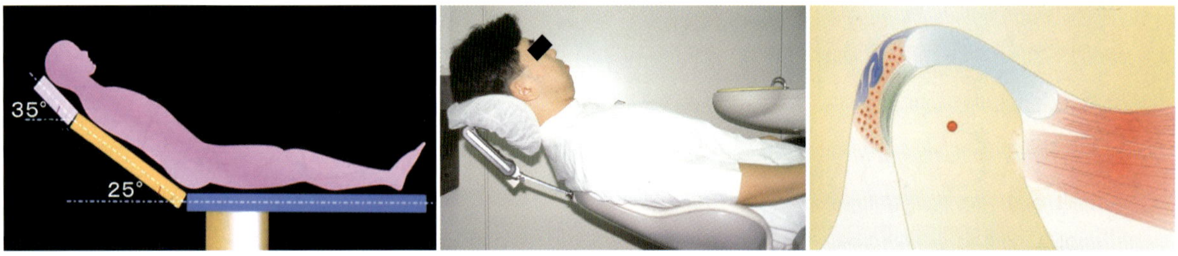

그림 12. 등받이는 25°, head rest는 35°로 설정하여 머리를 약간 앞으로 구부리게 해 두면 과두의 후방편위를 어느 정도 억제할 수 있다.

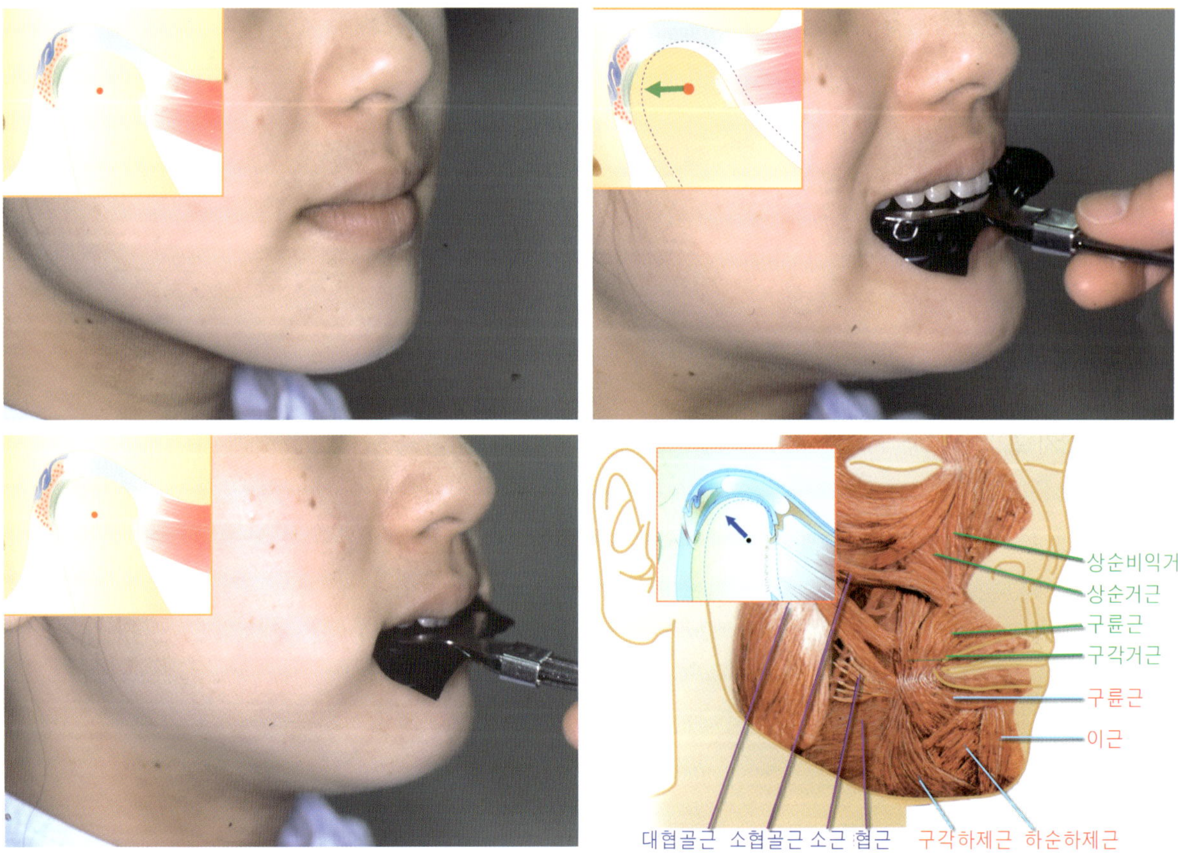

그림 13. 교합지 홀더를 구강 내에 넣으면 도피 반사로 인해 표정근이 긴장하여 과두는 후방으로 편위한다. 입술을 만지면서 힘을 빼도록 하면 후방편위를 방지할 수 있다.

Chapter 01 교합의 역할
Chapter 02 근육 촉진
Chapter 03 턱관절 촉진
Chapter 04 턱관절 진단
Chapter 05 교합채득
Chapter 06 크라운 브리지의 교합 ①
Chapter 07 크라운 브리지의 교합 ②
Chapter 08 크라운 브리지의 교합 ③
Chapter 09 의치의 교합
Chapter 10 임플란트의 교합
Chapter 11 1분의 Magic
Chapter 12 교합기에 대한 이해
Chapter 13 턱관절질환의 치료 ①
Chapter 14 턱관절질환의 치료 ②
Chapter 15 스포츠 마우스가드의 교합
Chapter 16 체위 · 두위와 교합
Chapter 17 혀 훈련
Chapter 18 타액의 기능

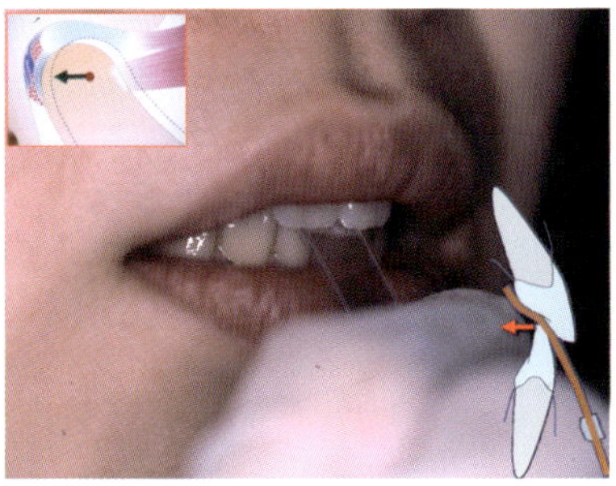

그림 14. Leaf gauge를 이용하여 유도하면 후방으로 0.35±0.18mm 편위한다.

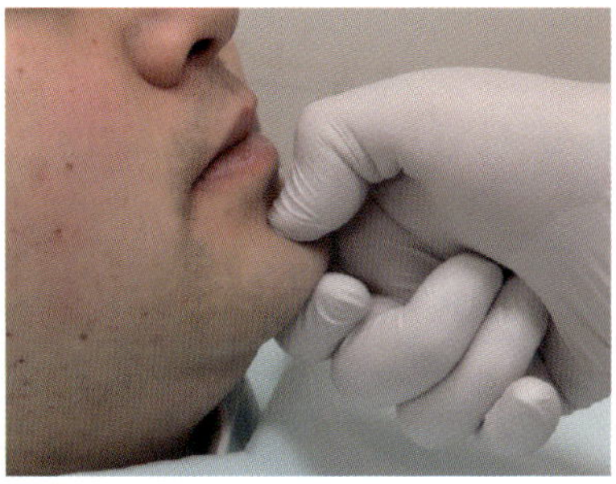

그림 15. Thumb on chin(엄지손가락 유도법)에서는 0.32±0.21mm 후방으로 편위한다.

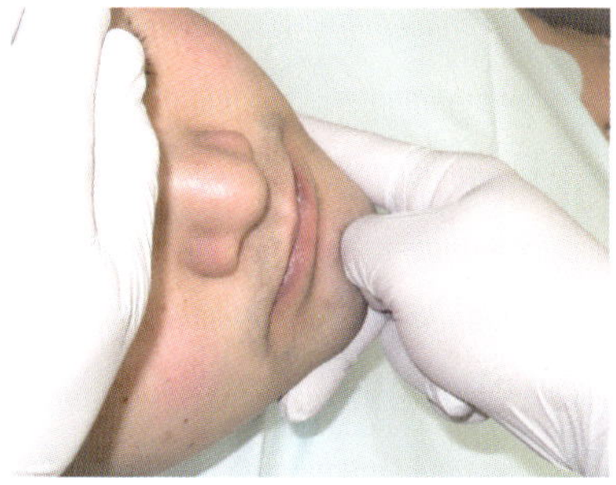

그림 16. Three finger technique에서는 후방으로 0.44±0.23mm 편위한다.

하고 외측 인대에 의해 규제되는 위치를 취하게 되므로 tapping 운동을 시키면 과두위의 재현성이 높아 어쩌면 좋은 것처럼 보인다. 그러나 실제로는 외측 인대의 늘어난 정도에 따라 크게 후퇴시켜버리므로 그 하악위에서는 악기능과 조화를 이룰 수 없다.

3. 체위 경사의 영향(그림 11)

체위를 수평으로 하면 과두는 후방으로 0.9~1.3mm 정도 편위하므로 전치에 크라운을 장착할 때는 그만큼 높아지고, 후방 구치에 브리지를 장착할 때는 그만큼 낮아져 버린다. 이런 점에도 주의할 필요가 있지만 교합에 관한 치료를 모두 환자 좌위에서 시행하는 것은 술자의 자세 측면에서도 어려운 일이다. 등받이는 25°, head rest는 35°에 맞추어 유닛체어를 설정해 머리를 약간 앞으로 구부리게 해 두면 과두의 후방편위를 어느 정도 억제할 수 있다. 촉진을 포함한 상세한 교합 검사는 자연두위에서 시행한다(그림 12).

4. 생체의 도피 반사에 의한 표정근의 영향(그림 13)

교합지 홀더를 구강 내에 넣으면 도피 반사로 인해 표정근이 긴장하여 과두는 후방으로 평균 약 0.5mm 편위한다. 이와 같은 생체 현상에 대해서는 긴장하고 있는 환자의 입술을 만지면서 힘을 빼도록 하면 후방으로 편위하는 것을 피할 수 있다.

5. Leaf gauge는?(그림 14)

Leaf gauge를 이용하면 구치부 조기접촉을 피할 수 있지만 전치부에 조기접촉이 생기는 것과 같은 반응이 일어난다. 다시 말해서 악이복근을 비롯해 하악을 후퇴시키는 근육이 긴장하여 과두는 평균 약 0.35mm 후방으로 편위한다.

6. Thumb on chin(엄지손가락 유도법)에서는?

(그림 15)

코카서스 인종과 비교하여 몽골 인종의 골격은 mentum 부위가 전방으로 돌출되어 있지 않으므로 thumb on chin으로 유도하면 과두는 평균 약 0.32mm 후방으로 편위한다.

7. Three finger technique에서는?(그림 16)

하악 하연 부위에 집게손가락과 가운뎃손가락을 대고 하악을 유도해도 역시 과두는 평균 약 0.44mm 후방으로 편위한다.

○ ○ ○

이상과 같이 Chapter 05에서는 교합채득을 정확히 하는 데 있어서 인식해야 하는 사항으로서 턱관절과 근육이 하악위와 어떻게 연관되어 있는지, 그리고 실제 임상 현장에서 정확히 교합채득을 할 수 있는 채득법 포인트를 제시했다. 아무쪼록 실천해 보기 바란다.

【참고문헌】

1) 小出 馨, 西川義昌 (編) : 補綴臨床別冊/図解　咬合採得. 医歯薬出版, 東京, 2001.
2) 小出 馨 (編) : 補綴臨床別冊/臨床機能咬合学. 医歯薬出版, 東京, 2009.
3) Yuko Watarai, Fumi Mizuhashi, Toshihide Sato, Kaoru Koide : Highly producible method for determination of occlusal vertical dimension : relationship between measurement of lip contact position with the closed mouth and area of upper prolabium. 2018, article in press, doi.org/10.1016/j.jpor.2018.06.005.

Koide Kaoru(小出 馨), Arakawa Itsuka(荒川いつか), Koide Katsuyoshi(小出勝義), Ebihara Hiroko(海老原寛子), Hayakawa Yorimitsu(早川順満)

크라운 브리지(유치악) 교합의 포인트 ①

교두감합위(중심교합위)의 접촉 관계는 이렇게 설정하는 것이 유리하다
2가지 교합 접촉 관계의 차이점과 효과를 숙지하고 임상에 활용하자

Chapter 06에서는 크라운 브리지(유치악)의 교합을 정확히 구성하기 위해 우리가 숙지해야 하는 기본적인 중요 사항으로, 구치부에서 교두감합위(중심교합위)의 접촉 관계와 구치부 치관 형태의 연속성에 대해 제시한다.

구치부에서 교두감합위의 접촉 관계

유치악의 교두감합위에서 교합 접촉 관계는 대합치가 기능교두의 교두정을 3군데의 교합 접촉점으로 감싸고 유지하는 3점 접촉(tripodism)이 기본이며, 이것으로 안정된 교합과 하악위를 유지할 수 있다. 그리고 3점 접촉에는 교두 대 고형공극의 관계(교두 대 변연융선의 관계, cusp to ridge)와 교두 대 와의 관계(cusp to fossa)의 2가지 종류가 있다. 임상에서 교합 유도와 교합 구성 그리고 교합 관리를 하기 위해서는 다음에 제시하는 2가지 교합 접촉 관계의 특징과 장·단점을 충분히 인식하는 것이 매우 중요하다.

1. 교두 대 고형공극의 관계(교두 대 변연융선의 관계, cusp to ridge, 1치 대 2치 관계)(그림 1)

교두 대 고형공극의 관계는 상악 구치에서는 근심측의 상부 고형공극(occlusal embrasure)에 대합하는 동명치의 기능교두가 감합하고, 하악 구치에서는 원심측의 상부 고형공극에 대합하는 동명치의 기능교두가 감합하는 교합 접촉 관계이다. 성인 치열의 95% 이상에서 볼 수 있는 교합 접촉 관계로 영구치열로의 교환 과정에서 어느 정도 맹출 시기의 지연이나 맹출 위치의 전위, 치축의 경사가 생겨도 거의 정상적으로 치열이 완성되는 데 유리하다. 왜냐하면 1치 대 2치의 교합 접촉 관계를 가지며, 자연치에서는 인접면 접촉 부위의 풍융이 비교적 강하고 occlusal embrasure가 넓어서 치열의 상·하 연속성을 거의 정상적인 상태로 받아들이는 데 아주 적합하기 때문이다. 이러한 사실은 치열 교정치료에서 인접치 변연융선의 높이가 균등해져 치열의 근·원심적 연속성이 가지런해지기 쉽다는 점에서도 유리하게 작용한다.

그러나 이러한 1치 대 2치의 교합 접촉 관계는 대합하는 2개 치아의 변연융선에 기능교두가 걸쳐 있는 모양으로 교합 접촉하기 때문에, 치열이 완성된 후에 치축 방향으로 기능압 전달의 측면에서는 불리해 치아에 측방압이 가해지기 쉬운 단점도 있다. 다시 말해서, 저작할 때나 꽉 깨물 때 기능교두가 쐐기 형태로 작용해 대합하는 2개의 치아를 서로 벌리듯이 작용한다. 또한 자연치열에서는 인접면 접촉 부위의 풍융이 강하고 occlusal embrasure가 넓으면 food packing이 생기기 쉬우므로 치주조직 보존의 측면에서는 불리하다.

그리고 하악이 측방 운동을 할 때는 상·하 치아의 전·후 위치 관계와 하악 측방 운동로의 관계로부터 이른 시기에 군기능 교합(group functioned occlusion)으로 이행되는 증례를 많이 볼 수 있다.

2. 교두 대 와의 관계 (cusp to fossa, 1치 대 1치 관계)(그림 2)

교두 대 와의 관계는 하악의 8개, 상악의 6개의 모든 기능교두가 대합하는 동명치의 와에 감합하는 교합 접촉 관계이다. 전악에 걸치는 이상적인 교두 대

교두 대 고형공극의 관계(Cusp to ridge)

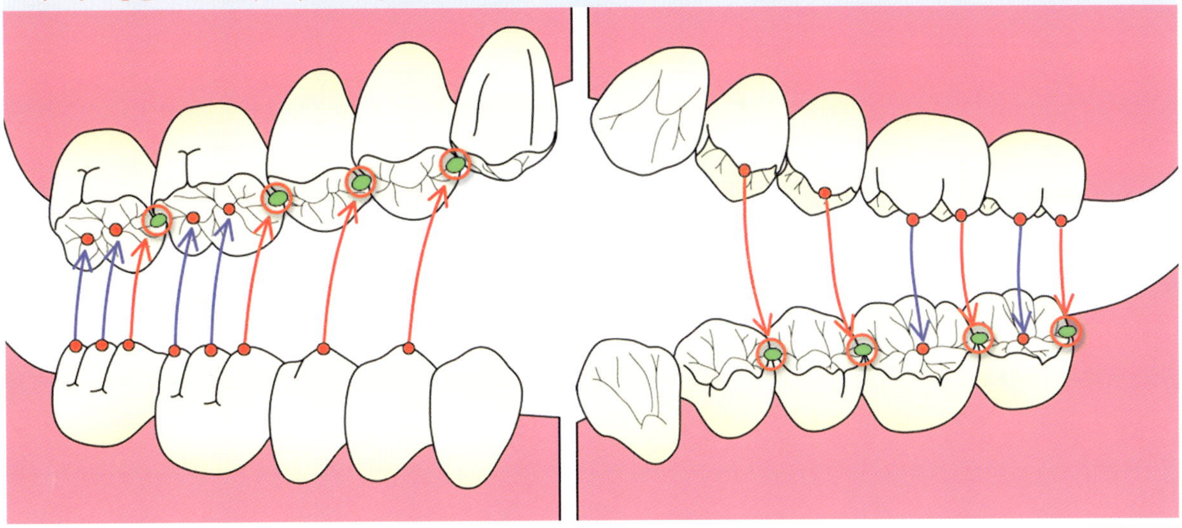

그림 1. 상악에서는 근심, 하악에서는 원심의 변연융선 부분의 4군데 모두에 대합하는 동명치의 기능교두가 각각 감합한다. 1치 대 2치의 관계이므로 유치열에서 영구치열로의 교환 과정에서 정상적으로 치열이 배열되기 쉬운 것이 장점이다. 또한 치열 교정치료를 할 때도 치열을 정돈하기 쉽다. 그러나 치아에 측방력이 가해지기 쉽고 치간부에 음식물이 끼기 쉬운 것이 단점이다.

교두 대 와의 관계(Cusp to fossa)

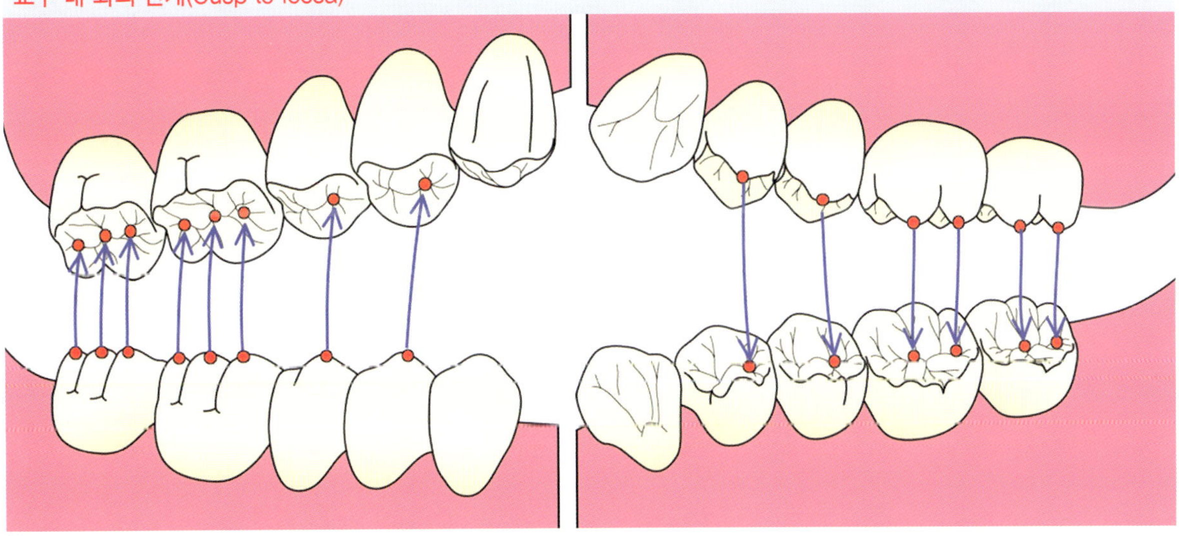

그림 2. 교두 대 와의 관계. 하악의 8개, 상악의 6개의 모든 기능교두가 대합하는 동명치의 와에 감합한다. 1치 대 1치의 관계이므로 치축 방향으로 기능압을 전달할 수 있고, 치간부에 음식물이 끼기 어려운 것이 장점이므로 치관 수복에 유리하다.

와의 교합 접촉 관계는 자연치열에서는 3% 정도밖에 보이지 않는다. 왜냐하면 영구치열로의 교환 과정에서 맹출 시기의 지연이나 맹출 위치의 전위 등이 생기면, 1치 대 1치의 교합 접촉 관계이므로 1개 치아씩 따로따로 감합해 연속하는 구치부의 정상적인 치열의 완성이 어렵기 때문이다.

그러나 일단 완성된 영구치열에서 치관을 수복할 때 선택하는 교합 접촉 관계로는 더 바람직하다고 할 수 있다. 1치 대 1치의 교합 관계이기 때문에 치축 방향으로 기능압을 전달하는 데 유리하고 측방압을 억제하기 때문에 지지조직에 기능압을 적절하게 배분하기 쉬운 장점도 있다. 상부 고형공극에서 교합 접촉이 없으므로 치간부로 food packing이 생기기 어려운 것도 장점이다. 또한 인접치의 변연융선을 가깝게 하여 상부 고형공극을 작게 만들기 쉬워서 food packing이 더욱 억제되고 치주조직 보존의

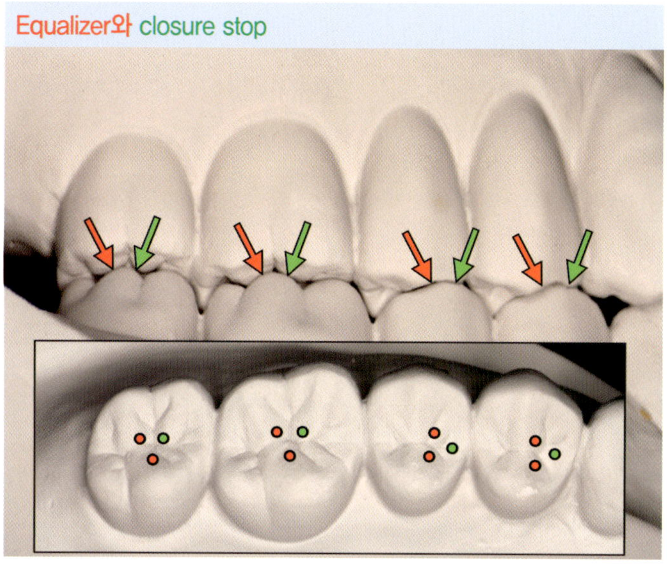

그림 3. 교두 대 와의 관계(cusp to fossa)에서 equalizer와 closure stop의 설정. 중앙 열구에 가까운 위치에서 대합하는 기능교두를 3점으로 감싸 3차원적으로 안정된 교두감합위를 구성한다. 교합 접촉점의 상·하 위치는 모두 거의 같은 위치에 있다.

측면에서 유리한 치열 구성이 가능하다.

실제로 교두가 와에 감합하도록 교두감합위를 구성할 때 equalizer를 정확히 부여하기 쉽다는 점도 임상에서는 유리한 조건이다(그림 3). 이렇게 하면 턱관절이 보호되고, 감합위의 전·후 위치를 명확히 부여할 수 있어 오랫동안 3차원적으로 안정된 교두감합위를 구축할 수 있다.

교합 접촉점의 설정 위치는 상·하악 모두 될 수 있으면 중앙 열구에 가깝게 설정하고, 3점 접촉의 상·하 위치는 상·하악 기능교두에 대해 각각 거의 같은 높이로 설정한다. 이렇게 하면 정확히 치축 방향으로 힘을 전달할 수 있고, 적절한 disclusion양의 설정이 가능해지며, 음식물 유출 효과와 음식물을 가늘게 자를 수 있는 능력이 뛰어나고 교두간섭이 생기기 어려운 치열 구축을 달성할 수 있다.

구치의 형태적 연속성 20가지 항목

여기서는 구치부 치관 보철물 제작의 기준이 되는 형태적 연속성의 기본적 사항을 제시한다. 치열의 재구성에서는, 자연치의 형태를 물론 참고하지만 단지 자연치를 모방하는 것만으로는 불규칙한 형태의 연속이 되기 쉽고, 장기적인 보존이 어려운 상황에 빠지기 쉽다.

실제 임상에서 보철물의 형태는 치근의 위치, 치축, 골흡수의 정도, 치은이나 결손부 치조제의 형태, 그리고 임플란트의 식립 위치와 식립 각도 등에 의해서 규제되는 증례도 있기 때문에 그 증례의 end point(구체적인 치료 목표)를 내다보기 어렵고, 일반적으로 자연치열의 평균치나 치과의사와 치과기공사 각자의 감에 의지할 수밖에 없는 경우가 대부분이다.

구치부의 연속성에 부조화가 있는 경우에 치과의사나 치과기공사가 주의하여 관찰하면 보통은 누구나 위화감을 느낄 수 있지만, 실제 증례마다 한정된 조건 속에서 구체적인 문제점을 추출하여 가장 이상적이면서 조화를 이루는 상태로 치열을 정리하여 마무리하는 것은 매우 어렵다.

그때 다음에 제시하는 '구치의 형태적 연속성 20가지 항목'을 하나씩 분석하는 방법이 단순해 보이지만 매우 효과적이다. 각 항목마다 하나하나 확인해 가면 그 증례의 end point를 정연하게 볼 수 있다. 그리고 치료가 구체적이고 명확히 정리되어 누가 하더라도 포함시켜야 할 인자를 빠트리지 않고 가장 예지성이 높은 치료에 접근할 수 있다.

그리고 십여 차례 이러한 방법으로 치열을 분석해 보면 위화감이 있는 곳을 간단히 볼 수 있을 뿐만 아

구치의 형태적 연속성 20가지 항목

1. 협측 교두정 협·설 위치의 근·원심적 연속성
2. 설측 교두정 협·설 위치의 근·원심적 연속성
3. 중앙 열구 협·설 위치의 근·원심적 연속성
4. 협측 교두 높이의 근·원심적 연속성
5. 설측 교두 높이의 근·원심적 연속성
6. 협측 교두정과 설측 교두정의 상·하 위치 관계
7. 협면의 근·원심적 연속성
8. 설면의 근·원심적 연속성
9. 협측 고형공극 입사 각도의 균일성
10. 설측 고형공극 입사 각도의 균일성
11. 중앙와, 소와 깊이의 균일성
12. 인접면 접촉 협·설 위치의 연속성
13. 인접면 접촉 상·하 위치의 연속성
14. Groove의 깊이와 방향의 균일성
15. 변연융선 높이의 균일성
16. 삼각융선 높이의 균일성
17. 협측 근·원심 line angle의 연속성
18. Facial contouring ridge(FCR)의 근·원심적 연속성
19. Marginal contouring crest와 치경선 위치의 근·원심적 연속성
20. 교합 접촉점 높이의 균일성

① 협측 교두정 협·설 위치의 근·원심적 연속성

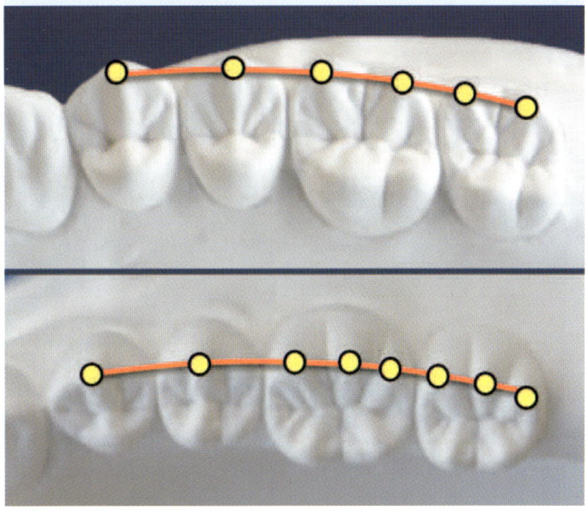

② 설측 교두정 협·설 위치의 근·원심적 연속성

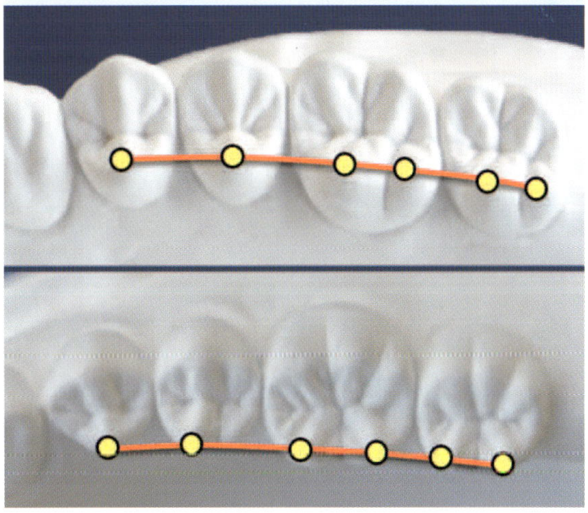

③ 중앙 열구 협·설 위치의 근·원심적 연속성

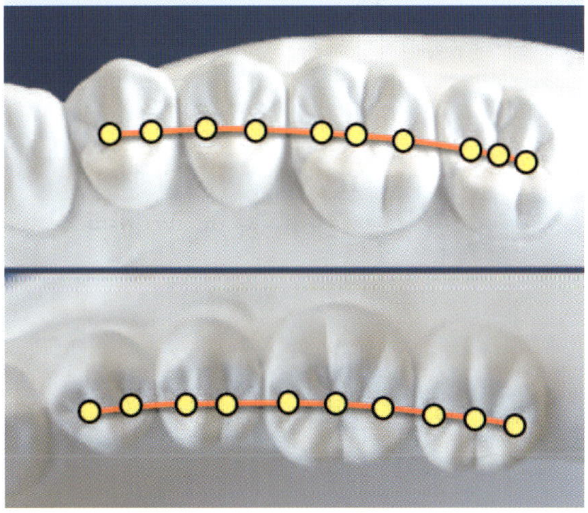

④ 협측 교두 높이의 근·원심적 연속성: a

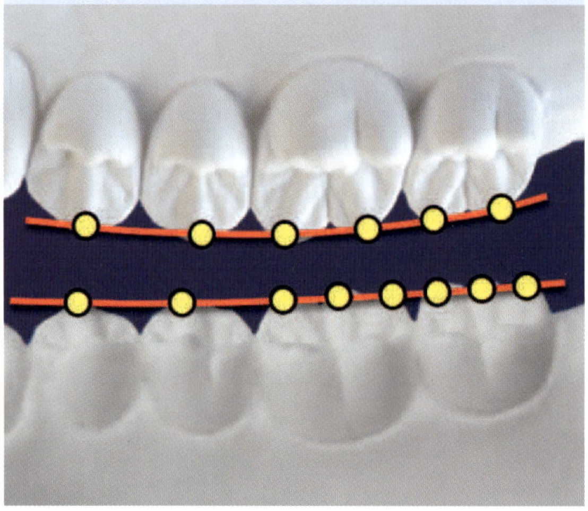

협측 교두 높이의 근·원심적 연속성은 시상의 Spee 만곡이나 Monson 구면을 참고로 분석하여 설정한다. Disclusion의 양과 교두간섭, 저작할 때 협측으로부터 음식물 이송에 영향을 미친다.

④ 협측 교두 높이의 근·원심적 연속성: b

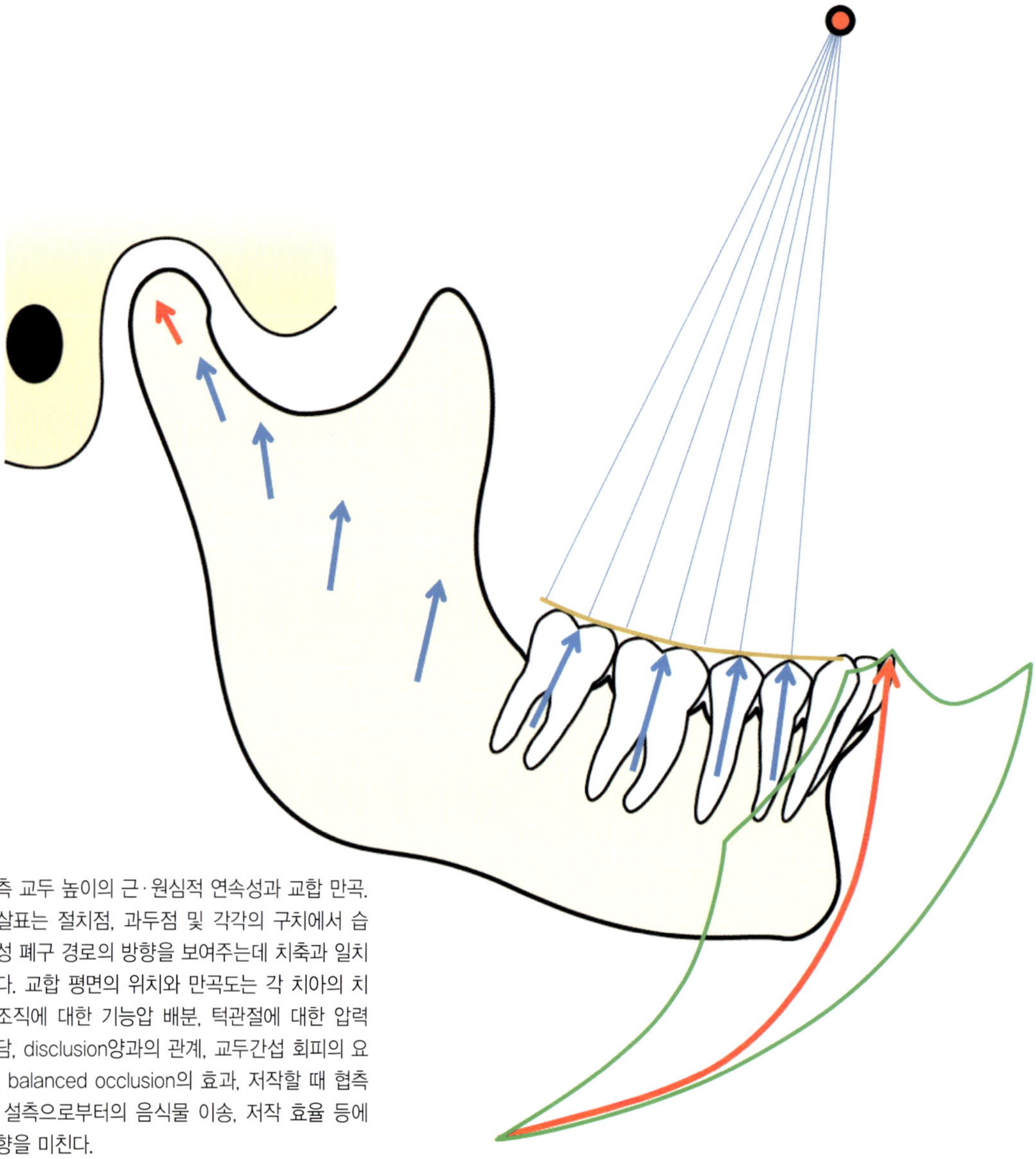

협측 교두 높이의 근·원심적 연속성과 교합 만곡. 화살표는 절치점, 과두점 및 각각의 구치에서 습관성 폐구 경로의 방향을 보여주는데 치축과 일치한다. 교합 평면의 위치와 만곡도는 각 치아의 치주조직에 대한 기능압 배분, 턱관절에 대한 압력 부담, disclusion양과의 관계, 교두간섭 회피의 요소, balanced occlusion의 효과, 저작할 때 협측과 설측으로부터의 음식물 이송, 저작 효율 등에 영향을 미친다.

⑤ 설측 교두 높이의 근·원심적 연속성

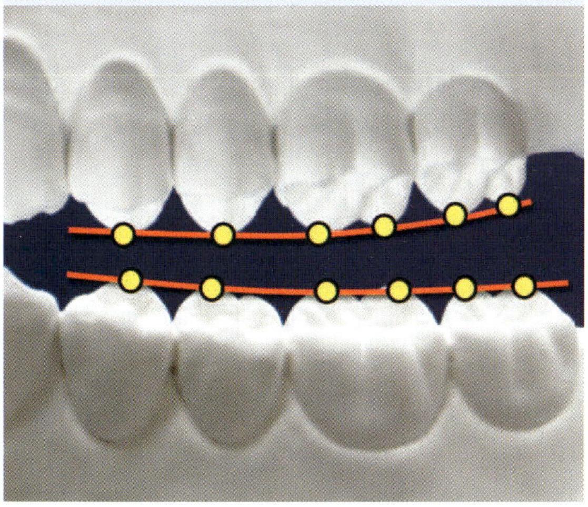

설측 교두 높이의 근·원심적 연속성은 disclusion양, 교두간섭, 저작할 때 설측으로부터의 음식물 이송 등에 영향을 미친다.

⑥ 협측 교두정과 설측 교두정의 상·하 위치 관계: a

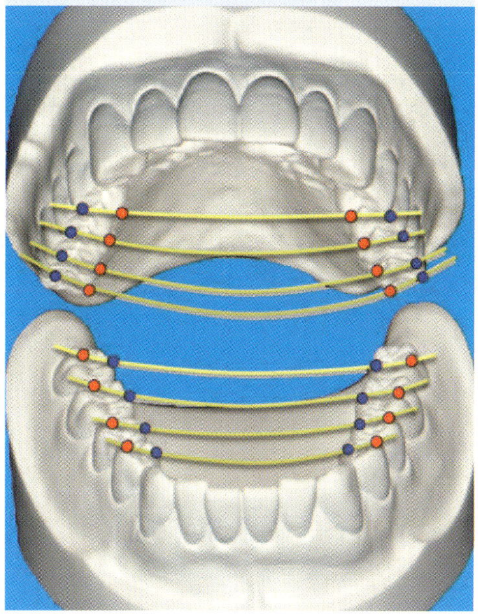

협측 교두정과 설측 교두정의 상·하 위치 관계는 측방의 Wilson 만곡이나 Monson 구면을 참고로 분석하여 설정한다. 상악 제1소구치는 측방 만곡을 보이지 않고 복수의 치근을 가지고 있으므로 견치가 마모되는 시점에서 측방 가이드에 참여하는 조건을 갖추고 있다.

⑥ 협측 교두정과 설측 교두정의 상·하 위치 관계: b

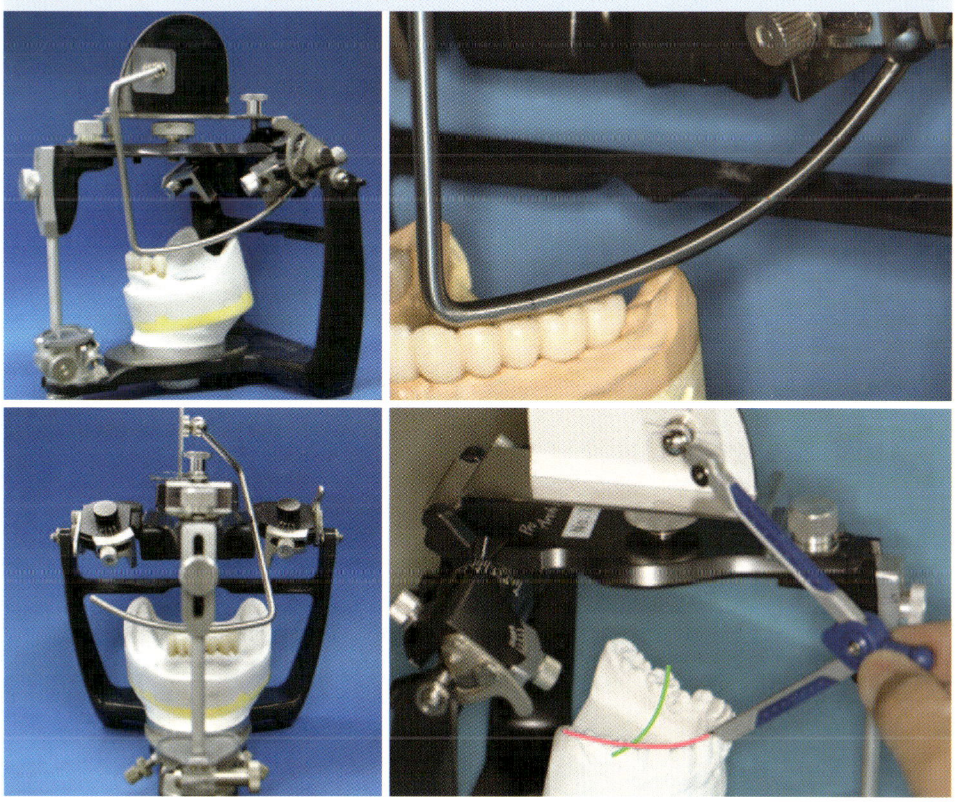

ProArch occlusal plane analyzer를 이용한 교합 평면의 위치와 만곡도의 설정. 시상의 Spee 만곡, 측방의 Wilson 만곡, 사골계관 부근에 중심을 둔 반지름 4인치의 Monson 구면을 참고로 분석하여 설정한다.

⑦ 협면의 근·원심적 연속성

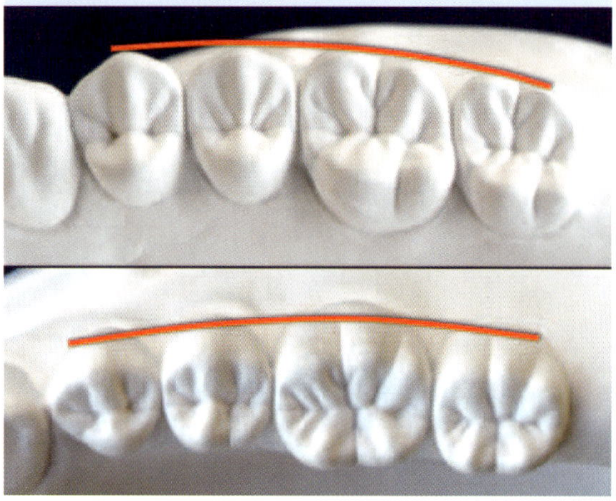

협면의 근·원심적 연속성은 협점막과의 조화와 불결 영역의 억제에 효과적이다.

⑧ 설면의 근·원심적 연속성

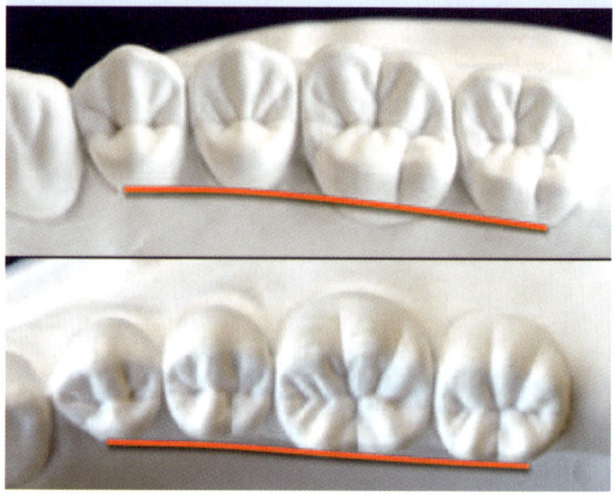

설면의 근·원심적 연속성은 혀 공간(tongue space)과의 조화와 불결 영역 억제에 효과적이다.

⑨ 협측 고형공극 입사 각도의 균일성

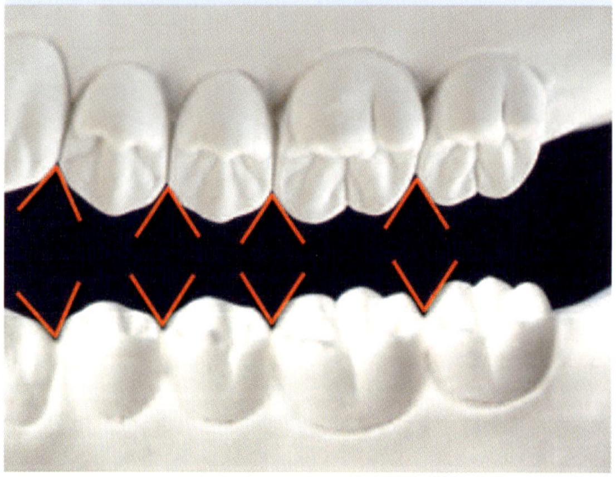

인접치의 입사 각도를 균일하게 설정하여 협측 고형공극의 불결 영역을 최소한으로 억제한다.

⑩ 설측 고형공극 입사 각도의 균일성

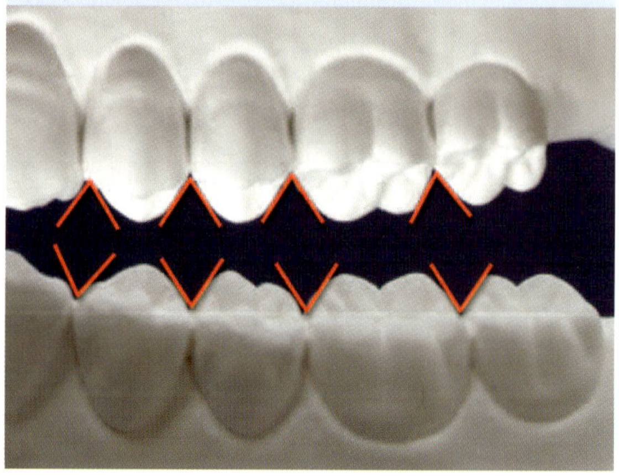

인접치의 입사 각도를 균일하게 설정하여 설측 고형공극의 불결 영역을 최소한으로 억제한다.

⑪ 중앙와, 소와 깊이의 균일성

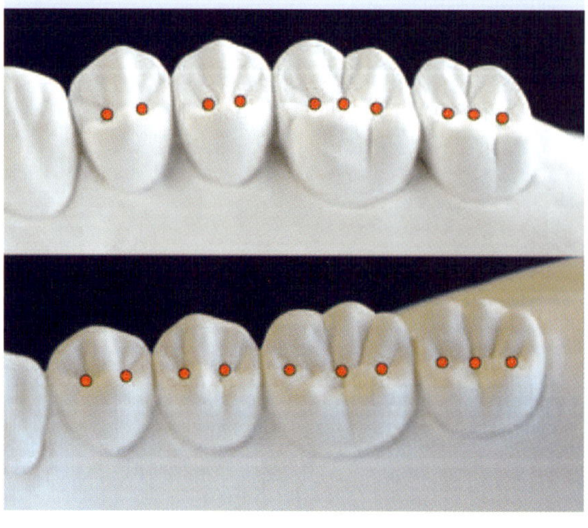

⑫ 인접면 접촉 협·설 위치의 연속성

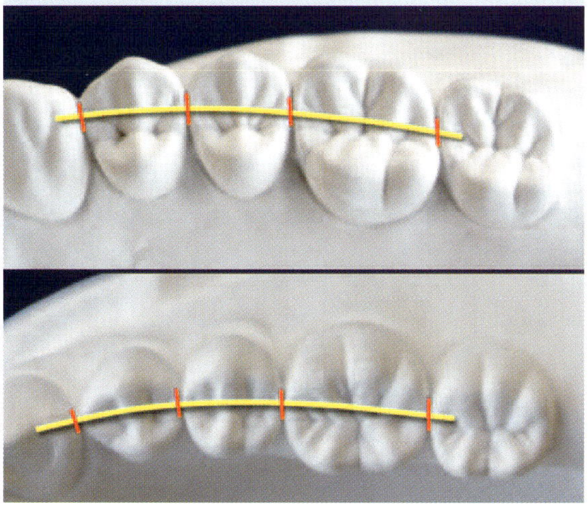

인접면 접촉의 협·설 위치가 연속되어 있으면 하나의 치아에 가해지는 근·원심의 기능압이 인접치에도 효과적으로 분산된다.

⑬ 인접면 접촉 상·하 위치의 연속성

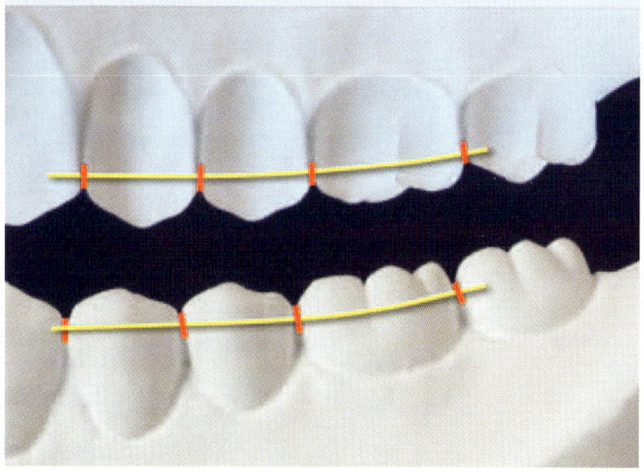

인접면 접촉의 상·하 위치가 연속되어 있으면 하나의 치아에 가해지는 근·원심의 기능압이 인접치에도 효과적으로 분산된다.

⑭ Groove의 깊이와 방향의 균일성

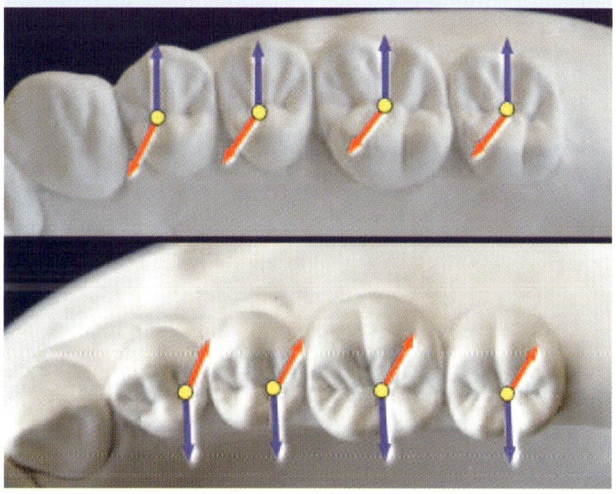

각 치아의 groove 방향을 대합치 기능교두의 측방 한계 운동로와 일치시켜 구성하여, 교두간섭을 피하고 적절한 disclusion양과 음식물 유출로를 설정한다.

⑮ 변연융선 높이의 균일성

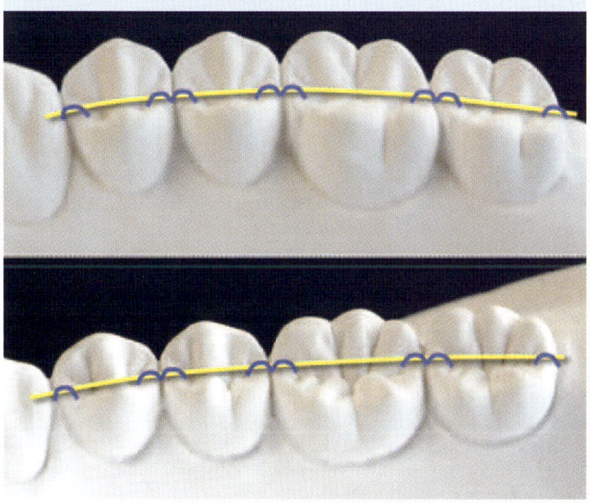

인접하는 변연융선의 높이를 같게 하고 occlusal embrasure를 적게 하여 food packing을 억제한다.

⑯ 삼각융선 높이의 균일성

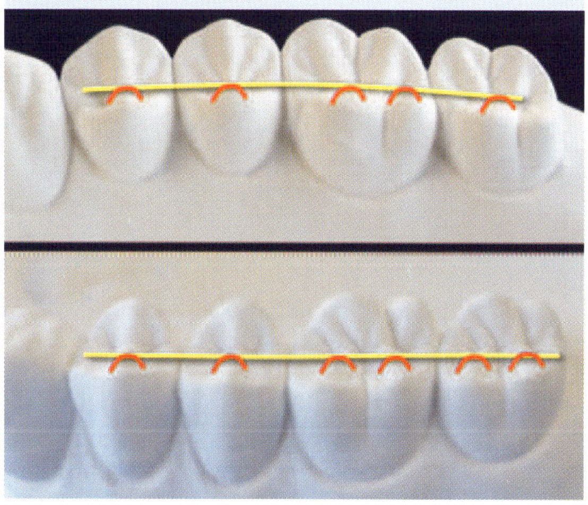

⑰ 협측 근·원심 line angle의 연속성

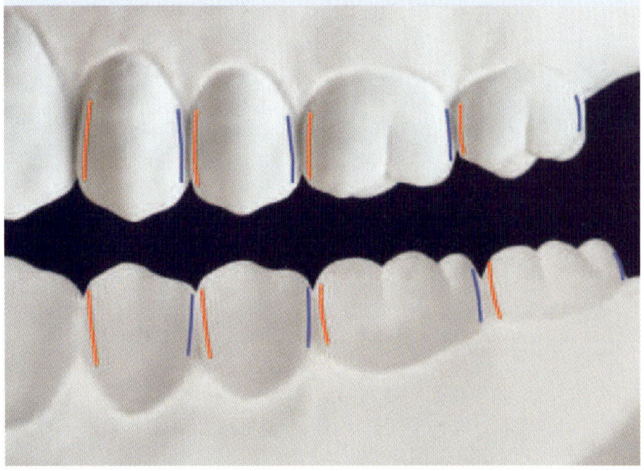

근심과 원심의 line angle을 각각 연속적으로 이행시켜 불결 영역의 억제를 도모한다.

⑱ Facial contouring ridge(FCR)의 근·원심적 연속성

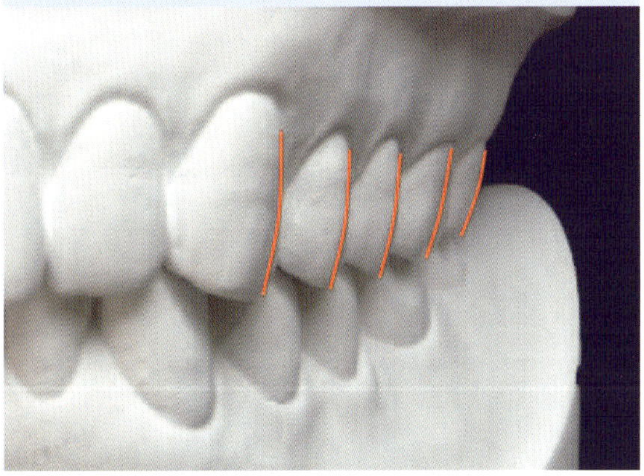

후방을 향해 가면서 FCR의 치경부를 서서히 밖으로 내밀도록 설정하여 협점막과 조화를 이루도록 한다. 이렇게 하면 협측으로부터 교합면으로 음식물을 적절하게 이송할 수 있다.

⑲ Marginal contouring crest와 치경선 위치의 근·원심적 연속성

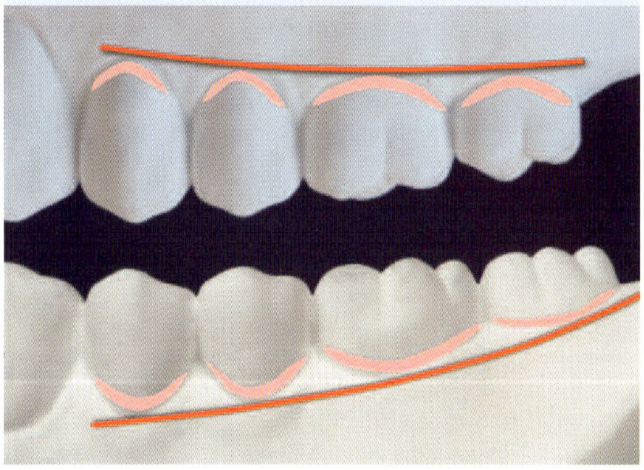

Marginal contouring crest와 치경선 위치가 근·원심적으로 연속성을 갖게 하면 협측 치조제로부터 협측 교두정으로 향하는 적절한 이행 형태를 얻을 수 있고 자정성도 향상된다.

⑳ 교합 접촉점 높이의 균일성

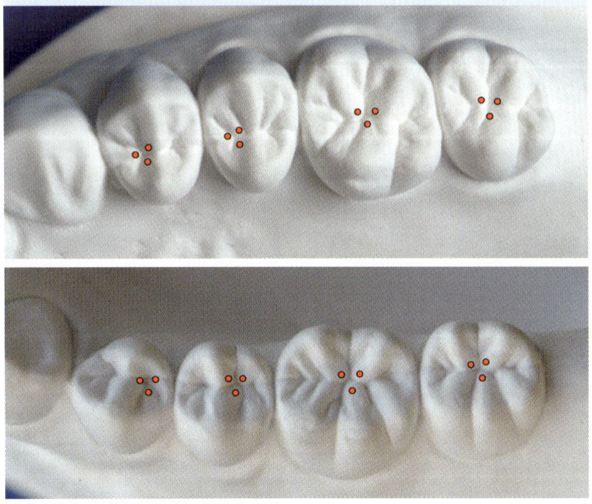

대합하는 기능교두를 중앙 열구에 가까운 위치에서 3점 접촉으로 감싸 3차원적으로 안정된 교두감합위를 구축한다. 효과적인 교합 접촉점의 상·하 위치는 모두 거의 같은 위치가 된다.

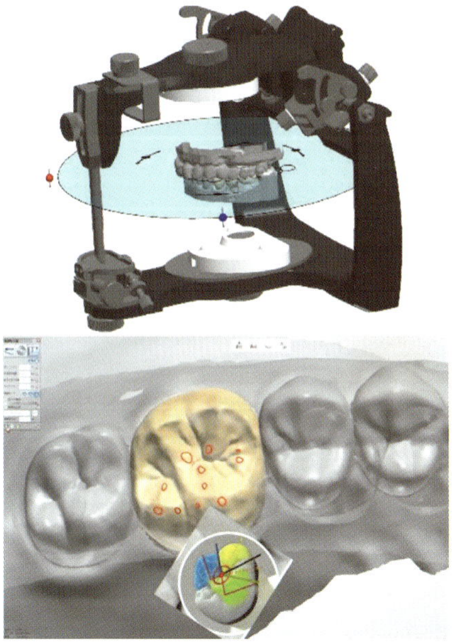

Virtual ProArch를 이용한 교합 재구성

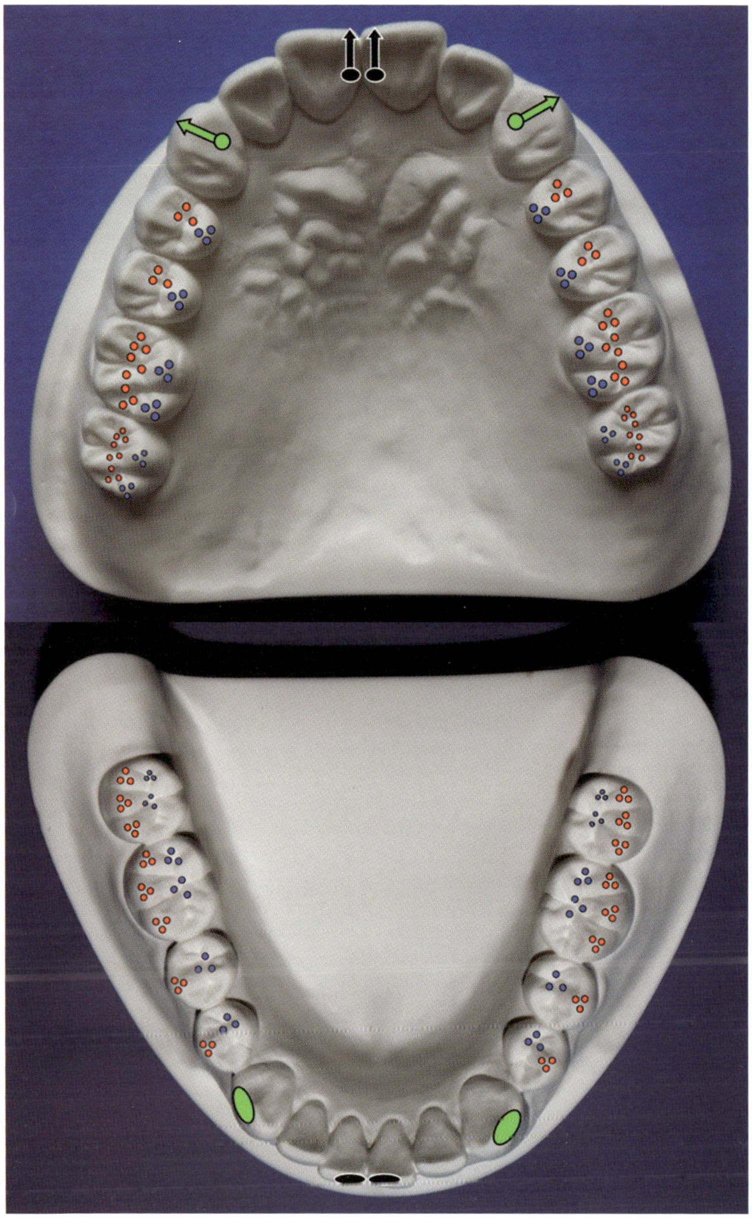

그림 4. 교두 대 와의 관계(cusp to fossa, 1치 대 1치 관계)에서 상·하악의 교합 접촉 상태.

abc 접촉과 abbc 접촉의 차이

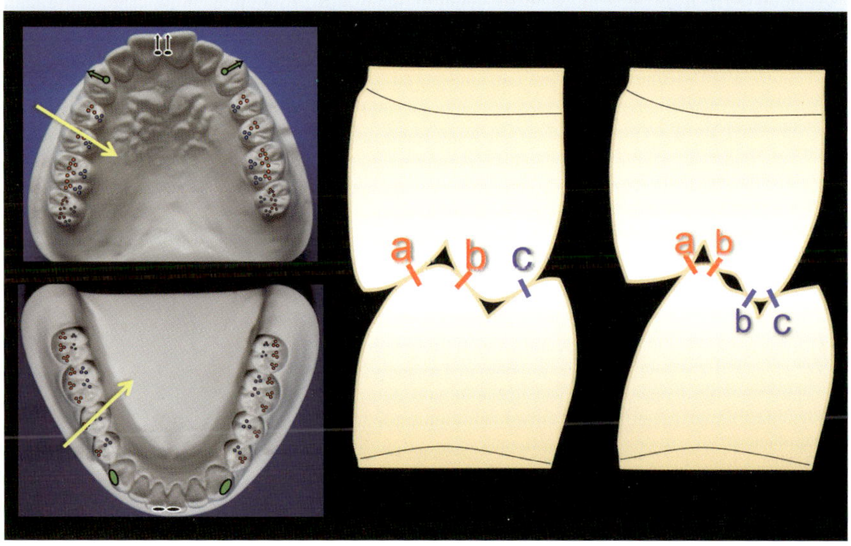

그림 5. 3점 접촉을 중앙 열구에 가깝게 만들어 abbc 접촉 형태를 구성한다. 비기능교두의 내사면은 전개각을 넓혀 상·하 기능교두 사이에 음식물이 유출되는 공간을 설계한다. 편심위에서 disclusion양과 음식물 유출을 더 확실히 조절할 수 있다.

기존의 abc 접촉

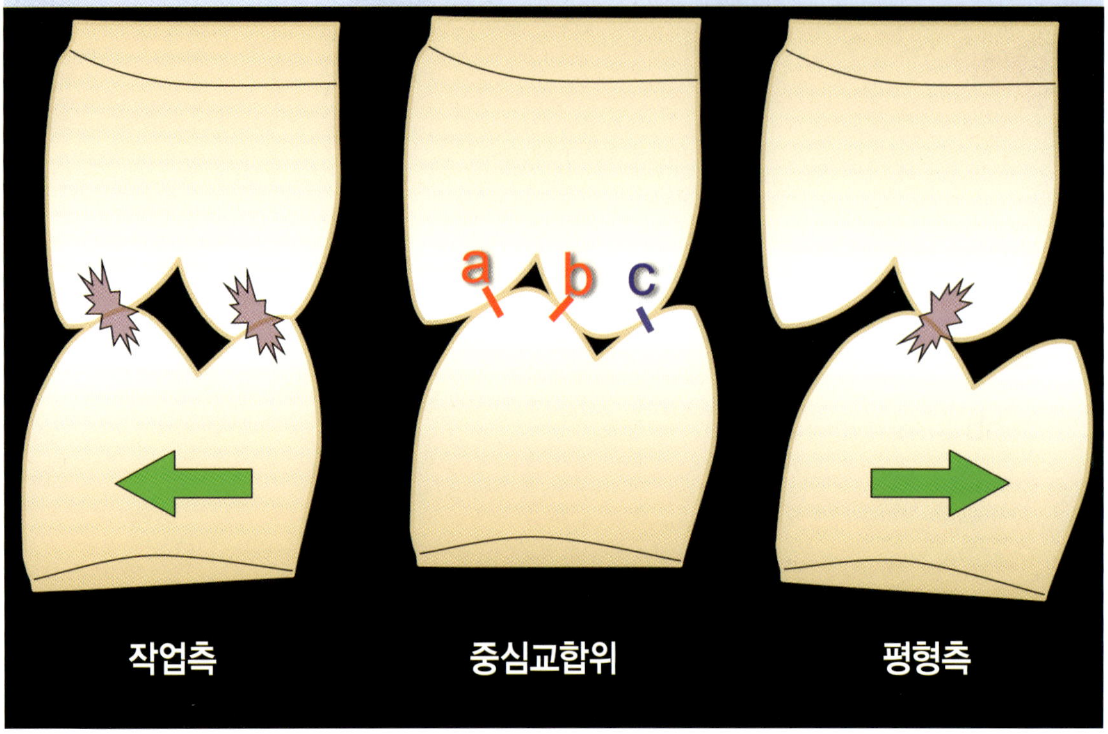

그림 6. 가운데: 기존의 abc 접촉을 부여하는 방법에서는 편심위에서 disclusion양과 음식물 유출을 충분히 조절할 수 없고 교두간섭이나 기능할 때 부담의 증가를 초래하기 쉽다. 왼쪽: 작업측. 오른쪽: 평형측.

abbc 접촉

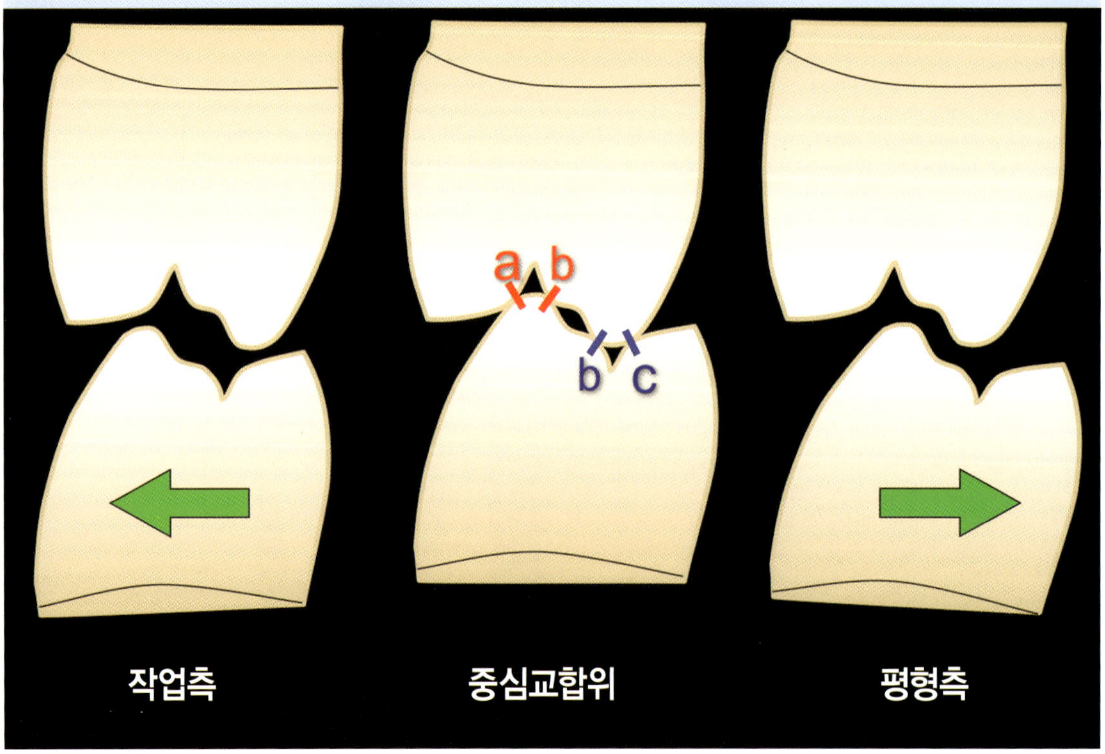

그림 7. 가운데: 3점 접촉을 중앙 열구에 가깝게 만들어 abbc 접촉의 형태를 구성한다. 비기능교두의 내사면은 전개각을 넓혀 상·하 기능교두 사이에 음식물이 유출하는 공간을 설계한다. 편심위에서 disclusion양과 음식물 유출을 더 확실히 조절할 수 있다. 왼쪽: 작업측. 오른쪽: 평형측.

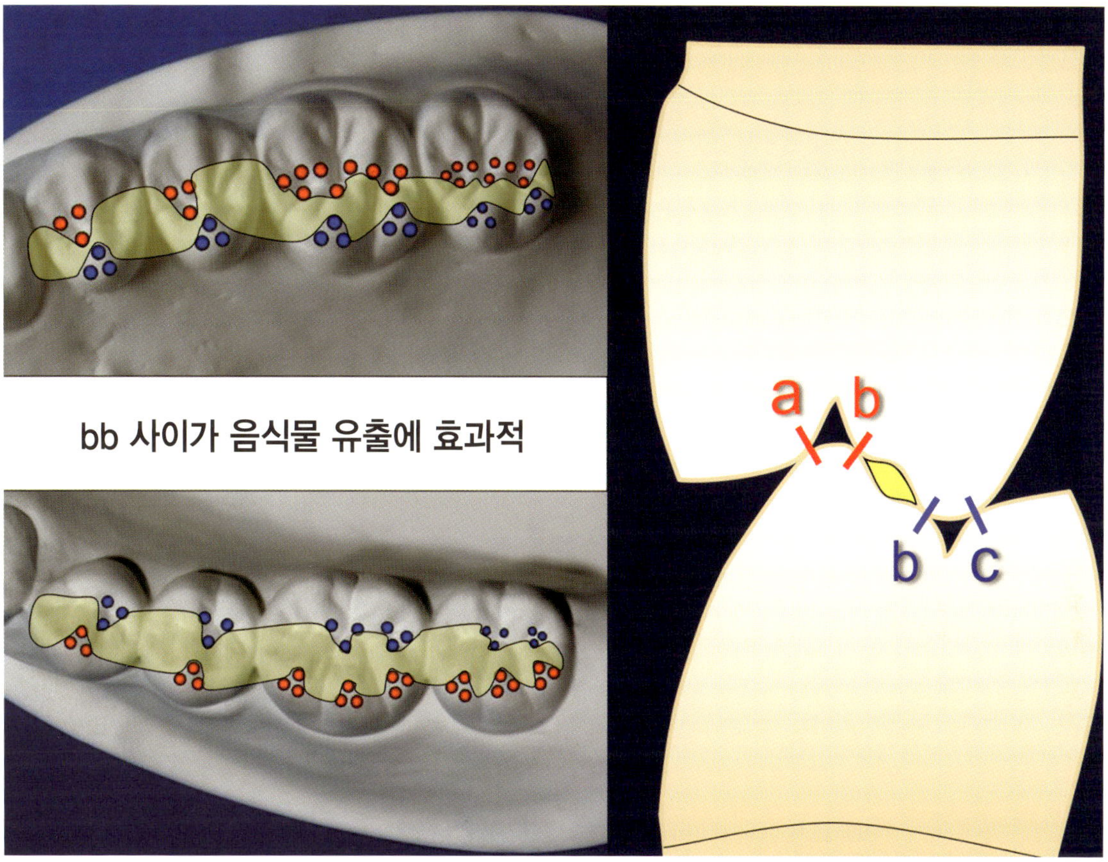

그림 8. abbc 접촉에서는 bb 사이가 음식물 유출의 효과적인 공간으로 작용한다. 음식물을 가늘게 자를 수 있는 능력의 증가와 힘의 조절에 효과적이므로 지지조직에 대한 부담을 줄이는 결과를 가져온다.

니라 순식간에 구체적인 문제점을 추출할 수 있는 능력이 몸에 배게 된다.

전악에 걸치는 교두 대 와의 교합 접촉 관계(cusp to fossa, 1치 대 1치 관계)를 그림 4에 제시한다. 그리고 그림 5~8에서 보이는 바와 같이 3점 접촉을 중앙 열구에 가깝게 만들어 abbc 접촉 형태로 구성하고, 비기능교두의 내사면 전개각을 넓혀 상·하 기능교두 사이에 음식물이 유출하는 공간을 설계하면 편심위에서 disclusion양과 음식물 유출을 더 확실히 조절할 수 있다.

○ ○ ○

이상과 같이 크라운 브리지(유치악)의 교합 구성을 확실히 하기 위한 기본 사항으로, 구치부에서 중심교합위의 접촉 관계와 구치부 치관 형태의 연속성에 대해 제시했다. 치아 하나의 상세한 형태와 치열 전체의 연속성을 모두 3차원적으로 파악하는 능력을 습득하기 위한 효과적인 방법이다.

【참고문헌】

1) 小出 馨 (編)：補綴臨床別冊／臨床機能咬合学. 医歯薬出版, 東京, 2009.
2) 本多正明：歯列安定に大切なガイドライン―歯科臨床における咬合の実践的なガイドライン―. 日本顎咬合学会, 2009.
3) 井出吉信, 桑田正博, 西川義昌 (編)：歯科技工別冊／Biological Crown Contour ―生体に調和する歯冠形態. 医歯薬出版, 東京, 2008.
4) 内藤正裕：内藤正裕の補綴臨床 オーバーロードと向き合う. 医歯薬出版, 東京, 2015.

Koide Kaoru(小出 馨), Kondo Atsuko(近藤敦子), Koide Katsuyoshi(小出勝義), Hoshi Hisao(星 久雄), Yoshizawa Kazuyuki(吉澤和之), Sakita Ryuji(﨑田竜仁), Oyabu Koji(大藪広司), Kimura Yoshiaki(木村義明)

크라운 브리지(유치악) 교합의 포인트 ②

Anterior Guidance의 정확한 구성 기준

Chapter 07의 테마는 크라운 브리지(유치악)의 교합을 정확히 구성하기 위해 중요한 anterior guidance의 구성 기준이다.

하악 운동을 가이드하는 것은 좌·우 턱관절에 의한 posterior guidance와 상·하악 치열에 의한 anterior guidance이다. Anterior guidance의 설정 원칙은, 기능회복률 향상의 견지에서 모든 기능적인 하악 운동이 원활히 이루어지는 것과 동시에 잔존조직 보존의 견지에서 적절한 힘의 조절을 도모하고, 역학적 부하(mechanical load)가 악구강계의 국소적인 부분에 집중되지 않고 균등하게 배분되도록 만드는 것이다. 즉 좌·우 턱관절과 근육 그리고 가이드하는 치열에 mechanical load의 집중이 일어나지 않도록 구성하는 것이 바람직하다.

아래에 유치악에서 전방 잔존치에 의한 anterior guidance를 구성할 수 있는 경우의 전방 가이드와 측방 가이드의 정확한 구성 기준을 제시한다.

크라운 브리지에서 전방 가이드의 설정 기준

크라운 브리지에서 전방 가이드는 먼저 교두감합위(중심교합위)에서 상악 전치 설면이 하악 전치 절단부를 완사면에서 받아들여서 상·하악 전치의 치근막 전체로 넓게 기능압을 분산할 수 있도록 설정한다(그림 1).

또한 일단 최대 개구를 한 후에 재빨리 폐구를 해도 턱관절원판 후부조직(retrodiscal tissue)의 2층부 정맥총(AV shunt)에 보충된 혈액의 배출이 바로 일어나지 않는다. 이로 인해 효과적인 shock absorber로서 고실부의 중이와 내이로의 완충 기능이 발휘된다(그림 2).

그렇기 때문에 크라운 브리지에서 절치에 의한 전방 가이드를 설정할 때 교두감합위에서 전방으로 300㎛의 자유 영역을 부여하면 재빨리 폐구할 때 절치가 급사면에서 충돌하는 것을 피할 수 있다. 즉, 교합을 구성할 때 교두감합위에서는 상악 전치 설면이 하악 전치 절단부를 완사면에서 받아들이게 하고, 그 위치에서 전방으로 비교적 평탄한 300㎛의 자유 영역을 부여한다(그림 3).

그 후에는 시상과로 경사도와 같은 정도의 비교적 완만한 각도로 전방으로 2.0~2.5mm 정도를 절치로 가이드하도록 한다. 이렇게 비교적 완만한 각도에서는 disclusion시키기 어려운 소구치도 충분히 교합이개가 된다(그림 4).

그 후 입술 등과 조화를 이루는 위치까지 2단계로 가이드시켜 절단교합위에 이른다. 상악 전치 절연의 위치는 lip support의 요소나 기능적 아랫입술 폐쇄로와 조화를 이루는 위치, 그리고 미소를 지을 때 아랫입술에 보이는 smiling line에 대한 심미적 위치 관계로 결정한다. 또한 절단교합위까지 2단계로 가이드시키면 입술이나 혀와 조화를 이루는 절단부의 적절한 두께를 확보해 chipping을 방지하는 효과도 발휘한다(그림 5, 6).

이상이 크라운 브리지에서 전방 가이드의 설정 기준이다. 교두감합위에서 전치 절단교합위까지의 시상절치로 경사도의 평균치는 시상과로 경사도에서 10° 증가하거나 20% 증가하므로, 사실 예전부터 이것이 anterior guidance를 설정하는 기준처럼 여겼

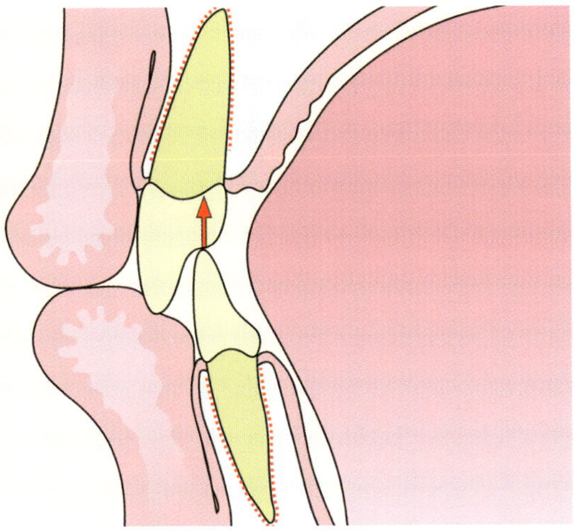

그림 1. 교두감합위에서는 상악 전치 설면이 하악 전치 절단부를 완사면에서 받아들여서 상·하악 전치의 치근막 전체로 기능압을 분산한다.

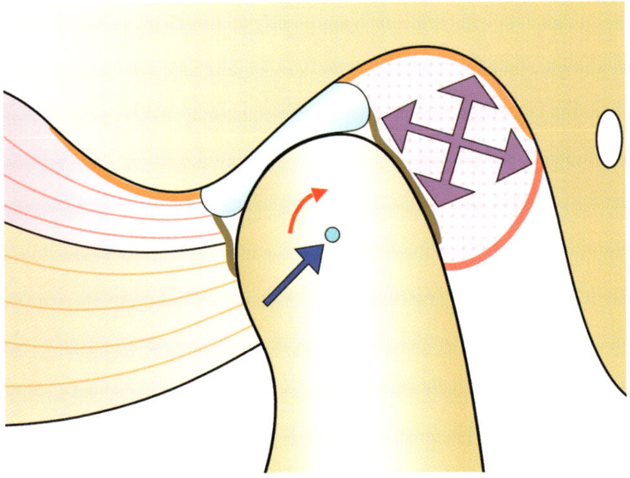

그림 2. 최대 개구를 한 후에 재빨리 폐구를 해도 2층부 정맥총에 보충된 혈액의 배출이 바로 일어나지 않는다.

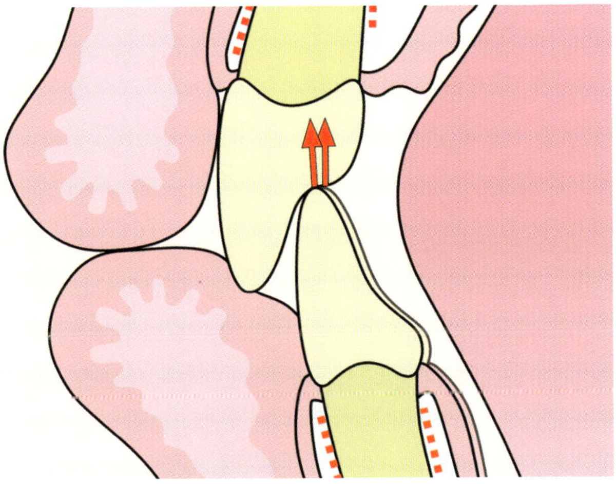

그림 3. 절치에 의한 전방 가이드의 설정은 교두감합위에서 전방으로 300㎛의 자유 영역을 부여하여 재빨리 폐구할 때 절치가 급사면에서 충돌하는 것을 피한다.

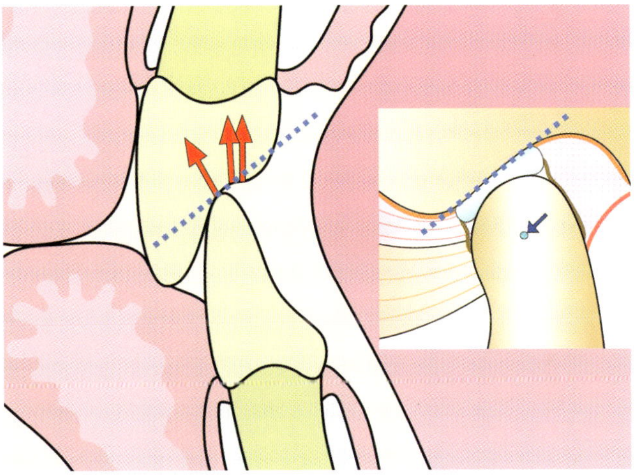

그림 4. 그 후에는 시상과로 경사도와 같은 정도의 각도로 전방으로 2.0~2.5mm 정도를 절치로 가이드시켜 구치부의 disclusion을 구성한다.

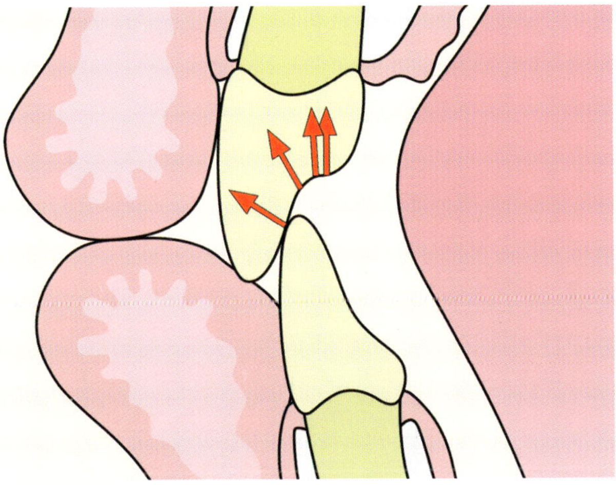

그림 5. 입술 등과 조화를 이루는 위치까지 2단계로 가이드시켜 절단교합위에 이른다.

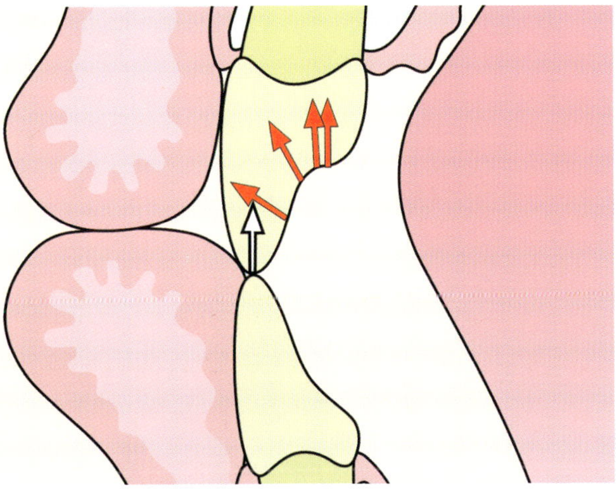

그림 6. 상악 전치 절연의 위치는 lip support의 요소나 기능적 아랫입술 폐쇄로와 조화를 이루고, 아랫입술의 smiling line에 대한 심미적 위치 관계로 결정한다.

다. 그러나 이것은 어디까지나 시상절치로의 전체적인 평균치일 뿐 실제 임상에서 전방 가이드를 구성하는 기준은 되지 않는다. 주의할 필요가 있다.

크라운 브리지에서 측방 가이드의 부위

크라운 브리지에서 측방 가이드를 구성하는 방법은 기존의 point centric에 대해서는 견치 유도로, long centric에 대해서는 군기능(group function)으로 대응해 왔다. 다음에 이들에 관하여 임상에서 알고 있어야 하는 악구강계의 특성을 제시한다.

1. 견치 유도

1 견치 유도의 장점

측방 가이드로서 견치 유도의 장점으로는 다음에 제시한 11가지 항목을 들 수 있다. 이 항목들의 요점을 파악하고 치료에 임하는 것이 매우 중요하다.

견치 유도의 장점 11가지 항목

1. 후방의 bracing equalizer(lateral protrusive tooth guidance, M형 교합)의 구성에 적합한 치관 형태를 갖추고 있고, 악기능과 조화를 이루는 측방 가이드의 방향을 정확히 설정할 수 있다.
2. 치관이 길고 수직피개가 4mm 정도로 크기 때문에 측방 가이드에 적합하다.
3. 치근이 길어 힘의 분산에 유리하다.
4. 치근이 두꺼워 힘의 분산에 유리하다.
5. 전치 중에서 치근막의 면적이 가장 넓고 그만큼 치근막 감각수용기인 mechanoreceptor도 풍부해서, 우수한 센서로서 훌륭한 악위 조절 능력을 갖추고 있다.
6. 주위의 골이 치밀해서, 높은 지지 능력을 갖추고 있다.
7. 측방 운동의 초기에 필요한 직선적 유도 접촉을 부여하기 가장 쉬운 설면 형태를 가지고 있으므로 구치군의 적절한 disclusion양의 설정에도 효과적이다.
8. 구치보다 정중에 가깝고 측방 가이드할 때 좌·우 턱관절에 거의 균등하게 기능압을 배분할 수 있으므로 측방에서 깨물 때 턱관절에 가해지는 부담을 줄일 수 있다. 또한 동시에 측방에서 깨물 때 하악골이 휘는 것을 되도록이면 억제할 수 있다.
9. 견치는 치관 형태가 피라미드 모양인 유일한 치아이므로 측방 가이드를 할 때 치아에 가해지는 측방압을 넓은 범위로 분산할 수 있다(그림 7). 그 때문에 치관부나 치근부, 치근막, 치근의 국소적인 부분에 과도한 힘이 집중되지 않아 이 조직들을 장기적으로 보호하는 데 매우 유리하다.
10. 턱관절과 폐구근에 대한 측방 가이드 부위의 위치 관계가 3종 지레이기 때문에 동일한 힘으로 깨물면서 측방 운동을 해도, <u>견치 유도에서는 제1대구치에서 가이드된 경우와 비교하여 1/5 이하의 힘으로 가이드할 수 있어 역학적으로 매우 유리하다(그림 8).</u> 하지만 턱관절원판 전방 전위 증례에서는 측방 운동에서 턱관절에 가해지는 부담이 커지기 때문에 견치 유도가 반드시 바람직하다고 할 수 없는 경우도 있다(Chapter 08 그림 11의 보호 접촉에서 설명).
11. 측방 편심위에서 최대로 깨물 때 작업측 과두의 이동량은 가볍게 깨물었을 때의 2~3배 정도로 증가하기 때문에 군기능에서는 후방 구치부에서 위해 작용을 크게 받지만, 견치 유도에서는 그 영향을 받기 어렵다(Chapter 08 그림 1에서 설명).

2 견치 유도의 구비 조건

측방 가이드가 견치 유도라면 전방 가이드에 부여하는 것과 같은 자유 영역은 부여하지 않고 우선 시상과로와 동등한 각도에서 20° 증가하는 각도의 범위 안에서 측방 가이드를 하도록 한 후, 입술 등과 조화를 이루는 첨두의 위치까지 이행시킨다. 이것으로 교두간섭이 가장 생기기 어렵고 쾌적한 측방 가이드를 구성할 수 있다.

측방 가이드에 자유 영역을 부여하지 않는 것은 후방 구치부의 교두간섭을 회피하기 위해서이다(그림 9). 또한 20° 증가한 측방 가이드를 구성하는 이유는, Ⅱ급 2류 교합과 같이 절치로가 극단적으로 급경사를 이루는 증례에서 자주 보이는 작업측 측방과로각이 현저히 후상방으로 향하는 경우에서는 시상과로와 같은 각도로 후방 구치의 disclusion을 구성할 수 없기 때문이다.

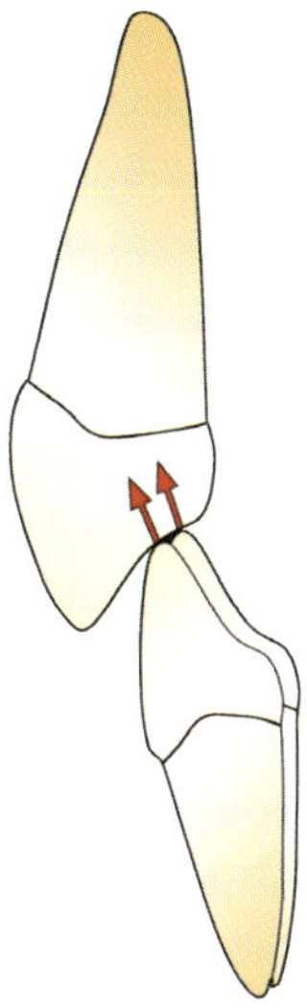

그림 7. 견치의 치관 형태는 피라미드 모양이므로 측방 가이드에 가장 적합하다.

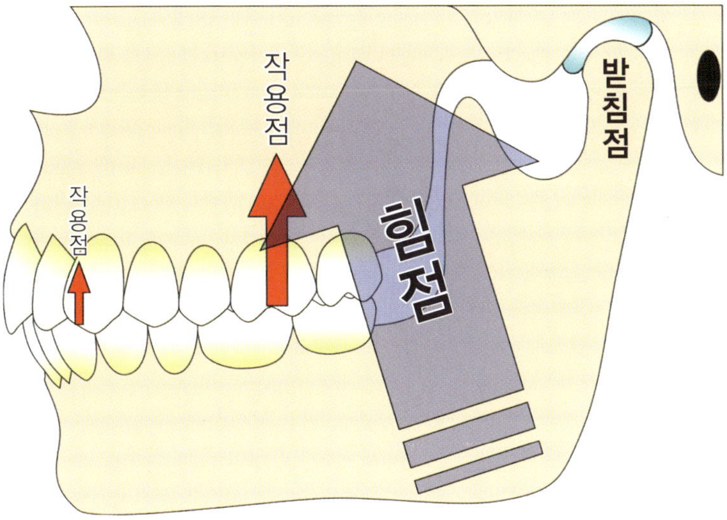

그림 8. 턱관절과 폐구근에 대한 위치 관계가 3종 지레이기 때문에, 견치는 제1대구치와 비교해 1/5 이하의 힘으로 가이드할 수 있다.

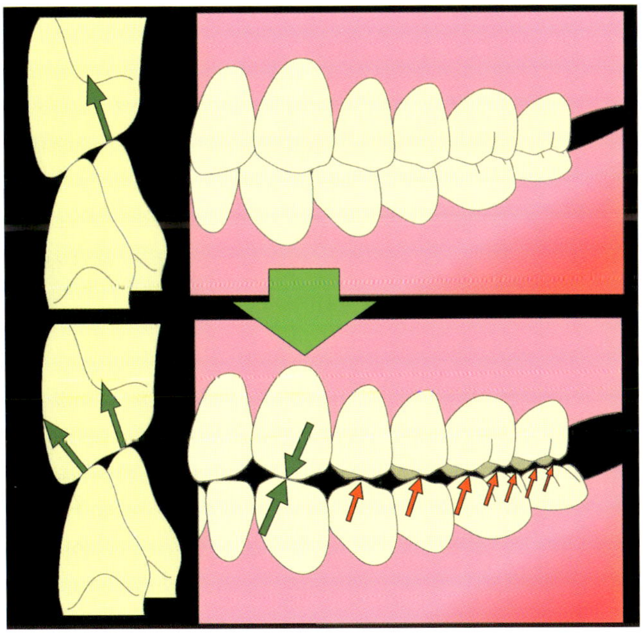

그림 9. 견치 유도에서는 자유 영역을 부여하지 않고 시상과로와 동등한 각도에서 20° 증가하는 범위 안에서 측방 가이드를 하도록 한 후, 입술 등과 조화를 이루는 첨두의 위치까지 이행시킨다. 측방 가이드에 전방 가이드와 마찬가지의 자유 영역을 부여하면, 구치부가 disclusion되지 않고 교두간섭이 생기므로 자유 영역을 부여하지 않도록 주의한다.

견치 유도에서는 다음에 서술하는 '전방과 후방의 bracing equalizer' 모두를 갖추는 것이 바람직한 측방 가이드라고 할 수 있다. 후방의 bracing equalizer만으로는 측방 편심위에서 작업측 과두가 생리적인 운동 경로보다 전방으로 잡아당겨지고, 전방의 bracing equalizer만으로는 측방 편심위에서 작업측 과두가 생리적인 운동 경로보다 후방으로 밀어넣어지므로 턱관절에 장애를 초래할 가능성이 커져서 위험하다.

2. 군기능

최근 악구강계의 특성이 여러 가지 각도에서 규명되어, 악구강계의 기능과 조화를 이루는 군기능을 구성하는 것이 실제로는 매우 어렵다는 사실이 명확해졌다. 가볍게 깨물어 측방 운동했을 때 작업측 과두의 이동량(0.3~1.2mm, 평균 0.7mm)과 비교하여 최대로 깨물 때의 이동량은 2~3배 정도 증가한

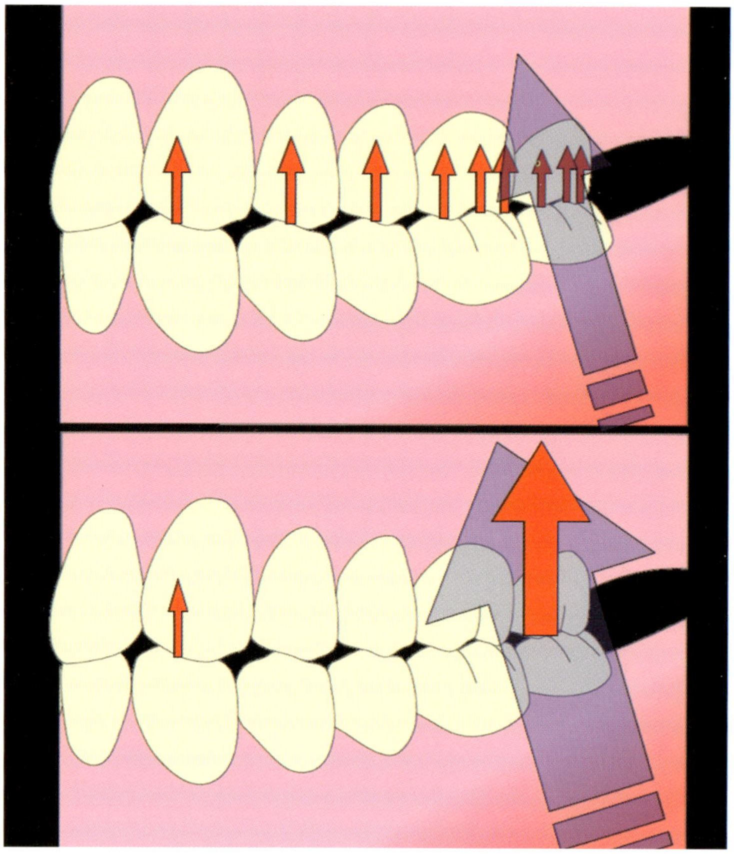

그림 10. 가볍게 깨물어 측방 이동했을 때 작업측 과두의 이동량과 비교하여 bruxism 할 때의 이동량은 2~3배 정도로 증가하므로, 군기능에서는 후방 치아일수록 현저히 크게 흔들린다.

다. 그렇기 때문에 가볍게 깨물어 측방 운동했을 때 작업측의 견치에서 제2대구치까지 균등하게 가이드되는 군기능에서는, 수면을 취할 때의 parafunction에서 grinding이 일어나면 턱관절에 가까운 후방 치아일수록 현저히 크게 흔들린다(그림 10). 다시 말해서 최후방 구치인 상·하악 제2대구치 협측 교두에 먼저 역학적 부하가 크게 가해진다. 이때 하악의 협측 교두는 기능교두이기 때문에 가해진 부하가 지지조직의 비교적 넓은 범위로 분산되어 치관의 파절이나 교합성 외상으로 인한 치주조직의 파괴까지는 이르지 않는 경우가 많다.

그러나 상악의 협측 교두는 비기능교두이므로 가해진 부하가 협측 부분에 집중해 치관의 파절이나 치주조직의 파괴를 일으킨다. 다음으로는 동일한 메커니즘으로 상악 제1대구치의 순서로 부하가 파급되어 치열이 붕괴되어 간다.

이렇듯 턱관절이 정상인 증례에서 군기능은 결코 이상적인 측방 가이드가 아니므로, 잔존조직 보존의 관점에서 약간이라도 대구치부가 disclusion되는 견치 유도에 가깝게 구성하는 것이 추천된다.

크라운 브리지에서 측방 가이드의 방향

편심위 가이드의 방향에서 큰 문제가 되는 것은 전방 가이드가 아니라 측방 가이드이다. 측방 가이드의 방향이 턱관절의 기능과 조화를 이루지 않으면 bruxism이나 딱딱한 음식의 오랜 시간 저작으로 인해 작업측 턱관절이 손상을 받아 외측 인대나 턱관절원판, retrodiscal tissue, 나아가서는 과두나 하악와, 관절결절에 이르기까지 장애를 받는다.

측방 가이드의 방향은 생리적인 측방 한계 운동 경로와 조화를 이루도록 후방의 bracing equalizer(lateral protrusive tooth guidance, M형 가이드)를 반드시 부여하고, 전방의 bracing equalizer(lateral retrusive tooth guidance, D형 가이

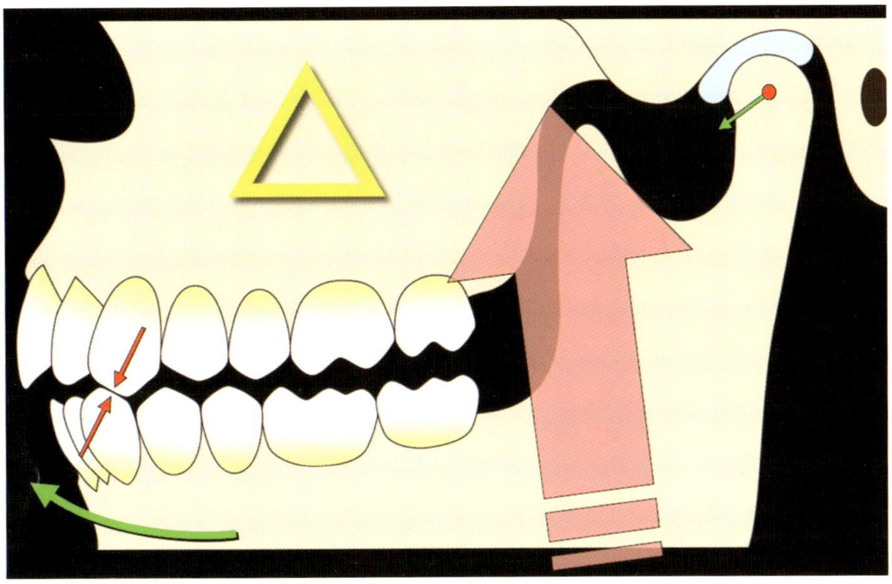

그림 11. 후방의 bracing equalizer는 상악 견치 설면의 근심으로 향한 면과 하악 견치의 원심으로 향한 면에서 유도되는 가이드이다. 하악을 후방으로 밀어넣지는 않으나 작업측 과로를 전방으로 잡아당겨 교두간섭이 생기는 경우가 많다.

드)도 가능한 범위에서 부여하는 것이 바람직하다. 이렇게 함으로써 작업측 턱관절에 가해지는 mechanical stress를 최소한으로 억제할 수 있다.

후방의 bracing equalizer(M형 가이드)는 상악 견치 설면의 근심에 있는 전방으로 향한 면과 하악 견치의 원심으로 향한 면에서 유도되는 가이드로(그림 11), 하악을 후방으로 밀어넣지 않는다. 전방의 bracing equalizer(D형 가이드)는 이와 반대로 하악을 후방으로 밀어넣는 형태가 되므로(그림 12)

견치 유도에서 측방 가이드 3종류

❶ 전방과 후방의 bracing equalizer
Lateral functional tooth guidance
M + D type tooth guidance(M + D형 가이드)를 갖춘 견치 유도

❷ 후방의 bracing equalizer
Lateral protrusive tooth guidance
M type tooth guidance(M형 가이드)를 갖춘 견치 유도

❸ 전방의 bracing equalizer
Lateral retrusive tooth guidance
D type tooth guidance(D형 가이드)를 갖춘 견치 유도

턱관절에 장애를 초래하기 쉬운 가이드이다. 전방과 후방의 bracing equalizer(M+D형 가이드)는 3종류의 측방 가이드 중 가이드의 경로가 가장 안정되어 있고 하악을 후방으로 밀어넣지 않아 안전하다(그림 13).

교합 구성에서는 보다 안전한 치료를 통해 예지성을 높이는 것이 필요하고, 그러기 위해서는 교합기에서 환자 고유의 측방 한계 운동을 재현하는 것이 전제가 된다. 임상에서는 이러한 점을 충분히 이해해 두는 것이 매우 중요하다. 생체의 하악 측방 운동은 작업측과 평형측에서 유도되는 것이므로, 교합기에서 측방 한계 운동을 정확히 재현하기 위해서는 교합기의 작업측과 평형측의 과로를 조절하는 것이 반드시 필요하다(그림 14).

만약 환자 고유의 측방 한계 운동의 범위를 넘어 후방으로 밀어넣는 듯한 측방 가이드가 부여된 견치 크라운이 장착되었다면 딱딱한 섬유성 음식의 저작이나 bruxism으로 턱관절에 장애를 줄 가능성이 높아진다(그림 15). 그리고 이러한 사항들과 관련된 교합기 사용의 임상적인 요점을 Chapter 12에서 구체적으로 설명한다. 턱관절을 이해하고 교합기를 이해하면 임상이 훨씬 즐거워진다.

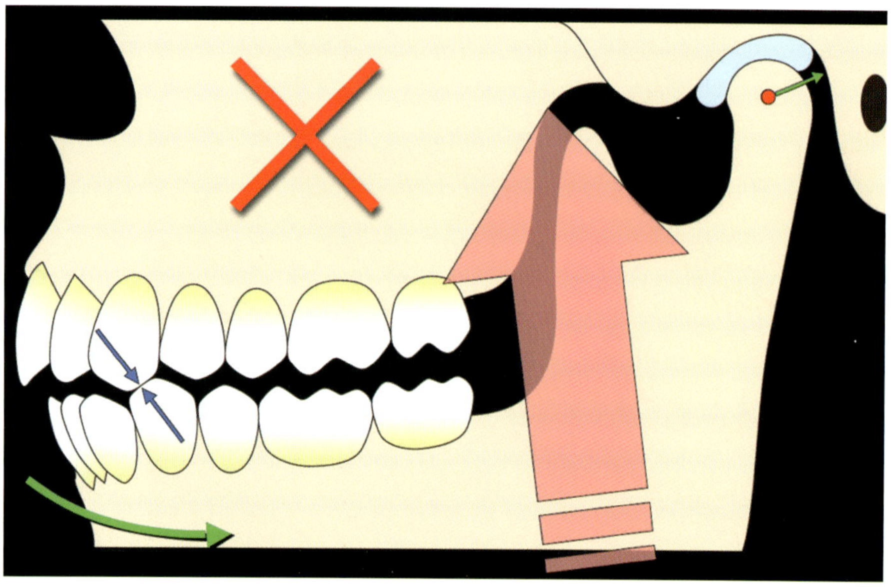

그림 12. 전방의 bracing equalizer는 하악을 후방으로 밀어넣으므로 턱관절에 장애를 초래하기 쉬워서 위험하다.

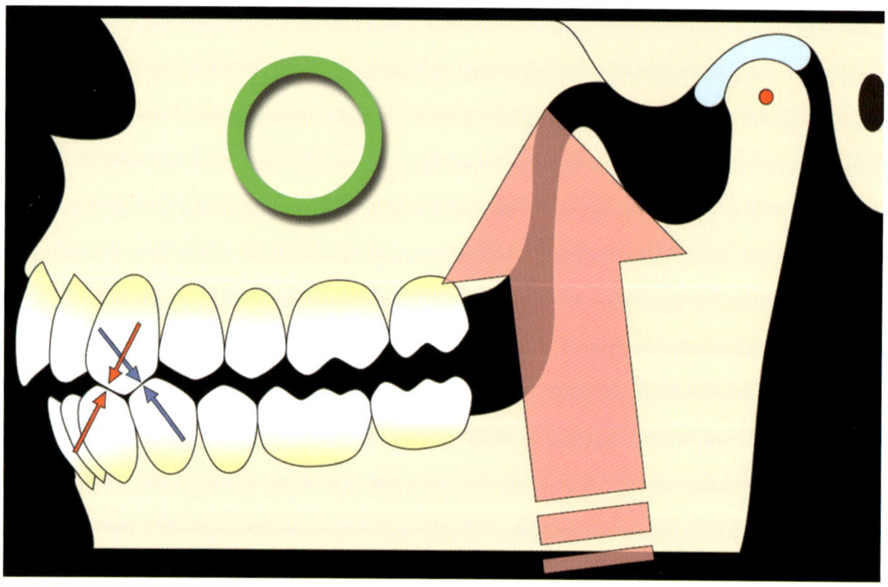

그림 13. 전방과 후방의 bracing equalizer를 갖추면 측방 가이드의 경로가 안정되어 작업측 턱관절에 가해지는 mechanical stress를 최소한으로 억제할 수 있어 안심할 수 있고 안전하다.

○ ○ ○

이상과 같이 크라운 브리지의 교합을 정확히 구성하기 위해 인식해야 하는 기본적인 사항으로 anterior guidance의 정확한 구성 기준을 제시했다.

【참고문헌】

1) 小出 馨 (編)：補綴臨床別冊／臨床機能咬合学．医歯薬出版，東京，2009．
2) 井出吉信，小出 馨 (編)：補綴臨床別冊／チェアサイドで行う顎機能診査のための基本機能解剖．医歯薬出版，東京，2004．

Koide Kaoru(小出 馨), Sato Toshihide(佐藤利英), Kodama Toshiro(兒玉敏郎), Koide Katsuyoshi(小出勝義), Miura Yasunobu(三浦康伸), Kamibayashi Takeshi(上林 健), Matsuo Yutaka(松尾 寛), Morino Takashi(森野 隆)

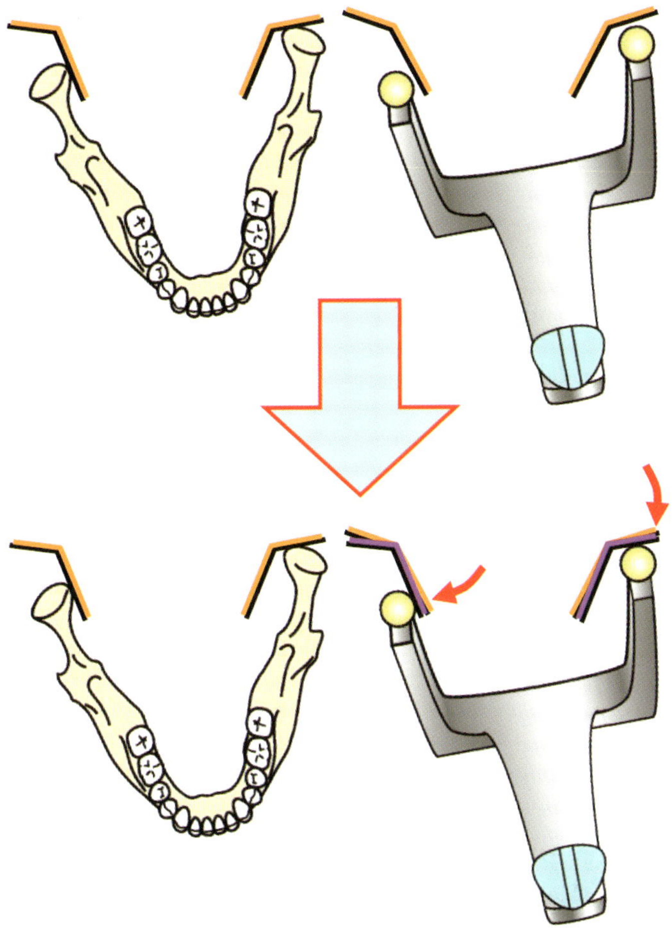

그림 14. 교합기에서 환자의 측방 한계 운동을 재현하기 위해서는 교합기의 작업측과 평형측 과로를 조절하는 것이 반드시 필요하다.

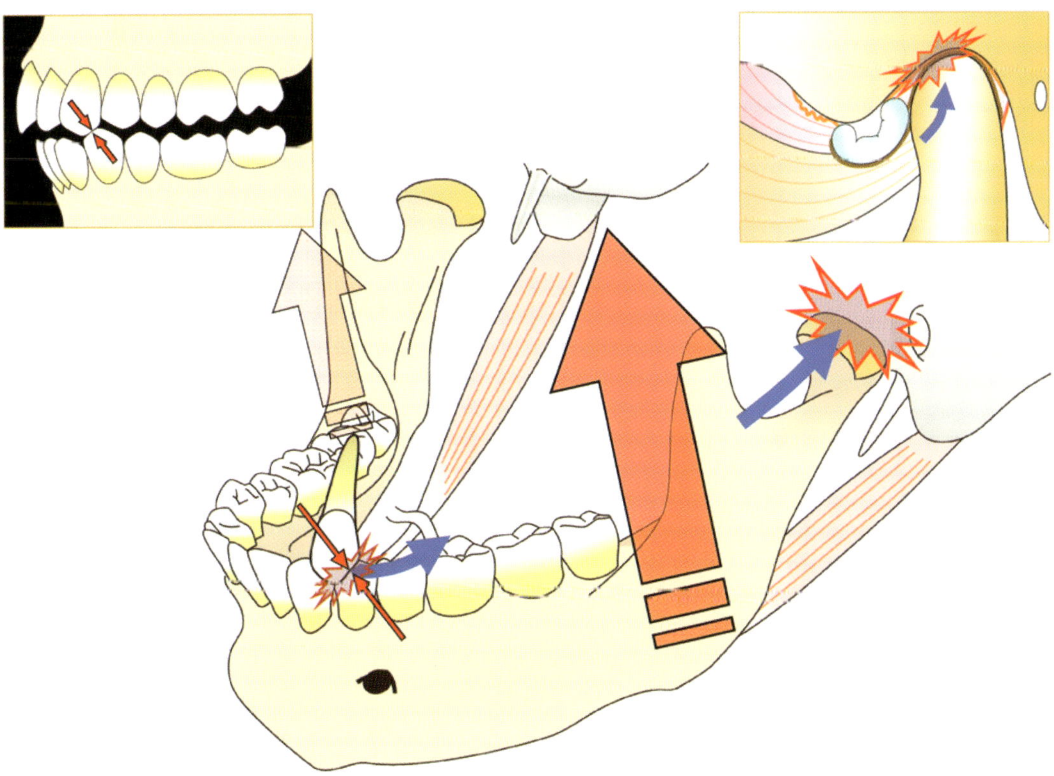

그림 15. 환자 고유의 측방 한계 운동의 범위를 넘어 후방으로 밀어넣는 듯한 측방 가이드가 부여된 견치 크라운이 장착되면 턱관절에 장애를 줄 가능성이 높아진다.

크라운 브리지(유치악) 교합의 포인트 ③

측방 운동을 할 때 생기는 구치 접촉의 대응은 이것이 결정적인 한 수 교합조정을 해야 하는지, 그렇지 않은지의 진단 기준도 여기에 있다

Chapter 07에서는 크라운 브리지(유치악)의 anterior guidance에서 전방 가이드와 측방 가이드의 정확한 구성 기준을 제시했다. 턱관절이 정상인 경우의 측방 가이드에서는 후방과 전방의 bracing equalizer를 갖춘 견치 유도가 기능적으로 안정되어 있고 작업측 과두를 후방으로 밀어넣지 않아 안전하다는 사실과 후방의 bracing equalizer를 갖추지 않으면 딱딱한 음식의 오랜 시간 저작이나 수면을 취할 때 bruxism으로 턱관절원판 전위 등의 장애를 초래할 가능성이 높다는 사실을 제시했다.

Chapter 08의 테마는 측방 가이드 도중에 생기는 구치 접촉에 대한 대응이다. 먼저 강하게 깨물 때 일어나는 하악 측방 운동이 악구강계에 미치는 영향에 대해 제시한다. 이어서 측방 운동을 할 때 구치부 교합 접촉이 보이는 경우의 평가와 교합조정을 해야 하는지, 그렇지 않은지의 진단 기준에 대해 구체적으로 설명한다.

그리고 턱관절에 오래된 턱관절원판 전방 전위를 보이는 경우 어떻게 구치부의 교합 접촉을 부여하는 것이 좋을지에 대한 구성 기준을 제시한다.

강하게 깨물 때 일어나는 하악 측방 운동이 악구강계에 미치는 영향

Chapter 07의 군기능에서도 설명했듯이 가볍게 깨물어 측방 운동했을 때 작업측 과두의 이동량(0.3~1.2mm, 평균 0.7mm)과 비교하여 최대로 깨물 때의 이동량은 2~3배 정도 증가한다. 그렇기 때문에 가볍게 깨물어 측방 운동했을 때 견치 유도의 가이드와 균등하게 작업측이나 균형측의 후방 구치가 교합 접촉하는 경우는, 수면을 취할 때의 parafunction에서 grinding(bruxism)이 일어나면 턱관절에 가까운 후방 치아일수록 크게 작업측 방향으로 측방 이동하여 분명하게 교두간섭을 일으킨다(그림 1). 여기에는 힘이 가해지는 방향과 크기의 요소 그리고 턱관절원판이 가진 점탄성의 요소가 크게 관여한다.

다음에 제시하는 측방 운동을 할 때 보이는 구치부 교합 접촉의 진단을 위해서는 강하게 깨물어 측방 운동을 했을 때 일어나는 작업측 과두의 이동량이 악구강계에 미치는 영향을 충분히 이해하는 것이 반드시 필요하다.

턱관절이 정상이고 측방 편심위에서 구치부 교합 접촉이 보이는 경우의 진단 기준

여기서는 턱관절이 정상이고 견치 유도에 의해 좌측으로 측방 운동을 할 때 평형측이나 작업측에서 구치부의 교합 접촉이 보이는 경우를 상정하여 치아의 지지조직이나 턱관절, 인대, 근육에 각각 어떠한 영향을 미치는지 그리고 어떻게 평가하여 교합조정의 여부를 진단하면 좋을지에 대해 구체적으로 제시한다.

1. 강하게 물어도 구치부에서 교합 접촉은 보이지 않는 경우(그림 2)

견치 유도에 의한 좌측방 편심위에서 강하게 물어도 평형측과 작업측 모두에서 구치부의 교합 접촉이 없고 상·하악 구치 사이에 적당한 disclusion양이 있는 것은 적절한 상태이므로, 턱관절이 정상이라면 보통 기능적으로 문제가 생기지 않는다. 따라서 교합조정 등의 치료 역시 필요하지 않다.

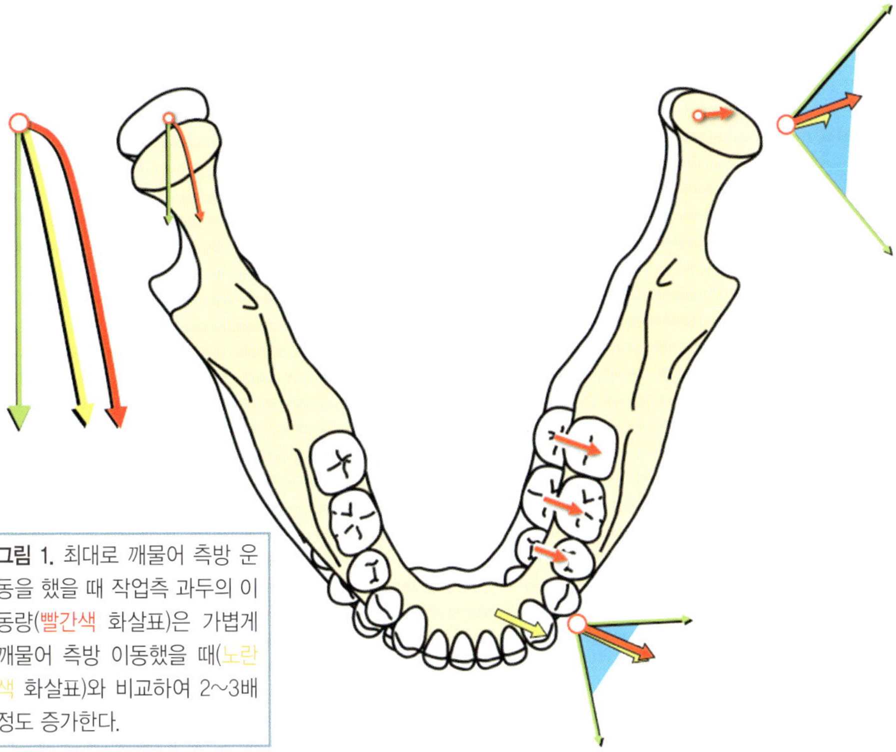

그림 1. 최대로 깨물어 측방 운동을 했을 때 작업측 과두의 이동량(빨간색 화살표)은 가볍게 깨물어 측방 이동했을 때(노란색 화살표)와 비교하여 2~3배 정도 증가한다.

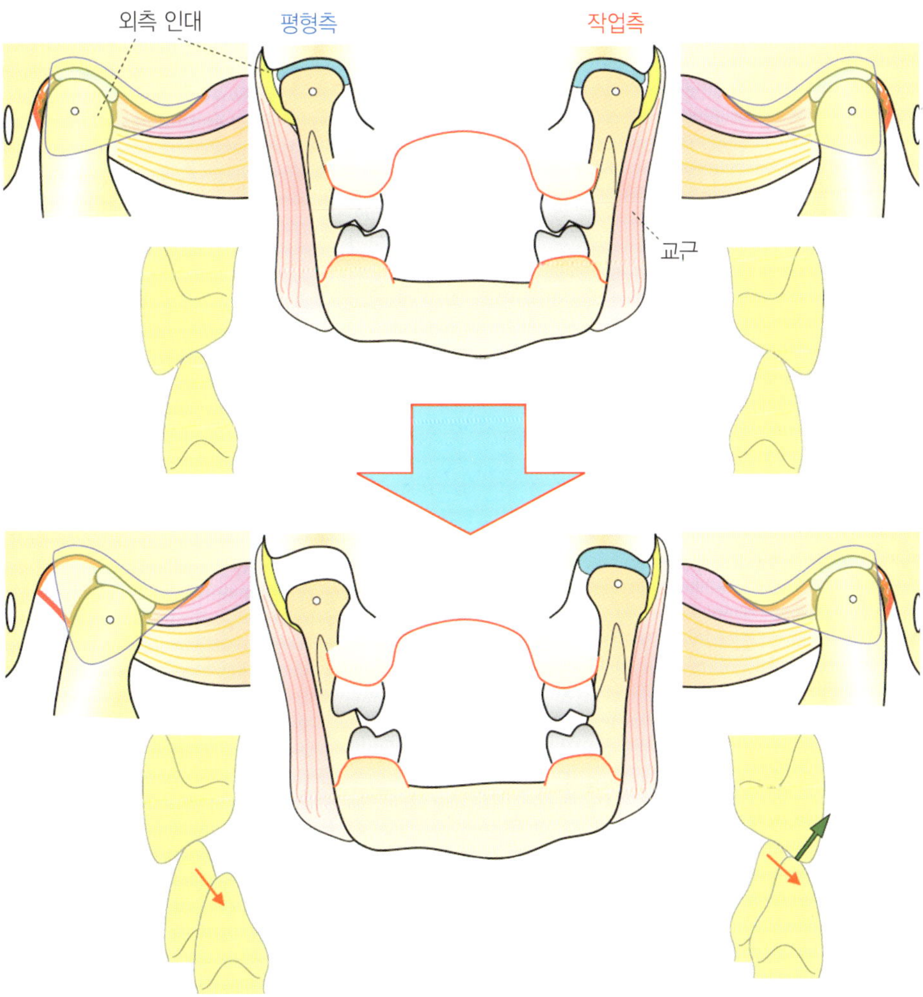

그림 2. ① 강하게 물어도 구치부에서 교합 접촉은 보이지 않는다. 턱관절이 정상이라면 보통 기능적으로 문제가 생기지 않으므로 교합조정은 필요 없다.

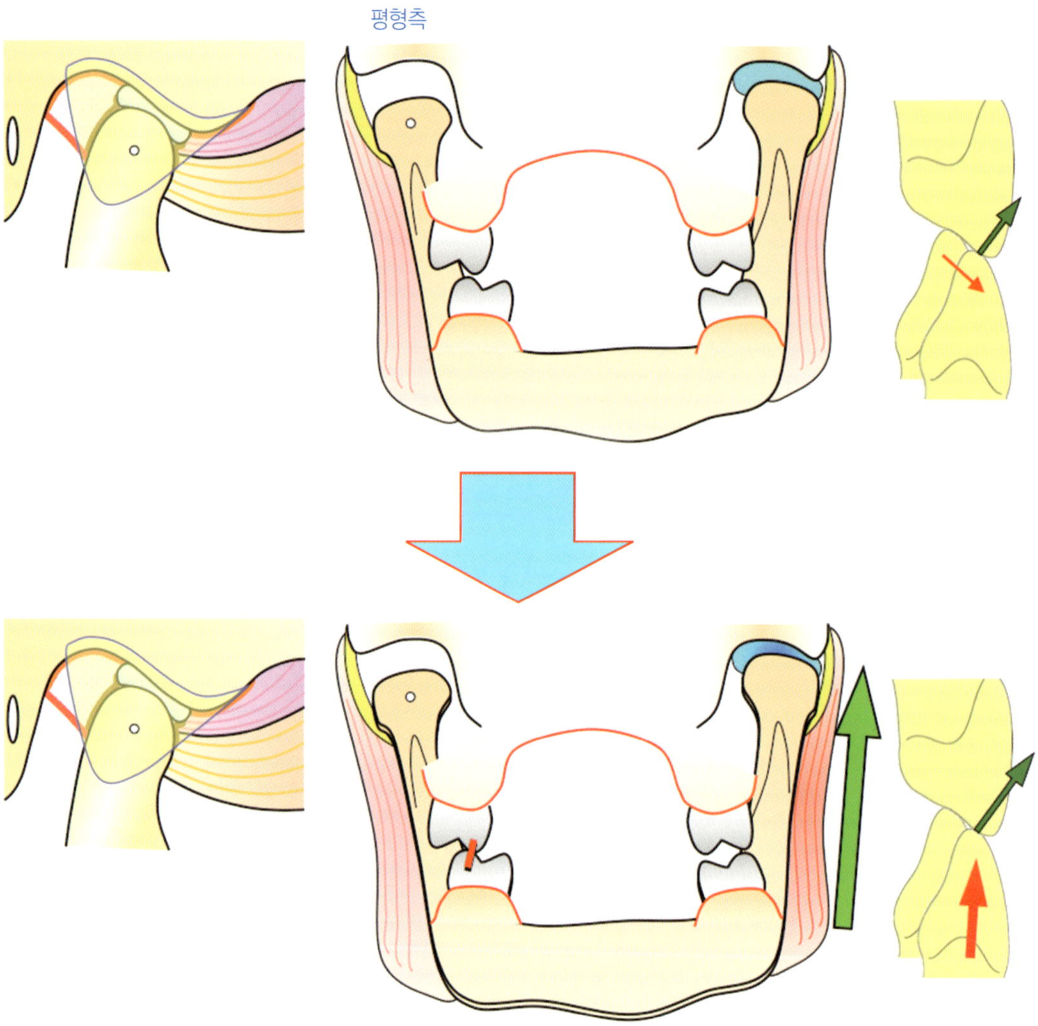

그림 3. ② 강하게 물면 평형측 구치부에 교합 접촉이 보인다. 이와 같은 balancing contact는 평형측의 턱관절에 바람직한 보호 접촉이므로 교합조정은 필요 없다.

2. 강하게 물면 평형측 구치부에 교합 접촉이 보이는 경우(그림 3)

이 경우는 가볍게 물어 측방 운동을 할 때는 구치부의 교합 접촉이 보이지 않지만 강하게 물면 하악이 작업측 방향으로 이동하는 양이 2~3배 정도 증가하므로, 평형측 구치부의 교합 접촉(balancing contact)이 일어나는 상태이다. 교합 접촉하는 부위가 상·하악 구치의 기능교두들이고 모두 치축 방향으로 힘을 제대로 분산하여 지지 능력이 높기 때문에 상·하악 모두 치주조직에 커다란 손상은 일어나지 않는다. 또한 balancing contact는 평형측의 턱관절에 바람직한 보호 접촉이므로 교합조정 등은 하지 않고 이 상태를 유지시킨다.

3. 강하게 물지 않아도 평형측 구치부에 교합 접촉이 보이는 경우(그림 4)

강하게 물지 않아도 평형측 구치부에 보이는 교합 접촉은 강하게 물면 하악이 작업측 방향으로 이동하는 양이 2~3배 정도 증가하므로 강하게 접촉해 교두간섭의 양상을 나타낸다. 그러나 지지 능력이 높은 기능교두들이 접촉하기 때문에 상·하악 모두 치주조직에 커다란 손상이 일어나는 일은 드물고 치은염을 보이는 정도로 경과가 진행한다. 평형측 과두는 평형측 교두간섭 부위를 받침점으로 하고 작업측 폐구근 정지부를 힘점으로 하는 1종 지레가 되어,

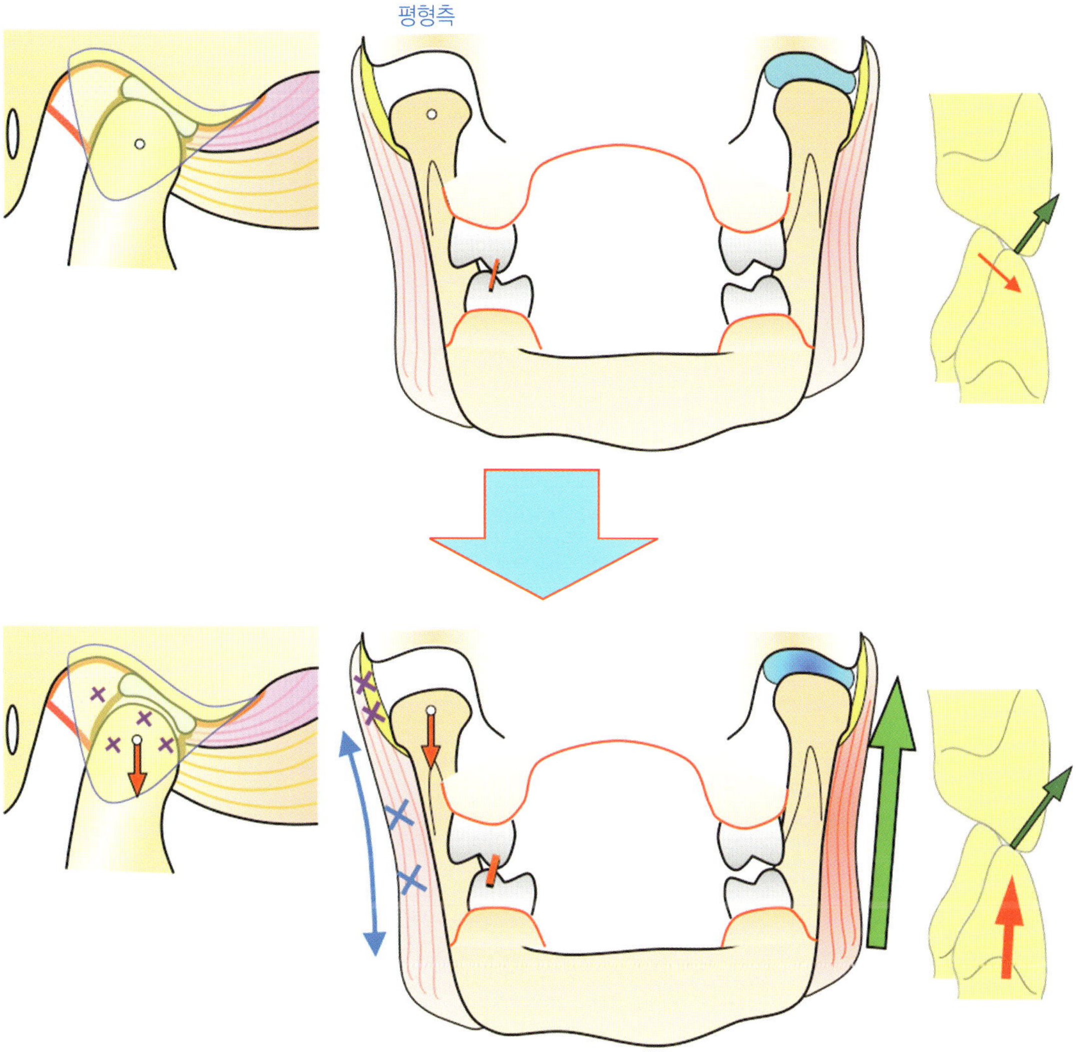

그림 4. ③ 강하게 물지 않아도 평형측 구치부에 교합 접촉이 보인다. 강하게 물면 교두간섭의 양상을 나타내 평형측의 외측 인대나 개구근이 잡아당겨져 장애를 받으므로, 그림 3의 강하게 물었을 때 접촉하는 상태까지 교합조정을 한다.

강하게 물면 하방으로 견인되어 외측 인대가 잡아당겨져 미세 외상이 일어나서 개구할 때 통증을 느끼게 된다. 또한 bruxism이 발생할 때도 마찬가지로 1종 지레가 되어, 물어서 수축되어 있던 평형측의 교근을 비롯한 폐구근이 강하게 신전하기 때문에 개구할 때 운동통이나 자발통을 느끼기도 한다. 이러한 교두간섭 부위에는 이갈이로 인한 활택한 교모면(bruxofacet)이 형성된다.

이와 같이 강하게 물지 않아도 평형측 구치부에 보이는 교합 접촉은 악구강계의 장애를 초래할 수 있으므로 강하게 물었을 때에야 비로소 교합 접촉이 보이는 상태까지 교합조정을 할 필요가 있다.

4. 평형측 구치부에 교두간섭이 보이고 다른 치아는 이개되는 경우(그림 5)

평형측 구치부의 교두간섭으로 측방 운동을 가이드하는 견치 유도가 장애를 받고, 1종 지레가 되어 평형측 과두는 강하게 하방으로 견인된다. 외측 인대는 미세 외상으로 인하여 개구할 때 통증을 보이고, 분명한 신전으로 인하여 최대 개구위에서 over-rotation click(외측 인대 후방섬유다발의 과도한 신전에서 유래)이나 턱관절원판의 전방 전위(외측 인대 전방섬유다발의 과도한 신전에서 유래)를 유발할 가능성이 높아진다. 교근을 비롯한 폐구근에도 마찬가지 메커니즘으로 운동통이나 자발통이

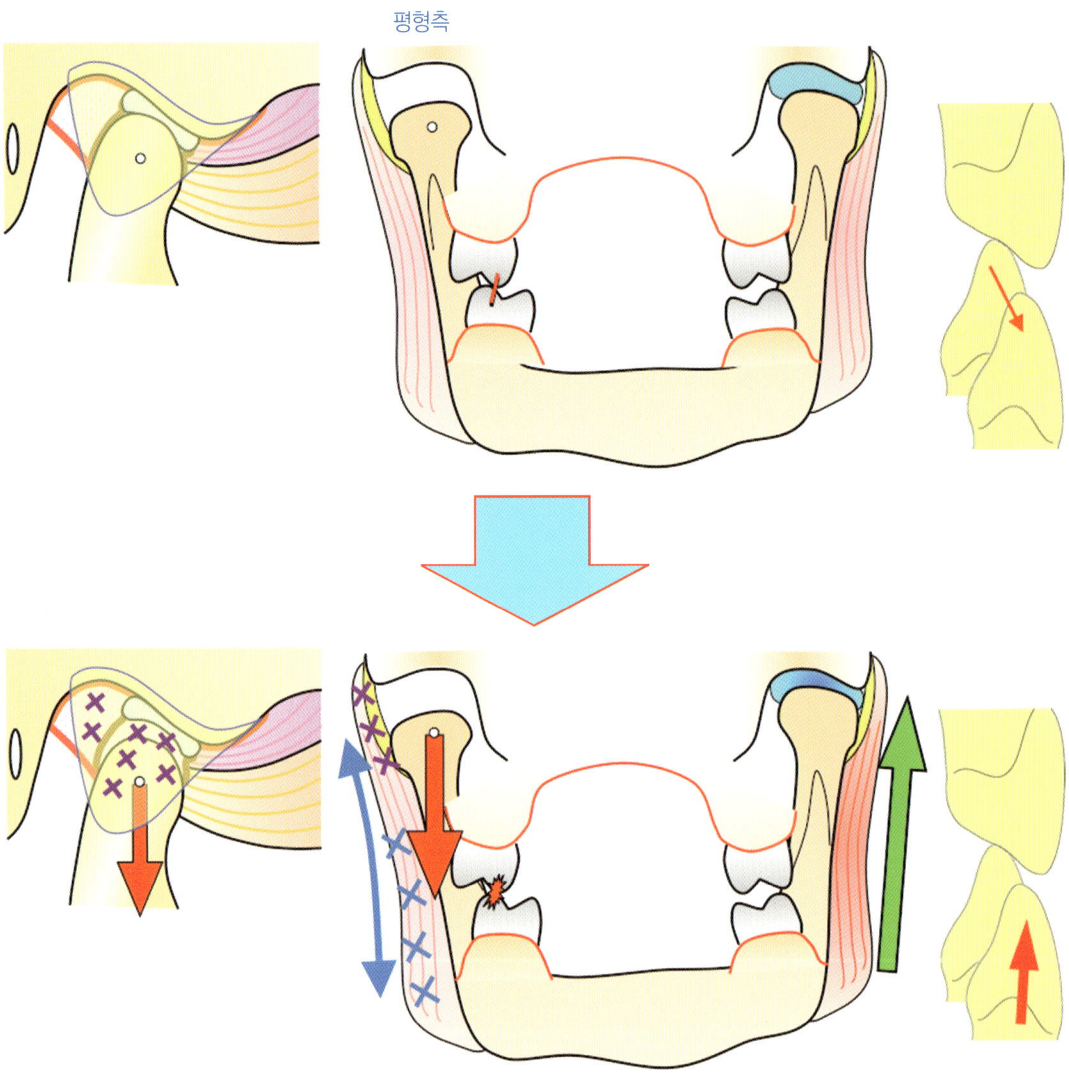

그림 5. ④ 평형측 구치부에 교두간섭이 보이고 다른 치아는 이개된다. 외측 인대의 분명한 신전으로 인하여 최대 개구위에서 over-rotation click이나 턱관절원판 전방 전위를 유발할 가능성이 높아진다. 한편 치아는 상·하 모두 기능교두의 교합 접촉이므로 치근막 전체로 비교적 균등하게 압력이 배분되어 치주조직에 커다란 손상이 생기지 않는 경우가 많다.

아주 분명하게 나타나는 경우가 많다.

이와 같이 평형측 구치부에 교두간섭이 보이고 다른 치아는 이개되는 경우는 악구강계의 국소적인 부분에 분명한 장애를 초래하기 때문에, 간섭이 되는 부위는 강하게 물었을 때에야 비로소 교합 접촉이 보이는 상태까지 교합조정을 할 필요가 있다. 간섭이 되는 치아에는 이갈이로 인한 활택한 bruxofacet이 보이고 치은염이나 abfraction을 볼 수 있지만 상·하 모두 기능교두들이 교합 접촉하기 때문에, 상·하악의 치주조직에는 교합성 외상 등 커다란 손상이 일어나지 않는 경우가 많다. 평형측 교두간섭에서는 주로 압축력이 치아에 가해지는데 치아 자체는 압축 강도가 커서 수직 파절도 별로 발생하지 않는다.

5. 강하게 물면 작업측에 교합 접촉이 보이는 경우 (그림 6)

강하게 물면 작업측 구치부에 보이는 이러한 교합 접촉은 작업측 턱관절에 대한 보호 접촉의 요소를 포함하고 있어서 그 치아에 병적 동요가 보이지 않으면 교합조정은 하지 않고 경과를 관찰한다.

6. 강하게 물지 않아도 작업측에 교합 접촉이 보이는 경우 (그림 7)

강하게 물지 않아도 작업측 구치부에 보이는 교합

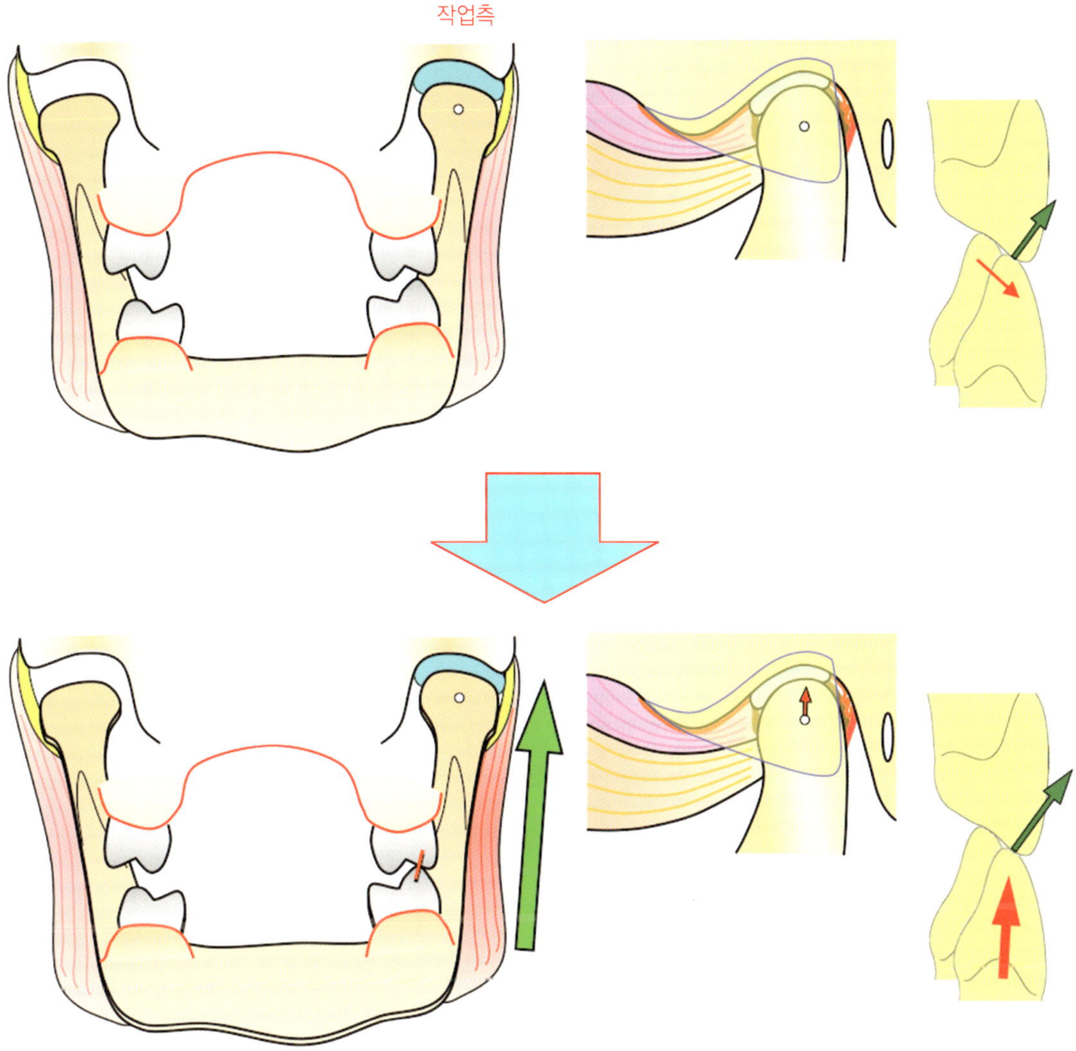

그림 6. ⑤ 깅하게 물면 작업측에 교합 섭족이 보인다. 작업측 턱관절에 대한 보호 접촉의 요소를 포함하고 있어서 그 치아에 병적 동요가 보이지 않으면 교합 접촉이 보이는 구치에 장애를 초래할 가능성이 적으므로 경과를 관찰한다.

접촉은 지지 능력이 낮은 비기능교두가 교합 접촉하는 상악 치아에서 병적 동요가 생기는 경우가 많아. 상악 구치를 보호하기 위해 강하게 물었을 때에야 비로소 교합 접촉이 보이는 상태까지 간섭이 되는 부위를 교합조정할 필요가 있다. 왜냐하면 비기능교두가 교합 접촉해 커다란 부하가 걸리면 치축에서 크게 벗어난 방향으로 기능압이 향하므로 비기능교두의 치조골 변연부에 mechanical stress가 집중되어 치주조직을 손상시키기 때문이다.

다만, 후방의 bracing equalizer(M형 가이드)로 기능하는 소구치 부위의 교합 접촉은 견치 유도와 함께 턱관절의 보호를 위한 보조 가이드로서 중요한 역할을 담당하므로 정밀 조사 후에 보존한다.

7. 작업측 협측에 교두간섭이 보이고 다른 치아는 이개되는 경우(그림 8)

작업측 협측의 교두간섭은 지지 능력이 낮은 비기능교두가 교합 접촉하는 상악 치아에서 병적 동요나 교합통 및 타진통을 일으키는 경우를 많이 볼 수 있다. 또한 상악 치아 협측 교두 내사면에 교합력이 가해지기 때문에 중앙 열구 부위에는 강한 인장력이 전달된 결과 협측과 설측을 이개시키는 수직 파절이 발생하여 상악 대구치를 발치해야 하는 경우도 있다. 따라서 상악 구치를 보호할 목적으로 교합조정을 한다.

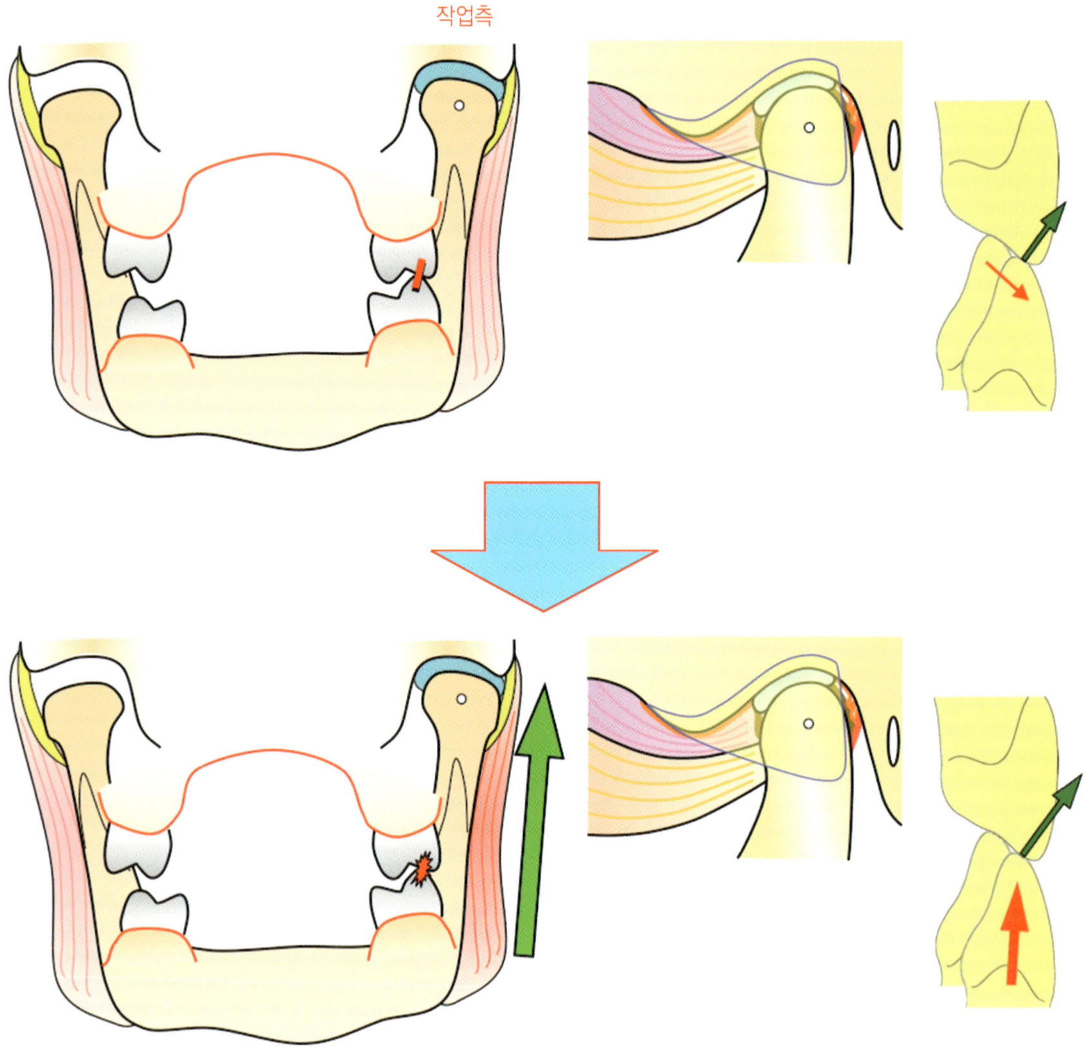

그림 7. ⑥ 강하게 물지 않아도 작업측에 교합 접촉이 보인다. 비기능교두가 교합 접촉하는 상악 치아에서 병적 동요가 생기는 경우가 많아서, 강하게 물었을 때에야 비로소 교합 접촉이 보이는 상태까지 교합조정을 하는 것이 바람직하다. 다만, 후방의 bracing equalizer로 턱관절을 보호하고 있는 소구치 부위의 교합 접촉은 보존한다.

턱관절에 현저한 장애를 초래하는 일은 비교적 적으나 작업측 과두를 후방으로 압박하는 경우는 외측 인대를 비롯한 턱관절 관련 조직의 장애를 초래하므로 턱관절 보호를 위해서도 빠른 시기에 교합조정을 할 필요가 있다.

8. 작업측 설측에 교두간섭이 보이고 다른 치아는 이개되는 경우(그림 9)

이 경우는 불충분한 치과 교정치료나 하악 대구치에 설측 교두가 너무 높은 크라운을 장착했을 때 또는 협측 교두의 심한 교모로 인해 적절한 측방 교합만곡이 구성되어 있지 않는 경우에 일어나는 현상이다. 작업측 설측의 교두간섭은 지지 능력이 낮은 비기능교두가 접촉하는 하악 치아에서 병적 동요나 교합통 및 타진통을 일으키는 경우가 많다. 또한 하악 치아 설측 교두 내사면에 교합력이 가해지기 때문에 중앙 열구 부위에는 강한 인장력이 가해져 협측과 설측을 이개시키는 수직 파절이 발생하여 하악 대구치를 발치해야 하는 경우도 자주 있다. 따라서 하악 구치를 보호할 목적으로 교합조정을 한다.

턱관절의 장애는 비교적 적지만, 작업측 과두를 후방으로 압박하는 경우는 외측 인대나 retrodiscal tissue 등 턱관절 관련 조직의 장애를 초래하므로 턱관절 보호를 위해서도 빠른 시기에 교합조정을 할 필요가 있다.

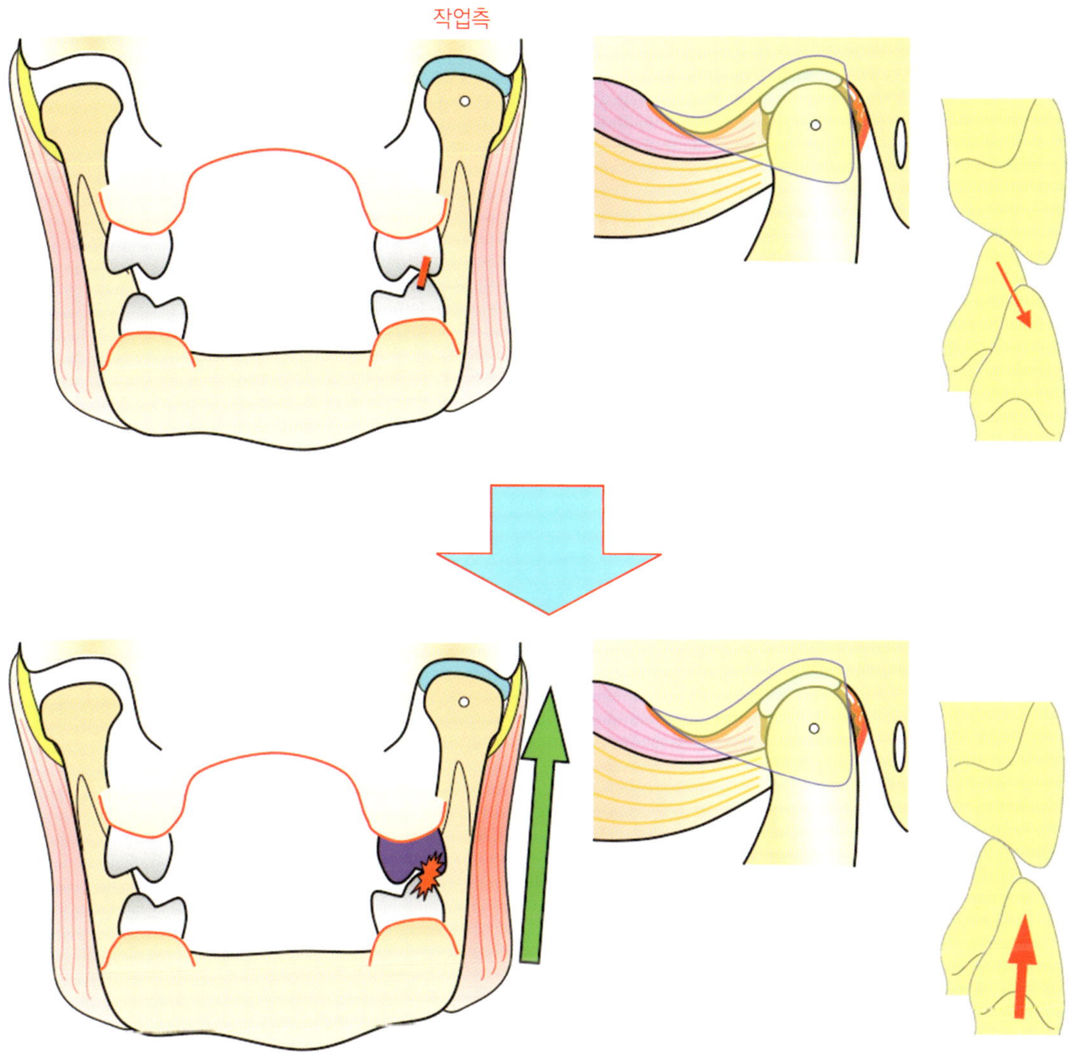

그림 8. ⑦ 작업측 협측에 교두간섭이 보이고 견치를 포함해 다른 치아는 이개된다. 상악 치아에서 병적 동요나 교합통 및 타진통이 생기고, bone의 stability가 좋으면 중앙 열구 부위에는 강한 인상력이 전달되어 협측과 설측을 이개시키는 수직 파절이 발생하는 경우도 있으므로 빠른 시기에 교합조정을 한다. 작업측의 교두간섭은 평형측과 달리 비기능교두가 교합 접촉하는 상악 구치가 먼저 장애를 받는 경우가 많아서 초기에 턱관절에 분명한 장애를 주는 일은 비교적 적다.

※ 또한 교합조정 할 때의 교합 검사는 교합지를 이용한 검사뿐만 아니라 치아 동요에 대한 촉진[1]을 병용하는 것이 반드시 필요하다. 여러 개의 치아에 교합 접촉이 있는 증례에서는 교합기에 부착한 모형을 통한 검사도 효과적이다.

오래된 턱관절원판 전방 전위를 보이는 경우 측방 편심위 구치부 교합 접촉의 구성 기준

예를 들어, 좌측 턱관절에 오래된 턱관절원판 전방 전위를 보이는 경우는 복위성인지 비복위성인지의 여부를 불문하고, 좌측 구치부의 교합 접촉은 견치만의 측방 가이드가 아니라 평형측과 작업측 모두에서 좌측 턱관절을 위한 보호 접촉을 부여하는 것이 바람직하다. 특히 평형측의 보호 접촉은 수면을 취할 때 bruxism으로 인해 과두가 밀려 올라가 retrodiscal tissue를 압박하는 것으로부터 보호하기 위해서 매우 효과적이다(그림 10). 작업측의 보호 접촉은 보통 소구치까지의 범위로 제한하여 후방 치아인 대구치에 지나친 부담이 되는 것은 방지하면서 retrodiscal tissue의 보호를 도모한다(그림 11).

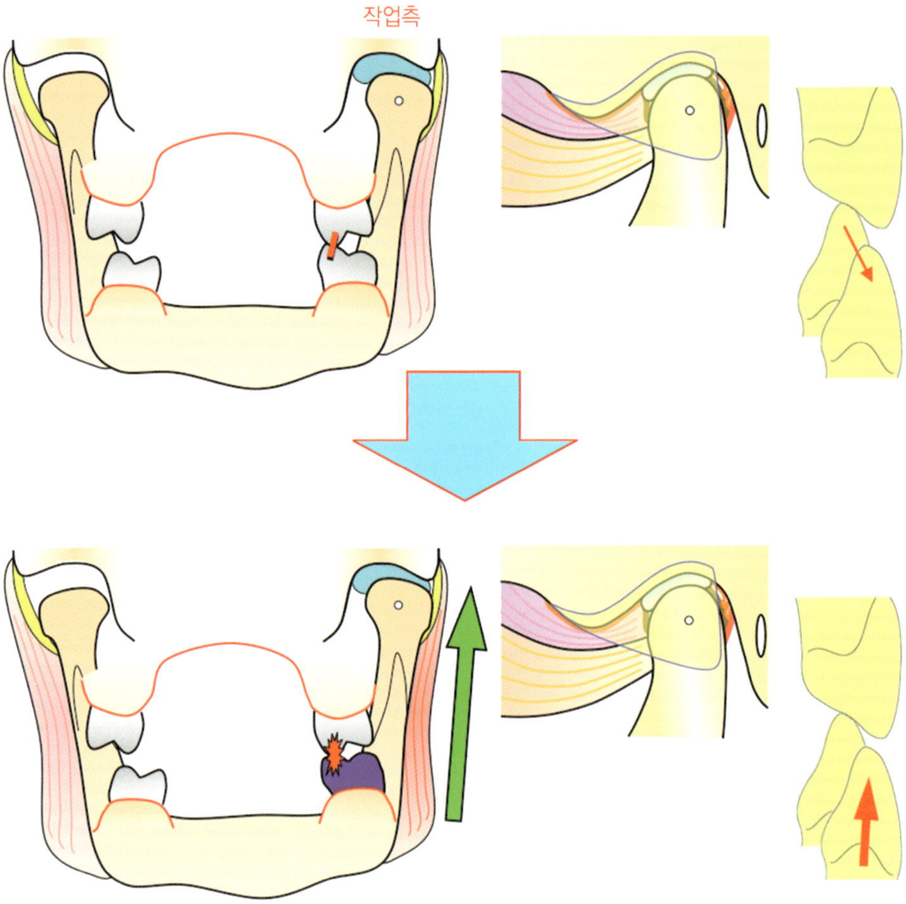

그림 9. ⑧ 작업측 설측에 교두간섭이 보이고 다른 치아는 이개된다. 하악 치아에서 병적 동요나 교합통 및 타진통 그리고 설측 경사를 일으키는 경우가 많고, 협측과 설측을 이개시키는 수직 파절이 발생하여 발치해야 하는 경우도 있으므로 교합조정이 필요하다.

○　○　○

이상과 같이 Chapter 08에서는 크라운 브리지(유치악)의 교합을 정확히 구성하기 위해 필요한, 측방편심위에서 구치부 교합 접촉이 평형측이나 작업측에서 보이는 경우에 치아의 지지조직이나 턱관절, 인대, 근육에 미치는 영향과 그에 따른 대응에 대해 구체적으로 제시했다. 이 모든 요점을 파악하고 정확한 크라운 브리지 치료를 하기 위해서는 구강 내에 장착할 때 미세 조정을 올바로 하는 것은 물론이지만, 뭐니 뭐니 해도 우선 환자가 가진 고유한 측방운동을 교합기에 재현하여 정확한 보철물을 제작하는 것이 중요하다. 교합기를 이용한 하악 운동에 관해서는 Chapter 12에서 제시한다.

【참고문헌】

1) 小出 馨 (編)：臨床機能咬合学. 補綴臨床別冊, 医歯薬出版, 東京, 2009.
2) 井出吉信, 小出 馨 (編)：チェアサイドで行う顎機能診査のための基本機能解剖. 補綴臨床別冊, 医歯薬出版, 2004.
3) 小出 馨：咬合状態の診査・診断と顎口腔機能との関係 —1. 的確な咬合採得法と下顎位に影響を及ぼす要素—, 実践 咬合調整テクニック. 歯界展望別冊, 医歯薬出版, 東京, 2009：2-17.

Koide Kaoru(小出 馨), Matsumoto Toru(松本 徹), Koide Katsuyoshi(小出勝義), Yako Seiichiro(八子誠一郎), Kokita Kazunari(小北一成), Akiyama Kimio(秋山公男)

오래된 턱관절원판 전방 전위에서 평형측 보호 접촉의 유효성

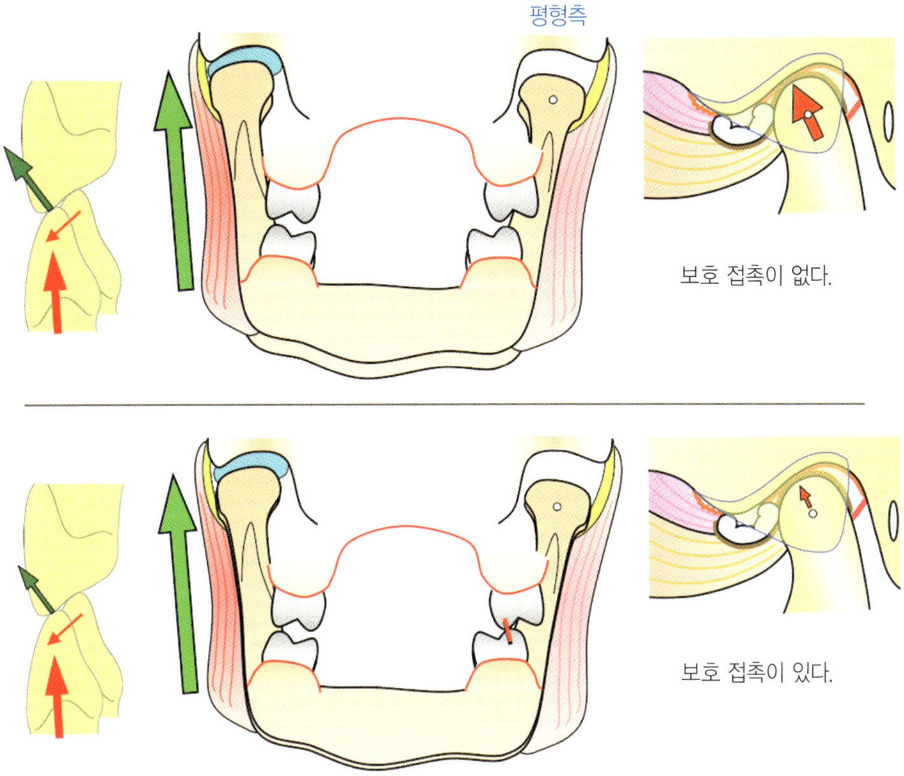

그림 10. 예를 들어, 좌측 턱관절의 오래된 턱관절원판 전방 전위에서는 복위성인지, 비복위성인지의 여부를 불문하고, 좌측 구치부의 교합 접촉은 견치의 측방 가이드가 아니라 좌측 턱관절을 위한 보호 접촉을 부여한다. 평형측의 보호 접촉은 수면을 취할 때 bruxism으로 인해 과두가 밀려 올라가 retrodiscal tissue를 압박하는 것으로부터 보호하기 위해서 매우 효과적이다.

오래된 턱관절원판 전방 전위에서 작업측 보호 접촉의 유효성

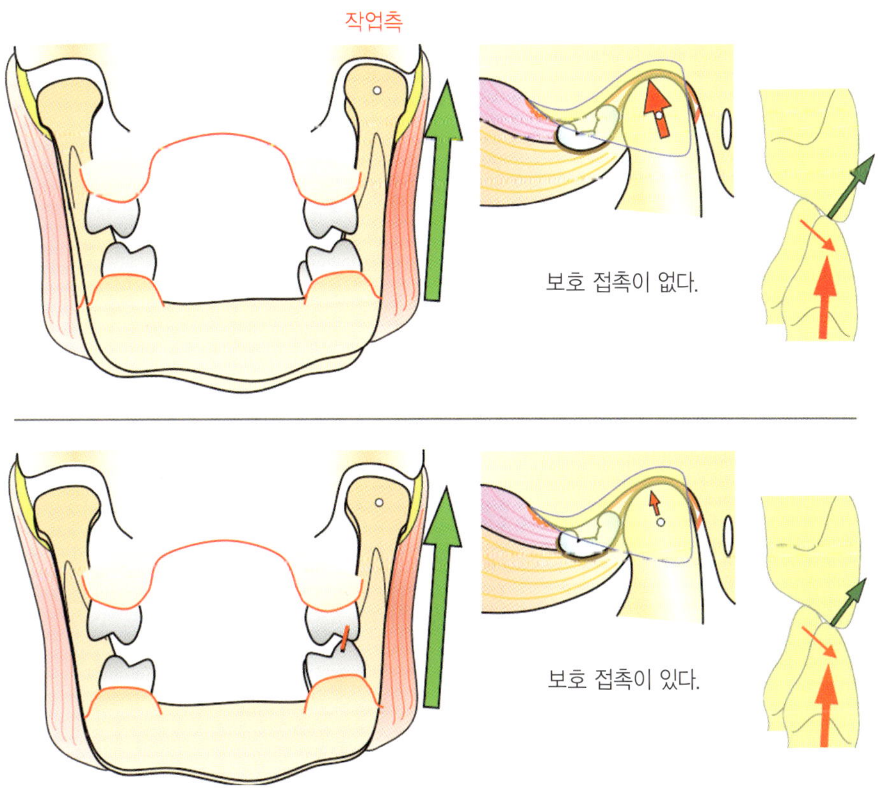

그림 11. 오래된 턱관절원판 전방 전위에서 작업측의 보호 접촉은 보통 소구치까지의 범위로 제한하여 후방 치아인 대구치에 지나친 부담이 되는 것은 방지하면서 retrodiscal tissue의 보호를 도모한다.

의치의 교합은 어떻게 구성하고 있습니까?

기능을 높이는 간편하고 정확한 교합 구성법

Chapter 09의 테마는 의치의 교합이다. 최근 의치 치료의 심미성과 기능성에 대한 환자의 요구도가 높아지고 있는 한편 보철치료 내용이 더욱 고도화할 것 또한 강하게 요청받고 있다. 의치에는 자연스럽고 보기 좋으며, 무엇이든 잘 씹고 먹기 쉬우면서 지지조직에 대한 기능압을 적절히 배분할 수 있는 치열과 교합 양식을 선택하여 구성하는 것이 치료를 성공으로 이끄는 열쇠이다.

먼저 이제까지 제창되어 왔던 총의치에 구성하는 교합 양식의 요점에 대해 확인한다. 이어서 필자들이 일상 임상에서 시행하는 교합 구성법을 포함하여 일반적으로 응용 범위가 넓고 임상에서 유리하다고 알려진 lingualized occlusion에 관하여 제시한다.

총의치에 부여하는 교합 양식의 변화와 요점

총의치에 부여하는 교합 양식의 역사는 먼저 무교두 인공치를 이용하는 mono plane occlusion(그림 1)에서 상·하악 인공치가 면접촉으로 양측성 평형을 유지하는 balanced occlusion, 점접촉으로 양측성 평형을 이루는 lingualized occlusion으로 변화해 왔다(그림 2~4).

그리고 많은 연구자에 의해 분명히 밝혀진 무치악 환자에게 유리한 lingualized occlusion의 조건은, 교두감합위에서 상악 구치부 설측 교두만이 하악 구치 교합면과 1치 대 1치의 관계로 교합 접촉하여 명확한 centric stop을 확립하고 전방과 좌·우측방 편심위에서 넓은 범위의 양측성 평형(bilateral balance)을 유지하는 것이다.

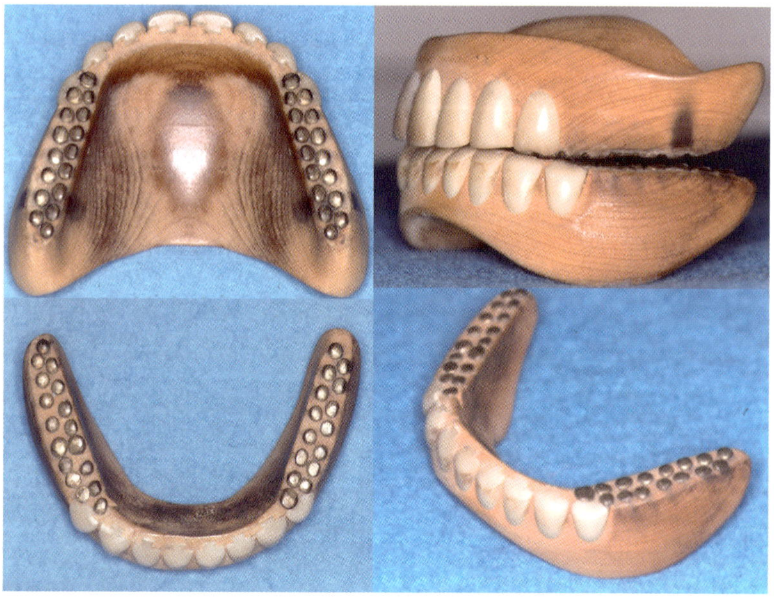

그림 1. Mono plane occlusion의 나무상 의치. 보통 무교두 인공치를 이용해 구성한다.

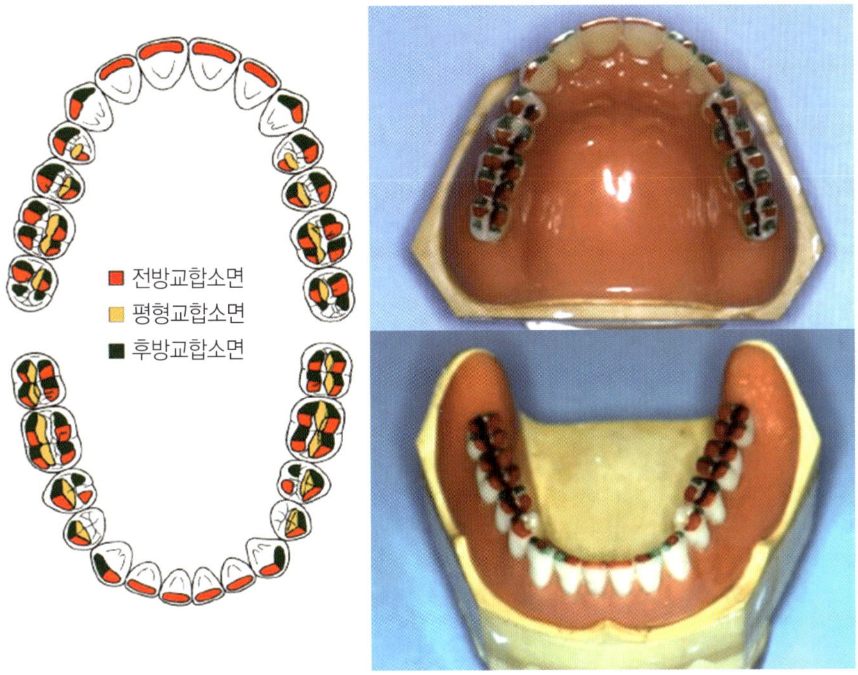

그림 2. Full balanced occlusion. 상·하악 인공치가 면접촉으로 양측성 평형을 유지한다.

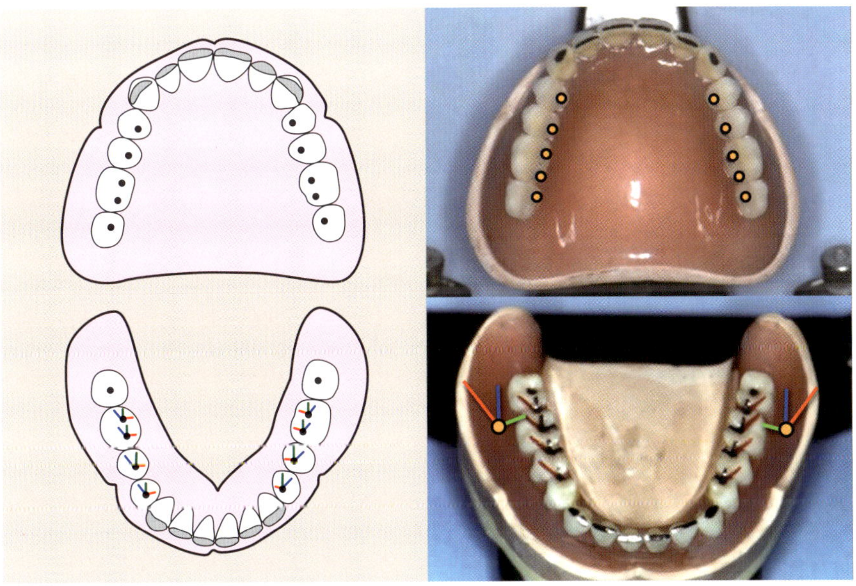

그림 3. Lingualized occlusion. 상악 구치부 설측 교두만이 하악 구치 교합면과 1치 대 1치의 관계로 교합 접촉해 넓은 범위에서 양측성 평형을 유지한다.

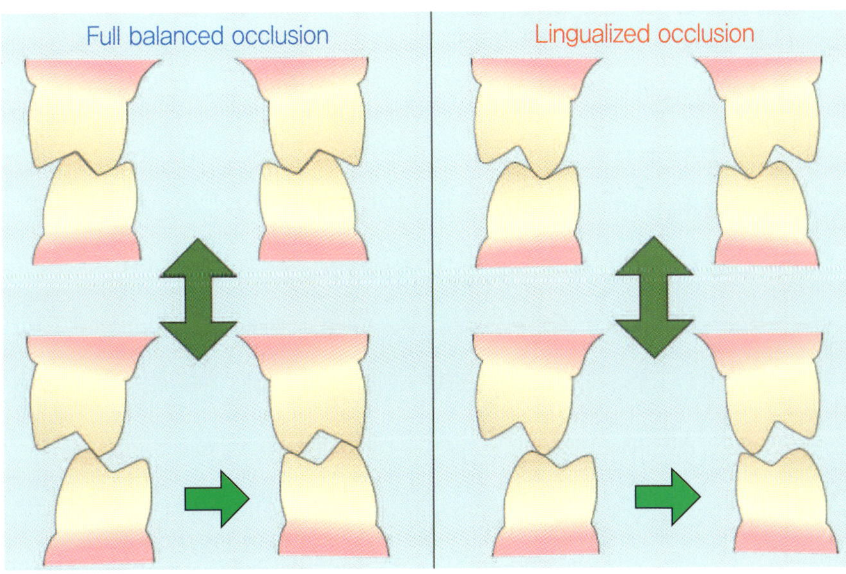

그림 4. Full balanced occlusion과 lingualized occlusion의 중심교합위와 측방 편심위에서 교합 접촉 관계.

Full balanced occlusion과 Lingualized occlusion의 비교

최근 많은 연구기관에서 full balanced occlusion과 양측성 평형을 유지하는 lingualized occlusion에 관하여 상세한 비교 연구가 이루어져, lingualized occlusion은 full balanced occlusion보다 의치의 안정성이나 음식물을 가늘게 자를 수 있는 능력 등 기능성뿐만 아니라 치조제나 지대치에 대한 부담 경감 등 잔존조직 보존의 측면에서도 우수하다는 사실을 보이고 있다(그림 5).

무치악 환자에서 의치상 하부 점막의 지지 능력은 일반적으로 건강한 유치악의 약 1/5 정도로 감소하고, 치조제 흡수가 심한 경우는 1/20~1/10 정도까지 현저하게 감소한다(그림 6). 그리고 full balanced occlusion에서는 음식이 봉입(pack)되기 때문에 유치악 견치 유도의 평균적인 치열과 비교해도 동일한 음식을 가늘게 자르기 위해서 지지조직에 더 큰 부담이 가해진다. Full balanced occlusion과 비교해 상·하악 협측 교두 사이에 활주 간극을 가진 lingualized occlusion은 기능압의 설측화를 도모할 수 있어서 의치의 안정을 얻기 쉬울 뿐만 아니라(그림 7), 저작할 때 음식물 유출 효과가 높고 교합 접촉 면적은 적기 때문에 음식물을 가늘게 자를 수 있는 능력이 우수하다(그림 8, 표 1).

Full balanced occlusion과 비교한 lingualized occlusion의 특징

① 점접촉 교합이므로 교합 구성이 쉽다.
② 교합 접촉 면적이 적다.
③ 음식물 유출 효과가 크다.
④ 음식물을 가늘게 자를 수 있는 능력이 높다.
⑤ Clasped teeth(지대치)에 대한 부담이 적어서 잔존치를 보호하는 효과가 높다.
⑥ 치조제에 대한 부담이 적어서 치조제 보존에 도움을 준다.
⑦ 전방 및 측방 한계 운동로 사이의 중간 영역에서도 원활하게 저작할 수 있어 먹기 쉽다.
⑧ 저작할 수 있는 음식의 종류가 폭넓게 확대된다.

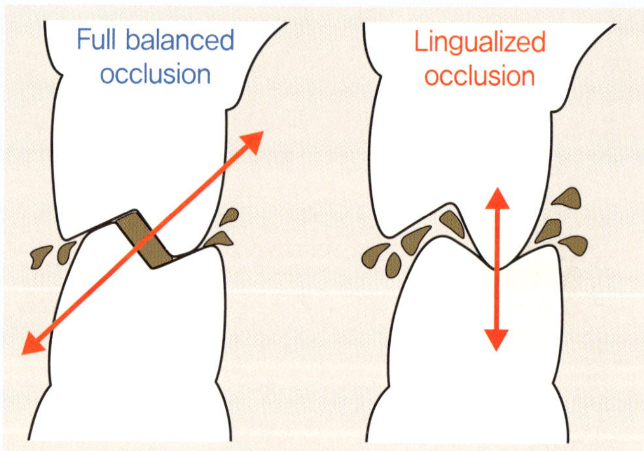

그림 5. Lingualized occlusion의 특징.

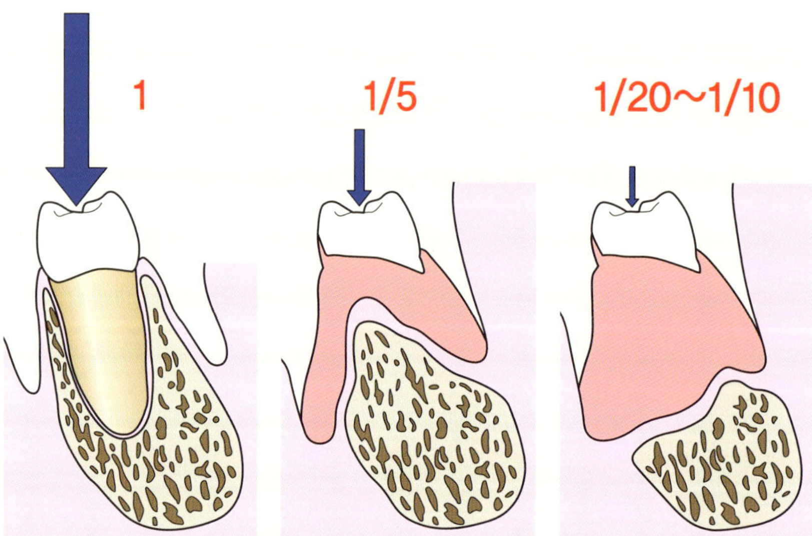

그림 6. 잔존조직의 지지 능력 비교. 무치악 환자에서 의치상 하부 점막의 지지 능력은 일반적으로 건강한 유치악의 약 1/5 정도로 감소하고, 치조제 흡수가 현저한 경우는 1/20~1/10 정도까지 감소한다.

교합 양식과 의치의 안정

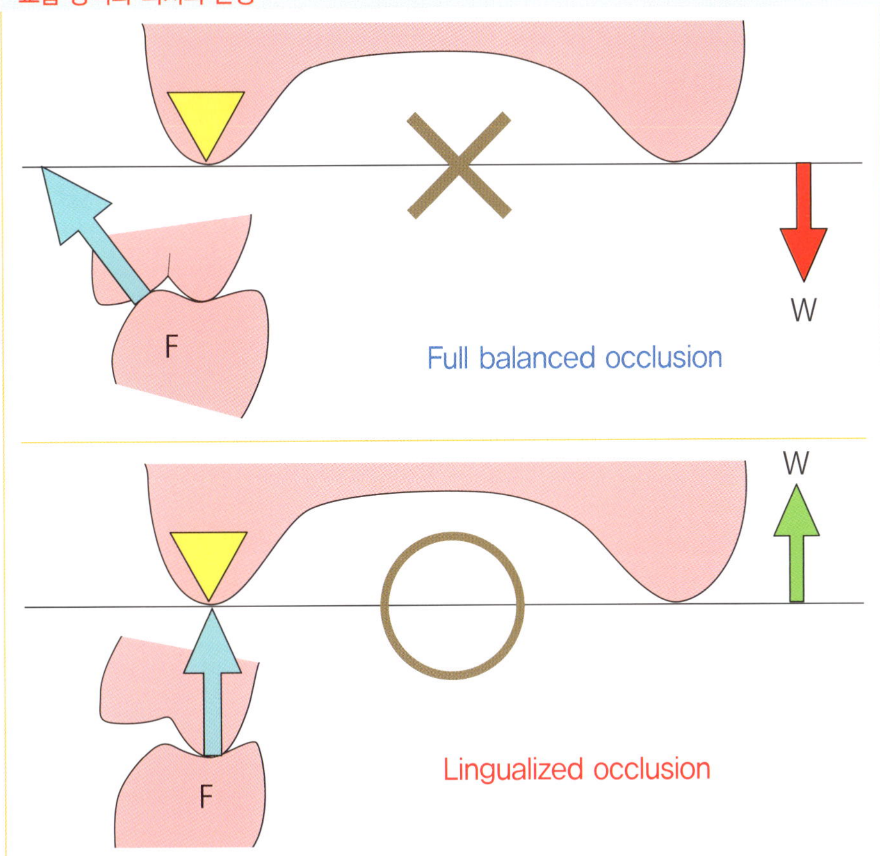

그림 7. Full balanced occlusion과 lingualized occlusion에서 편측성 지레의 균형과 의치의 안정성. 동일한 위치에 인공치를 배열해도 힘이 가해지는 위치와 방향의 측면에서 lingualized occlusion은 full balanced occlusion보다 의치의 안정성에서 우수하다.

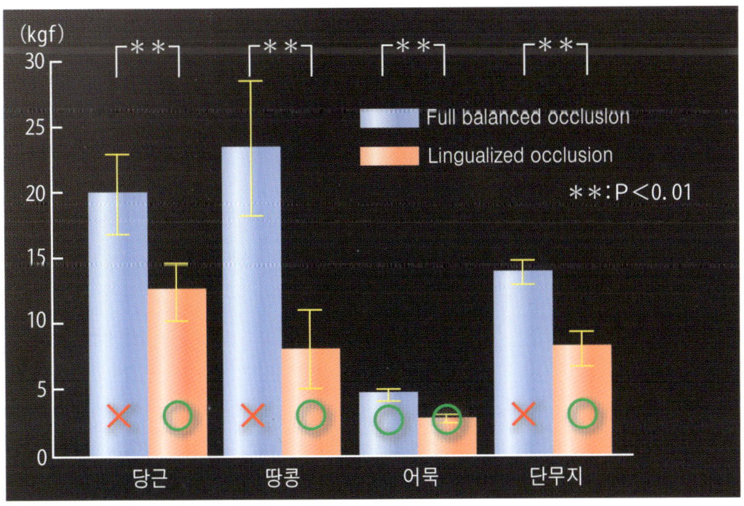

그림 8. Full balanced occlusion과 lingualized occlusion에서 음식물을 가늘게 자르는 데 필요한 힘의 비교. 12.5kgf으로 씹는 사람은, lingualized occlusion에서 4종류의 음식물 모두를 가늘게 자를 수 있었지만 full balanced occlusion에서는 부드러운 어묵만 가늘게 자를 수 있었다.

표 1. Full balanced occlusion과 lingualized occlusion에 대한 피험자의 주관적 평가. 피험자의 일상 식생활에서 먹기 쉬운 정도와 맛의 주관적 평가. 3년에 걸쳐 연구에 협력해 준 피험자 6명 전원이 일상 식생활에서 lingualized occlusion이 full balanced occlusion보다 먹기 쉽고, 보통의 식사를 더 맛있게 먹을 수 있다고 평가하였다.

	Full balanced occlusion						Lingualized occlusion					
	피험자						피험자					
	a	b	c	d	e	f	a	b	c	d	e	f
먹기 쉬움	—	—	—	—	—	—	○	○	○	○	○	○
맛있음	—	—	—	—	—	—	○	○	○	○	○	○

○ : 더 먹기 쉽다 ○ : 더 맛있다

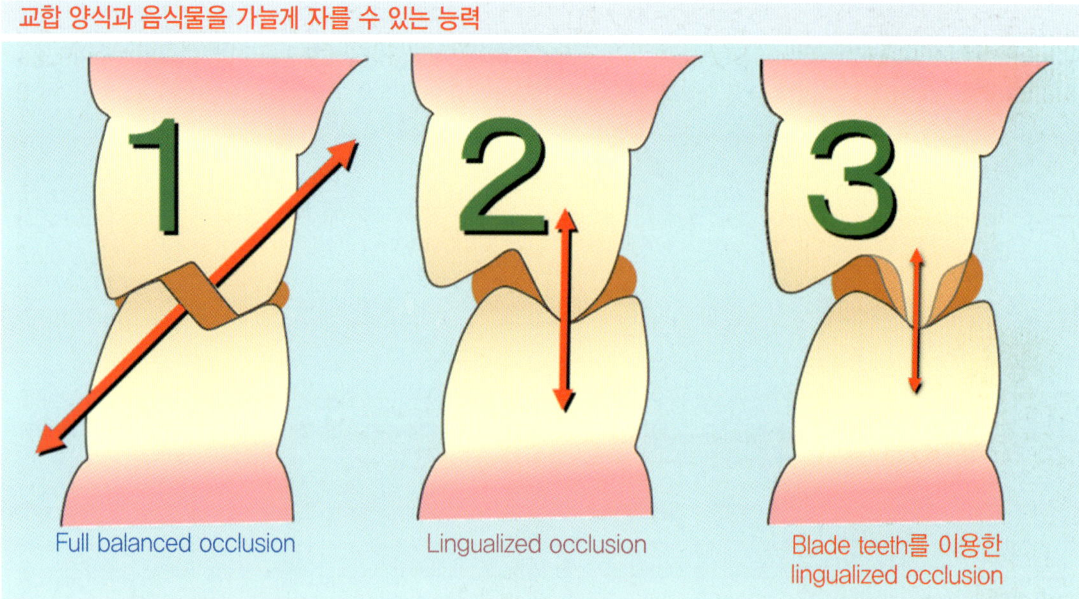

그림 9. 각종 교합 양식과 음식물을 가늘게 자를 수 있는 능력. Lingualized occlusion의 음식물을 가늘게 자를 수 있는 능력은 full balanced occlusion의 약 2배이고, blade teeth를 이용해 lingualized occlusion을 구성한 경우는 약 3배가 되며, 지르코니아 인공치를 이용해 lingualized occlusion을 구성하면 약 5배가 된다.

표 2. 30° 인공치와 blade teeth의 비교(피험식품 저작에 대한 피험자의 2년에 걸친 주관적 평가). 저작하기 어려운 생당근과 단무지에서는 피험자 전원이 해부학적 30° 인공치보다 blade teeth가 더 먹기 쉽다고 평가했다.

	30° 인공치						Blade teeth						
	피험자						피험자						
피험 식품	a	b	c	d	e	f	a	b	c	d	e	f	통계 결과
어묵	○	○	○	○	○	○	○	○	○	○	○	○	
땅콩	○	○	○	○	◎	◎	◎	○	○	◎	○	○	
생당근	○	○	○	○	○	○	◎	◎	◎	◎	◎	◎	*
단무지	○	○	○	○	○	○	◎	◎	◎	◎	◎	◎	*

◎ : 먹기 쉽다　○ : 보통으로 먹을 수 있다
△ : 먹기 어렵다　× : 먹을 수 없다　※ : P<0.05

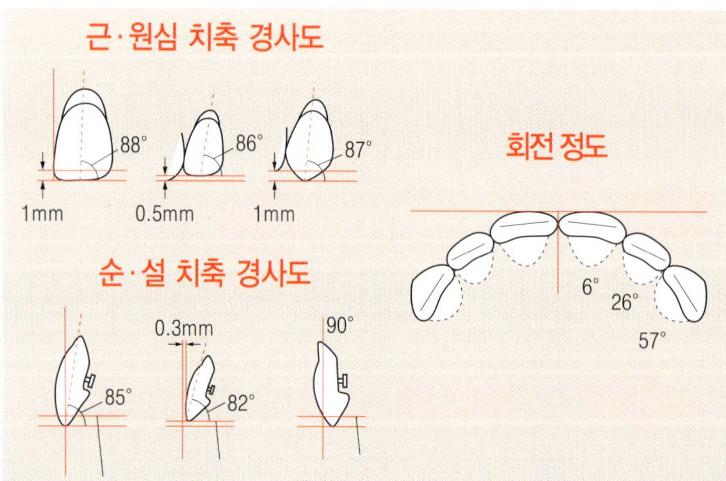

그림 10. 기존의 일반적인 상악 전치의 배열 기준. Square 형태가 압도적으로 많은 코카서스 인종의 평균치가 기준이므로 tapering 형태가 많은 몽골 인종에서는 조화를 이루지 못하는 경우가 대부분이다.

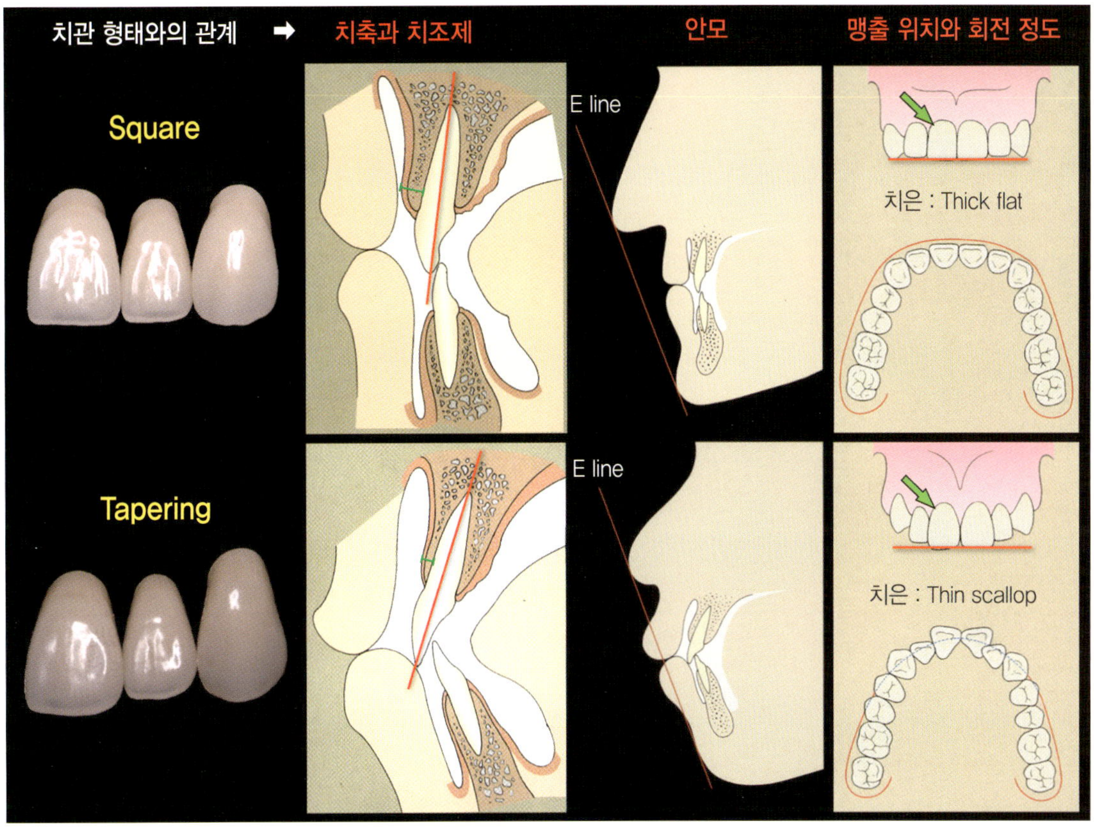

그림 11. Square와 tapering 치관 형태에서 e-Ha Q anterior®의 배열 기준. 전치 치관 형태와 치축, 치조제, 안모, 맹출 위치, 회전 정도, 치은 형태의 관계. 유럽인에 많은 코카서스 인종에서는 square 형태가 대부분이고, 동양인에 많은 몽골 인종에서는 tapering 형태가 대부분을 차지한다. Combination은 이러한 요소가 square와 tapering의 중간 형태이다.

그리고 음식물 유출 효과를 더욱 높이고 동시에 교합 접촉 면적도 줄일 수 있는 방법이 상악 구치 설측 교두 부위를 blade 모양으로 만드는 것이다. Lingualized occlusion의 음식물을 가늘게 자를 수 있는 능력은 full balanced occlusion의 약 2배이고, blade teeth를 이용해 lingualized occlusion을 구성한 경우는 약 3배가 되며, 지르코니아 인공치를 이용해 lingualized occlusion을 구성하면 약 5배가 된다(그림 9).

상악 제1소구치에서 제2대구치까지의 4치아가 연결된 e-Ha Q quatro blade®(Heraeus Kulzer)의 설측 교두에는 각각의 데이터로 증명된 적절한 blade 형태가 부여되어 있다. 그렇기 때문에 의치의 안정과 치조제로의 부담 경감과 더불어 저작할 수 있는 음식의 종류가 대폭 확대되어 영양 균형과 정신적 만족도에 대한 환자의 주관적 평가에서도 높은 유효성이 확인되었다(표 2).

인공치 배열과 교합조정

1. 전치 배열

의치에서 전치 인공치의 배열 위치, 치축 경사도, 회전 정도 등의 배열 기준이 이전부터 코카서스 인종의 평균치만이 제시되어 있어서 일반적으로 치관 형태가 다름에도 불구하고 획일적인 배열이 되어 왔다(그림 10). 그렇기 때문에 아무리 봐도 자연치 같지 않은 부자연스러운 의치를 장착해 버리는 증례가 많았다고 할 수 있다.

전치의 치관 형태에는 인종 사이에 차이가 있어서 유럽인에 많은 코카서스 인종에서는 square 형태가 대부분이고, 동양인에 많은 몽골 인종에서는 tapering 형태가 대부분을 차지한다. 보다 자연스럽고 심미적으로 인공치를 배열하기 위해서는 인종

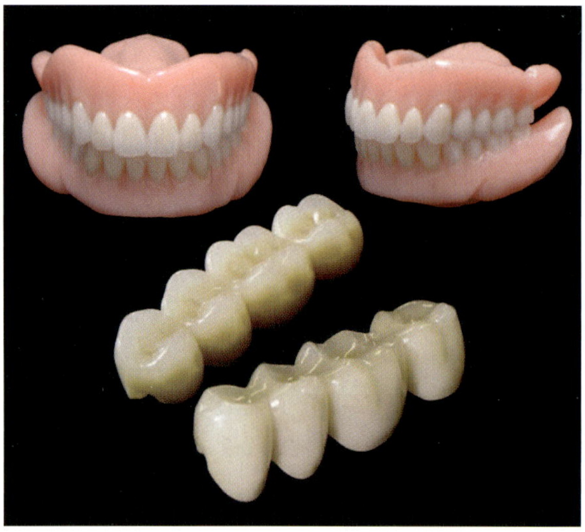

그림 12. e-Ha Q quatro blade®(Heraeus Kulzer)는 4치아 연결 구치로, 경질레진 인공치와 특별 주문의 지르코니아 인공치가 있다. 양측성 평형을 유지하는 lingualized occlusion을 누구라도 정확히 그리고 기존의 방법과 비교하여 훨씬 간단하고 신속하게 구성할 수 있다.

표 3. 구치 배열의 기준이 되는 6가지 요소

1	근·원심 위치
2	협·설 위치
3	상·하 위치
4	근·원심 치축
5	협·설 치축
6	회전 정도

마다 다른 치관 형태에 따라 상악 전치부의 특징을 정확히 표현할 수 있는 기준, 다시 말해서 그림 11에 제시하는 전치 형태에 따라 순·설의 배열 위치, 순·설의 치축 경사도, 근·원심 치축 경사도의 연속성과 각각에 따른 회전 정도의 연속성, 치조제와 치은의 특징 등 실제 임상 응용의 기준을 명확히 해 둘 필요가 있다.

또한 교합채득 단계에서 결정된 교합제의 풍융도를 지표로 해서 각종 전치 형태와 안모의 상관성을 고려하여 인공치 형태를 선택하는데, 치조제 기저에 대해 교합제가 순측으로 돌출된 풍융도가 강한 증례에서는 tapering의 경향이 강하고 풍융도가 약한 증례에서는 square의 경향이 강하다는 데이터를 근거로 인공치 형태를 적절히 선택하는 기준을 이해할 필요가 있다.

이 모든 사항은 의치에 국한하지 않고 크라운 브리지, 복합레진 수복, 임플란트 치료 및 교정치료를 할 때도 공통되는 사항이므로 충분히 인식해 두는 것이 매우 중요하다.

2. 상악 구치의 배열

그러면 앞에서 서술한 e-Ha Q quatro blade®(그림 12)를 이용한 배열 작업을 설명한다. 이 인공치는 4치아가 연결된 구치이므로 누구라도 정확히 그리고 기존의 방법과 비교하여 훨씬 간단하고 신속하게 양측성 평형을 유지하는 lingualized occlusion을 구성할 수 있다.

Lingualized occlusion에서는 상악 설측 교두 교두정 부위의 한 점만이 대합치와 교합 접촉하기 때문에, 기존의 배열 방법에서는 표 3에서 보이는 구치 배열의 6가지 요소마다 적절하게 위치시켜 하나의 치아씩 차례대로 왁스에 고정하는 작업을 반복하고, 마지막으로 전체의 연속성을 다시 검사하여 미세 조정을 시행했다. 따라서 조작이 복잡하고 시간이 오래 걸릴 뿐만 아니라 술자의 지식과 기술에 따라 완성도에서 커다란 개인차가 생겨버리는 것이 임상의 문제였다.

e-Ha Q quatro blade®는 4구치가 미리 정해진 각도로 연결되어 있으므로 배열을 할 때는 전·후의 교합 평형이 유지되도록 교합 평면 경사각만을 확인하고 필요에 따라 미세 조정하면 기존보다 약 30배 정도 작업 효율로 구치부 인공치 배열을 마칠 수 있다.

이와 같이 구치 4치아를 연결해도 balanced occlusion을 정확히 구성할 수 있는 것은 점접촉 교합인 lingualized occlusion의 커다란 장점이므로 quatro blade를 이용하면 누구라도 손쉽게, 매우 짧은 시간에 그리고 정확히 양측성 평형을 유지하는 lingualized occlusion을 구성할 수 있다. Full balanced occlusion은 면접촉에 의한 양측성 평형 교합이므로, 일반적으로 연결치아를 이용해 구성하

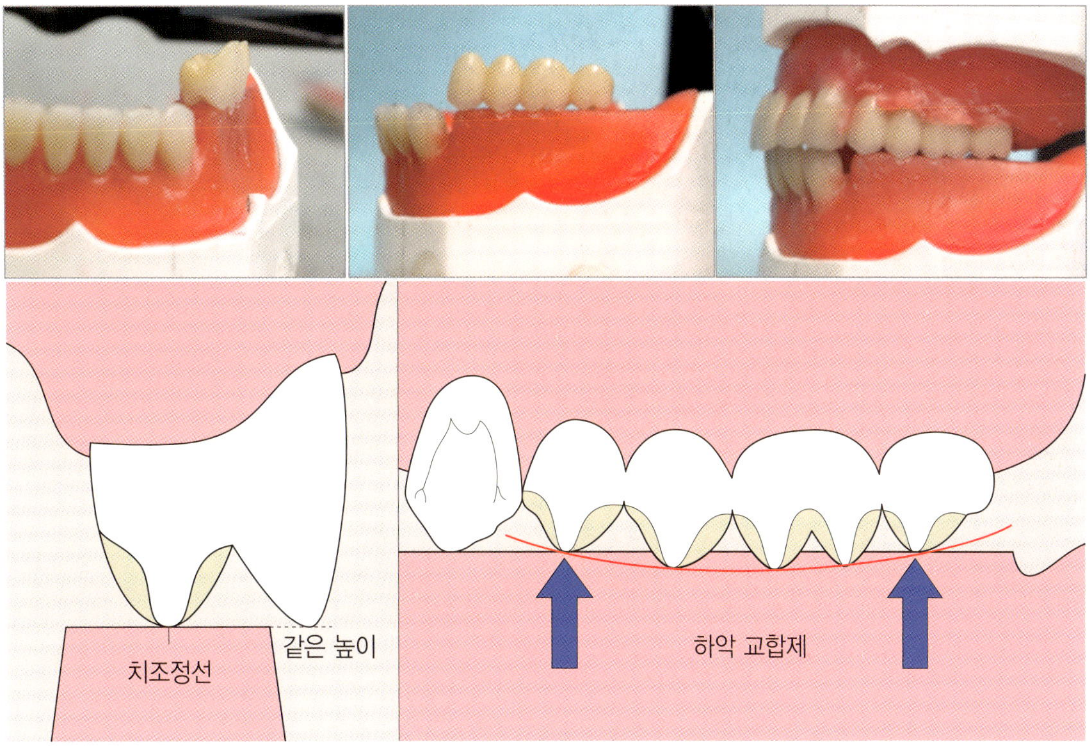

그림 13. e-Ha Q quatro blade®의 배열 기준. 상악법으로 구치부를 배열하기 때문에 상악 견치 원심부와 제1소구치 사이에 Tench space가 생기지 않아 심미성의 측면에서도 유리하다. 상악 견치로부터 이행하는 위치와 하악 교합제 위의 치조정선을 기준으로 하여 상악 4치아 연결 구치를 적절하게 위치시킨다. 이어서 상악 교합제를 적당량 삭제해 충분히 깊게 연화하고 교합기를 닫아 인공치를 위치시킨다.

는 것은 불가능하다.

e-Ha Q를 이용한 구치 배열은 상악부터 시행하는데, 하악 교합제에 표기된 하악의 치조정선 위에 상악 인공치 설측 교두정이 오도록 위치를 잡아 편측성 지레의 균형을 유지하도록 배열한다(그림 13). 하악 치조정선을 설정하는 방법은, 전방 기준점으로 제1소구치와 제2소구치가 이전에 있었다고 추정되는 위치의 근·원심 중간점을 취하고, 후방 기준점으로 제2대구치가 이전에 있었다고 추정되는 위치를 구해 이 두 곳을 통과하는 직선을 치조정선으로 설정한다. 다만 하악의 치조제 흡수가 심한 증례에서는 하악 치조궁이 확대되므로 구치부 배열 위치가 협측으로 너무 치우치지 않도록 주의할 필요가 있다.

그때 하악 치조정선뿐만 아니라 중립대와 상악 견치로부터 치열의 연결성을 충분히 고려해 협·설 배열 위치와 치축을 결정하는 것이 임상에서 중요하다(그림 12). 또한 상악법으로 구치부를 배열하면 상악 견치 원심부와 제1소구치 사이에 Tench space가 생기지 않아 심미성의 측면에서도 유리하고, 교합조정한 양만큼 교합 평면이 하방으로 치우치는 일이 없다는 점에서도 하악법과 비교해 유리하다.

실제의 조작에서는 그림 13에 보이듯이 제1소구치 설측 교두정과 제2대구치 근심 설측 교두정이 하악 교합제 윗면에 거의 접촉하는 위치까지, 제2소구치 설측 교두와 제1대구치 설측 교두는 조절만곡이 부여된 양만큼 교합제 안으로 밀어넣어 위치시킨다. 그리고 상악 교합제를 적당량 삭제해 충분히 깊게 연화하고 교합기를 닫아 인공치를 위치시킨다.

3. 하악 구치의 배열

상악 좌·우 구치부 배열이 끝난 후에 incisal pin을 0.2°(교합기에 따라 다르지만 0.3mm) 정도 살짝 거상하여 교합조정 여유분을 확보한다.

이어서 교합기를 반대로 뒤집어 그림 14에 보이는 것처럼 teeth positioner를 이용해 상악 구치에 하

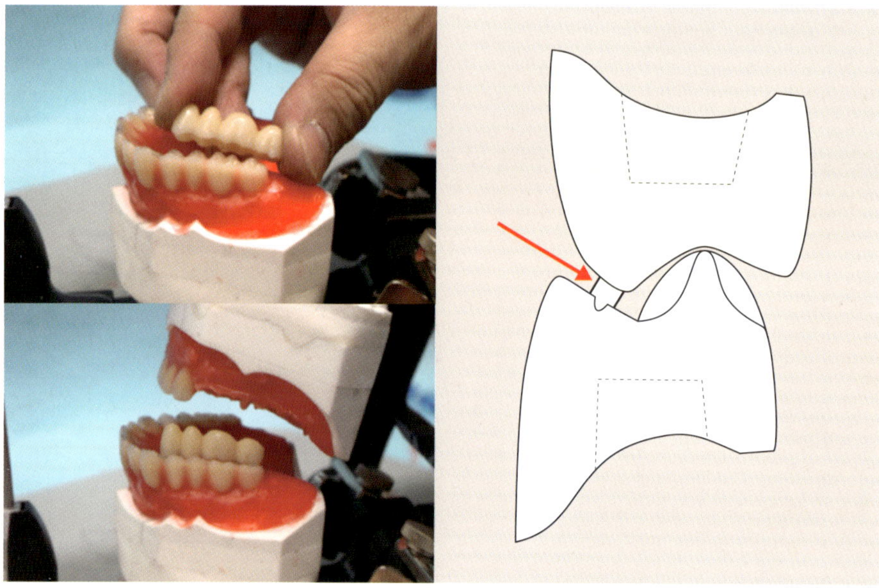

그림 14. 하악 구치의 배열. Teeth positioner를 이용하면 상·하악 치열의 교합 접촉 관계와 적절한 활주 간극을 쉽게 설정할 수 있다. 그대로 교합기를 닫아 충분히 연화된 하악의 교합제에 인공치를 위치시킨다.

악 구치를 감합시켜 정확히 위치시킨다. 또한 teeth positioner로 인해 상·하악 구치 협측 교두 사이에 적절한 활주 간극량의 기준이 되는 1.0mm를 정확하고 매우 손쉽게 설정할 수 있다.

하악 구치의 배열 위치를 확인한 후 하악의 교합제도 마찬가지 방법으로 적당량 삭제해 충분히 깊게 연화하고 교합기를 닫아 인공치를 위치시키면 배열은 끝난다(그림 14).

이 단계에서 교합기를 전방 운동을 시켜서 구치부의 disclusion이 없고 적은 양의 교합조정으로 전·후 평형을 유지할 수 있는지를 확인한다. 만약 disclusion을 볼 수 있는 경우는 상악 구치에 이어서 하악 구치의 순서로 후방 부위를 상방으로 약간 이동시켜 교합 평면 경사도를 미세하게 조정한다. 그 후 teeth positioner를 삭제하면 균등한 활주 간극을 쉽게 설정할 수 있다.

4. 교합조정

전치와 구치의 배열이 끝난 후 incisal pin의 눈금을 0°(0mm)로 되돌리고, 그림 15에 보이듯이 약간의 교합조정만으로 넓은 범위에서 양측성 평형을 유지하는 lingualized occlusion을 구성할 수 있다. 이 작업은 모든 하악의 occlusal table 위에 교합지로 인기된 조기접촉 부위와 간섭 부위를 삭제 조정하여 끝낸다.

e-Ha Q quatro blade®에서는 편심 운동을 할 때 기존의 인공치와 비교하여 정확한 balanced occlusion을 훨씬 쉽고 매우 짧은 시간에 구성할 수 있다. 왜냐하면 하악 인공치 교합면에 악기능과 조화를 이룬 적절한 기본 형태가 이미 구축되어 있기 때문이다. 실제의 교합조정 작업은 중심교합위에서 시작하고, 이어서 좌·우 측방과 전방의 각종 편심위에서 이루어진다. 그때 하악 모형을 split cast 부위로부터 떼어 내서 손바닥에 올리고, 콘 모양의 실리콘 포인트를 이용하여 모형 후방에서부터 악운동이 인기된 모양을 따라 원심 방향으로 밀어 올리듯이 교합조정하면 짧은 시간에 효율적으로 교합조정할 수 있다(그림 15).

교합기에서 시행하는 교합조정의 최종 단계로 실리콘 포인트를 이용하여 각종 편심 방향에서 교합 접촉 범위를 연마하는 작업을 하는데(그림 15), 전

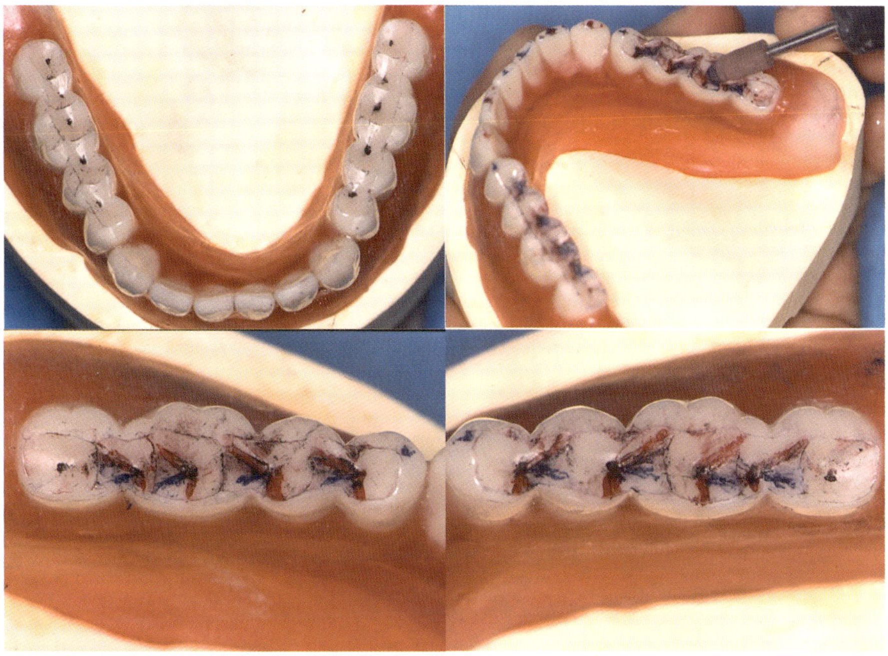

그림 15. 교합조정 작업은 하악 모형을 손바닥에 올리고 실리콘 포인트를 이용하여 모형 후방에서부터 악운동이 인기된 모양을 따라 원심 방향으로 밀어 올리듯이 교합조정하면 짧은 시간에 효율적으로 교합조정할 수 있다.

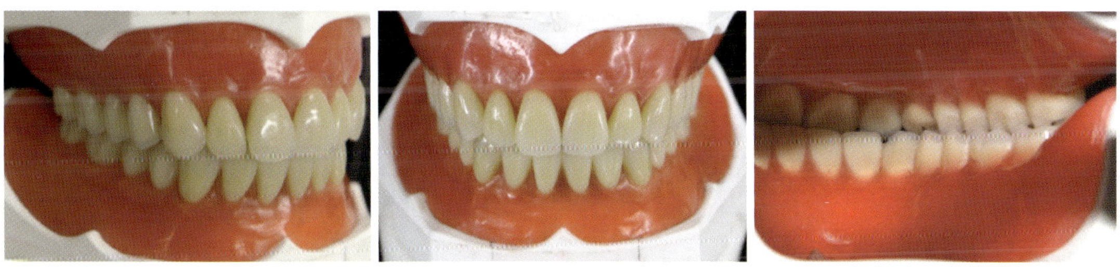

그림 16. e-Ha Q로 구성된 lingualized occlusion.

방과 측방 한계 운동로 사이의 중간 운동 영역도 함께 조정하는 것이 매우 중요하며, 이렇게 하면 lingualized occlusion에서는 어렵다는 중간 영역에서도 환자는 실제로 여러 가지 음식을 원활하고 쾌적하게 저작할 수 있게 된다.

이처럼 4치아가 연결된 e-Ha Q에서는 lingualized occlusion을 짧은 시간에 정확히 구성할 수 있어서 환자에게도 기쁨을 줄 수 있다(그림 16). 반드시 임상에서 활용해 보기 바란다.

○　　○　　○

이상과 같이 총의치 환자에게 안전성이 좋고, 확실히 씹고, 쉽게 먹을 수 있으며 기쁨을 줄 수 있는 교합 구성의 기준에 대해 full balanced occlusion과의 비교를 포함하여 lingualized occlusion을 중심으로 제시했다.

【참고문헌】

1) 小出 馨 (編)：臨床機能咬合学. 補綴臨床別冊, 医歯薬出版, 東京, 2009.

2) 小出 馨 (編)：デザイニングコンプリートデンチャー 第2版. 補綴臨床別冊, 医歯薬出版, 東京, 2012.

Koide Kaoru(小出 馨), Sato Toshihide(佐藤利英), Onodera Yasuo(小野寺保夫), Hoshi Hisao(星 久雄), Miyamoto Sekisuke(宮本績輔), Obayashi Setsuko(大林勢津子), Koide Katsuyoshi(小出勝義), Fukuda Hiroki(福田博規)

임플란트 증례의 안전한 교합 설정과 교합 구성이란?

정확한 진단용 스텐트와 수술용 가이드 및 부하 조절이 필요하다

Chapter 10의 테마는 임플란트 증례의 안전한 교합 설정과 교합 구성이다. 안심할 수 있고 안전한 임플란트 치료를 위한 현 시점의 힌트와 미래의 전망을 제시한다.

CT를 이용한 3D 데이터의 효과

요즘 치과용 CT가 급속하게 보급되어 임플란트 식립 전에 골의 상태를 상당히 자세하게 파악할 수 있게 되었다. 파노라마 방사선사진을 이용한 2차원의 정보만으로는 한계가 있으므로 안전한 임플란트 식립을 위해서는 정보가 부족하다고 할 수 있다. CT 데이터를 분석하는 소프트웨어도 발전해, 안전한 임플란트 식립을 위해서는 반드시 필요한 과정인 정밀도가 뛰어난 술전 치료계획이 가능해졌다.

의과용 CT처럼 정확하게 골질을 평가할 수는 없지만 치과용 CT를 이용한 3D 데이터는 하악관이나 인접치 치근, 상악동저의 위치를 입체적이고 사실적인 영상을 통해 자세히 진단할 수 있다. 그리고 사용하는 임플란트를 선택하거나 식립 위치와 각도를 면밀하게 설계할 수 있다. 임플란트 식립 수술을 시뮬레이션 하는 것은 말할 것도 없고 informed consent에서 환자의 이해도를 높이기 위해서도 효과적이다.

진단용 스텐트와 수술용 가이드

안전한 임플란트 식립 수술이 가능하기 위해서는 수술용 가이드가 필요하고, 이와 같은 수술용 가이드를 제작하고 정밀한 임플란트 식립을 계획하기 위해서는 먼저 정확한 정보를 CT 데이터로 반영하기 위한 진단용 스텐트(CT 촬영용 스텐트)가 필요하다.

진단용 스텐트를 구강 내에 장착하고 CT를 촬영하면 임플란트 치료에 반드시 필요한 ① 보철 치아의 위치와 치축, ② 상부구조와 기존 골의 위치 관계 ③ 마주하는 악궁 관계, ④ 점막의 두께, ⑤ 상부구조와 점막면의 관계, ⑥ 치은이나 치조제에서 올라오는 보철물의 contour 등 임플란트 보철을 보다 정밀하고 안전하게 제작하기 위한 정보를 얻을 수 있다.

1. 진단용 스텐트의 제작 순서와 활용(그림 1~3)

진단용 스텐트는 일반적으로 소수치 결손에 적용하는 치아 지지형과 다수치 결손에 적용하는 의치상 형태의 점막 지지형으로 나눌 수 있다. 모두 방사선불투과성 레진을 이용하여 보철 대상 치아의 골이나 점막의 위치 관계를 CT 영상에서 읽어낼 수 있도록 다음과 같은 요령으로 제작하는 것이 효과적이다.

① 치아 지지형에서는 결손 부위에 대해 치아의 이상적인 보철 위치에 진단용 왁스업한다(그림 1a).
② 왁스업한 치아를 유산바리움을 혼합한 방사선불투과성 레진으로 치환하여 맞춤화 방사선불투과성 인공치를 제작한다(그림 1b, c).
③ 방사선불투과성 인공치 중심에 치축 방향을 따라 똑바로 hole을 뚫고(그림 1d) 열가소성 plate로 프레임 부위를 제작한다(그림 1e).
④ 점막 지지형에서는 기성의 방사선불투과성 인공치를 이용해 진단용 배열을 하는 편이 간편하다(그림 2a). 점막면의 정보를 CT 영상으로 평가할 수 있도록 치조정 부위에 방사선불투과성 레진 한 층을 압접하여 투명하고 흐름성이 좋은 레진으로 플랜지를 제작하면 효과적이다(그림 2c).
⑤ 스텐트가 들떠 오르지 않도록 주의하면서 CT를

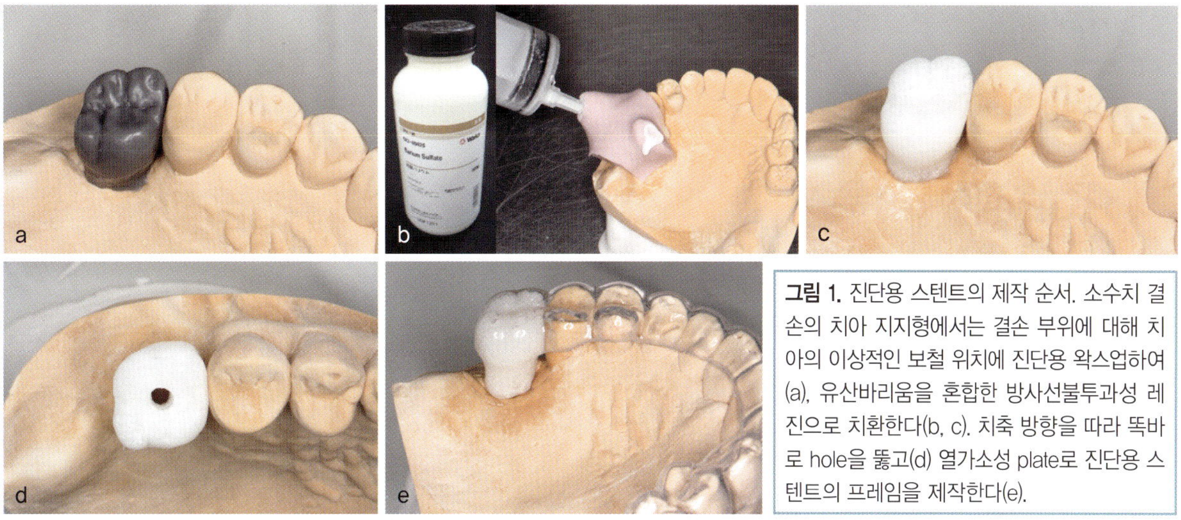

그림 1. 진단용 스텐트의 제작 순서. 소수치 결손의 치아 지지형에서는 결손 부위에 대해 치아의 이상적인 보철 위치에 진단용 왁스업하여(a), 유산바리움을 혼합한 방사선불투과성 레진으로 치환한다(b, c). 치축 방향을 따라 똑바로 hole을 뚫고(d) 열가소성 plate로 진단용 스텐트의 프레임을 제작한다(e).

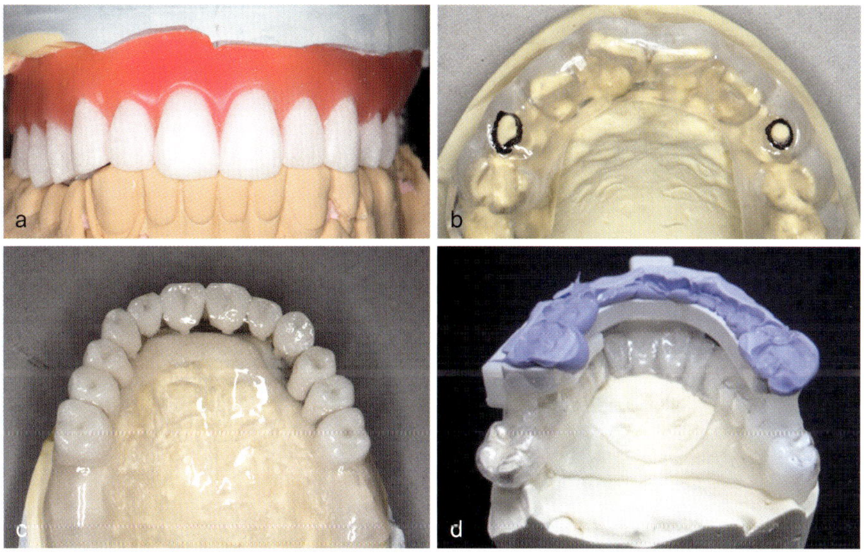

그림 2. 유산바리움이 들어간 인공치를 배열하고(a), 치조정 부위에 방사선불투과성 레진 한 층을 압접하여 투명하고 흐름성이 좋은 레진으로 제작한다(c). CT를 촬영할 때 스텐트가 들떠 오르거나 교합하여 변형되지 않도록 plate 위에 교합채득재로 대합치의 압흔을 채득해 둔다(d). 스텐트나 수술용 가이드의 적합 확인용으로 필요한 곳에 창을 만드는 것도 효과적이다(b).

촬영하는데, 이때 치아 지지형에서는 들떠 오르지 않는 것을 확인하기 위하여 필요한 곳에 적합 확인용으로 창을 만들어 둔다(그림 2b). 점막 지지형에서는 깨문 상태에서 안정되어 들떠 오르지 않도록 하는 말발굽 모양의 위치 결정용 bite block을 제작해 둔다(그림 2d).

⑥ 진단용 스텐트가 촬영된 CT 데이터를 활용해 치료계획을 세운다(그림 3).

⑦ 환자에게 설명하기 위한 용도로 환자의 이해도를 높이는 데 효과적으로 사용한다.

⑧ 증례에 따라 진단용 스텐트를 응용해 수술용 가이드로 바꾸는 것도 효과적이다.

2. 수술용 가이드의 제작(그림 4, 5)

수술용 가이드는 구강 내의 적합성과 유지 안정성이 좋아 가이드의 위치와 방향을 정확히 재현할 수 있는 것이어야 하며, 장착하고 제거할 때나 드릴의 진동에 견딜 수 있는 충분한 강도를 갖출 필요가 있다. 현재 효과적인 프레임 제작법과 드릴용 스텐트의

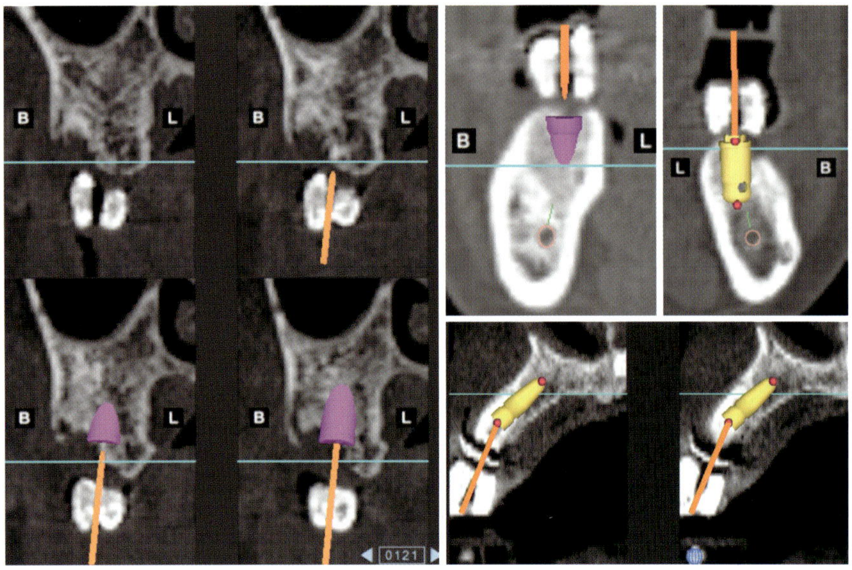

그림 3. 진단용 스텐트가 촬영되어 있는 CT 데이터를 활용한 치료계획. 방사선불투과성 인공치의 hole과 연조직의 두께를 고려해 임플란트 치료계획을 세운다. 오른쪽 아래는 플랜지 형태의 진단용 스텐트인데 한 층으로 압접된 방사선불투과성 레진으로 인해 점막면을 확인할 수 있다.

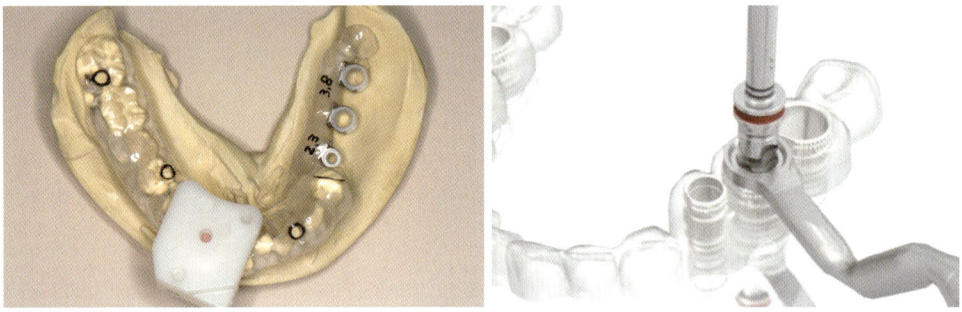

그림 4. 진단용 스텐트를 수술용 가이드로 바꾸어 CT 디지털 데이터를 기반으로 한 real time navigation system으로 드릴용 sleeve의 각도를 설정하는 방법.

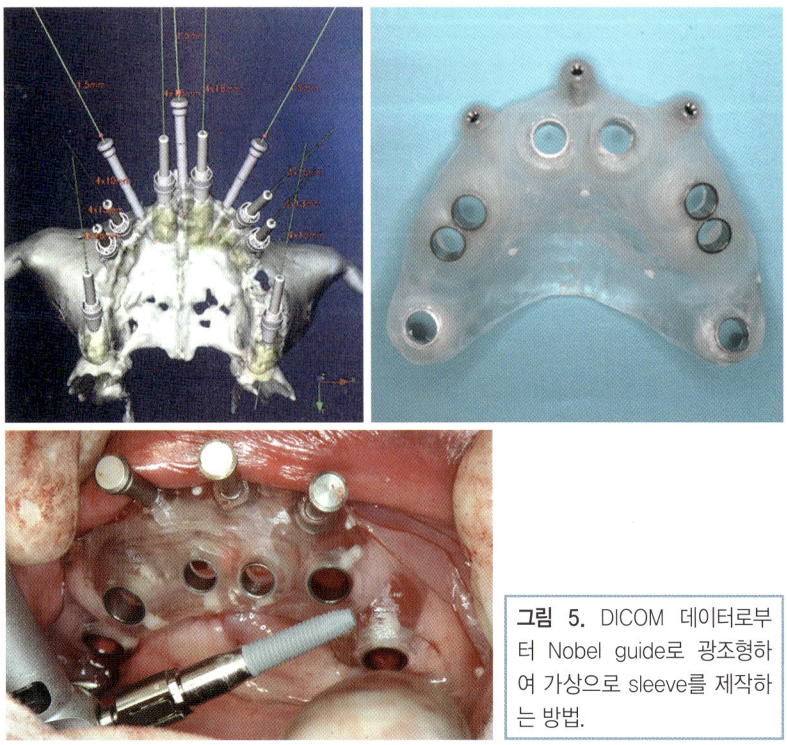

그림 5. DICOM 데이터로부터 Nobel guide로 광조형하여 가상으로 sleeve를 제작하는 방법.

제작법으로는 다음과 같은 방법이 있다.

1) 프레임 제작법

① 진단용 스텐트를 응용해 수술용 가이드로 바꾼다(그림 4 왼쪽)

② DICOM 데이터 → 광조형(그림 5)

③ DICOM 데이터 + 모형의 스캔 데이터 → 광조형 + CAM으로 레진 밀링

2) 드릴용 스텐트 제작법

① Real time navigation system으로 sleeve의 각도를 설정(그림 4 오른쪽)

② DICOM 데이터 → 가상으로 sleeve 제작(그림 5)

③ DICOM 데이터 + 모형의 스캔 데이터 → 가상으로 sleeve 제작

④ DICOM 데이터 + 모형의 스캔 데이터 → 각도 설정장치로 sleeve 제작

이 방법들 중에서 프레임 제작법으로는, 진단용 스텐트를 응용해 수술용 가이드로 바꾸어 CT 디지털 데이터를 기반으로 한 real time navigation system으로 드릴용 sleeve의 각도를 설정하는 방법이 실제로 적합 정밀도와 위치 재현성의 측면에서 효과적이다(그림 4).

임상 증례

⊙ 증례 1 : 단독 크라운(그림 6)

44세 여성으로, 파절로 인해 #46을 발치하고 3개월 후에 임플란트를 식립했다. 발치와의 골이 약했기 때문에 드릴링 없이 bone condensing으로 골질을 개선하여 보통의 토크로 식립할 수 있었던 증례이다. 진단용 스텐트를 조합한 CT 촬영에 의한 3D 데이터와 거기에 기반을 둔 수술용 가이드는 하악관이나 인접치 치근을 입체적이고 현실적인 영상으로 정확히 진단할 수 있어서 적절한 식립 위치와 각도를 설정할 수 있게 해 준다.

교합은 Chapter 06에서 제시한 자연치와 같은 형태의 교합 접촉을 부여했고, 편심위에서는 Chapter 08에서 제시한 항목을 기반으로 충분한 disclusion 양을 설정했다. 교합 접촉 강도는 임플란트 부위는 치근막의 피압 편위량이 없는 만큼 light tapping에서는 자연치보다 가볍게 접촉시키고, 약간 강하게 깨물 때는 자연치와 균등한 교합 접촉을 얻을 수 있도록 registration strip를 이용해 충분히 주의를 기울여 조정했다. 전체 브리지와는 달리 단독 크라운에서는 이 부분이 중요하다.

증례 1(그림 6)

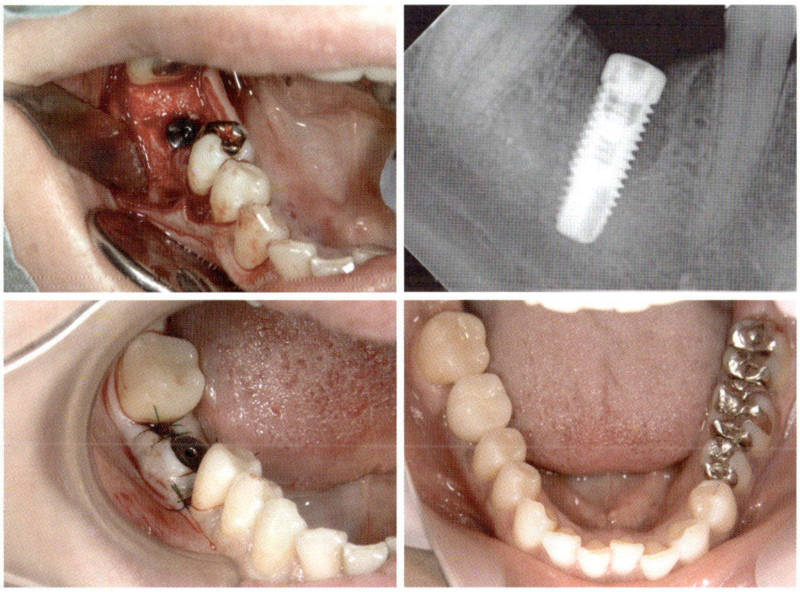

그림 6. 치근파절로 인해 #46을 발치하고 3개월 후에 임플란트를 식립. 임플란트 부위는 치근막의 피압 편위량이 없는 만큼 light tapping에서는 자연치보다 가볍게 접촉시키고, 약간 강하게 깨물 때는 자연치와 균등하게 교합 접촉하도록 한다.

증례 2(그림 7~12)

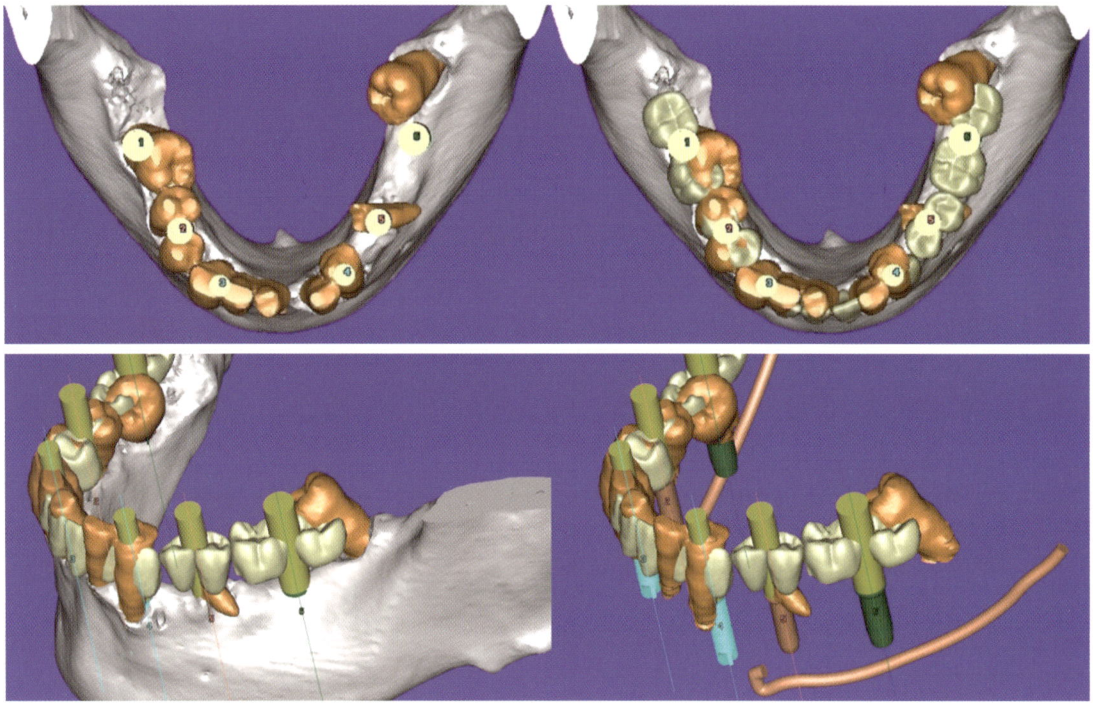

그림 7. SimPlant를 이용한 검사를 통해 하악은 6개의 임플란트를 식립하여 전체 브리지로 치료하기로 계획했다.

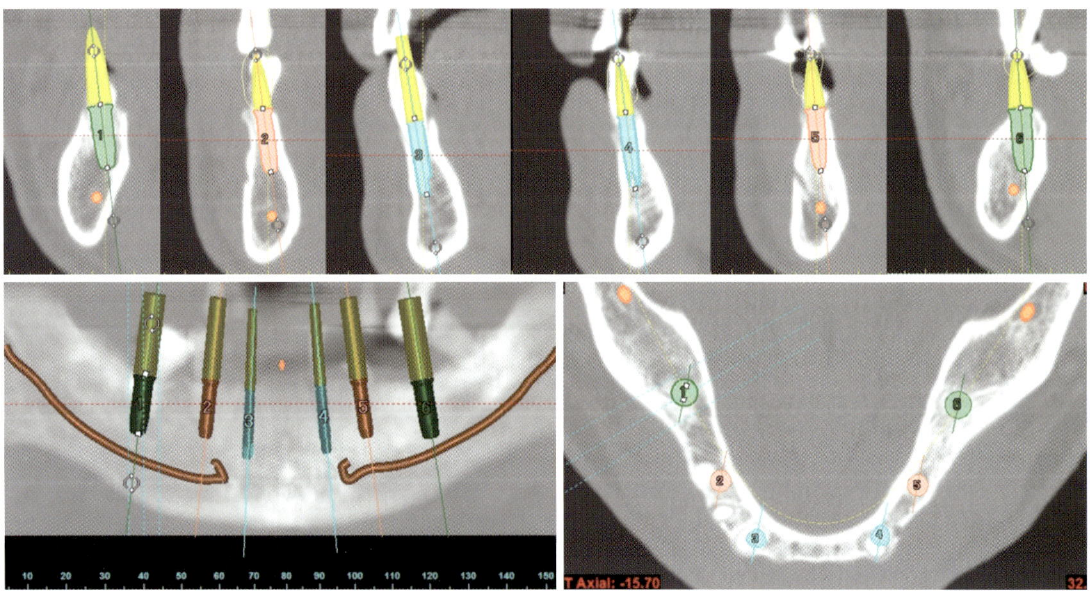

그림 8. SimPlant 진단을 이용해 가상의 3차원적인 식립 위치를 설정한다.

⊙ 증례 2 : 상악 총의치, 하악 전체 브리지(그림 7~12)

58세 남성으로, 잔존치는 치주질환으로 보존 불가능했다. SimPlant를 이용한 검사를 통해 상악은 총의치, 하악은 6개의 임플란트를 식립하여 전체 브리지로 치료하기로 계획했다(그림 7, 8).

수술용 가이드를 이용해 임플란트를 식립하고, SimPlant 진단을 이용한 가상의 3차원적인 식립 위치와 수술 후 실제로 식립된 위치가 거의 차이가 없어

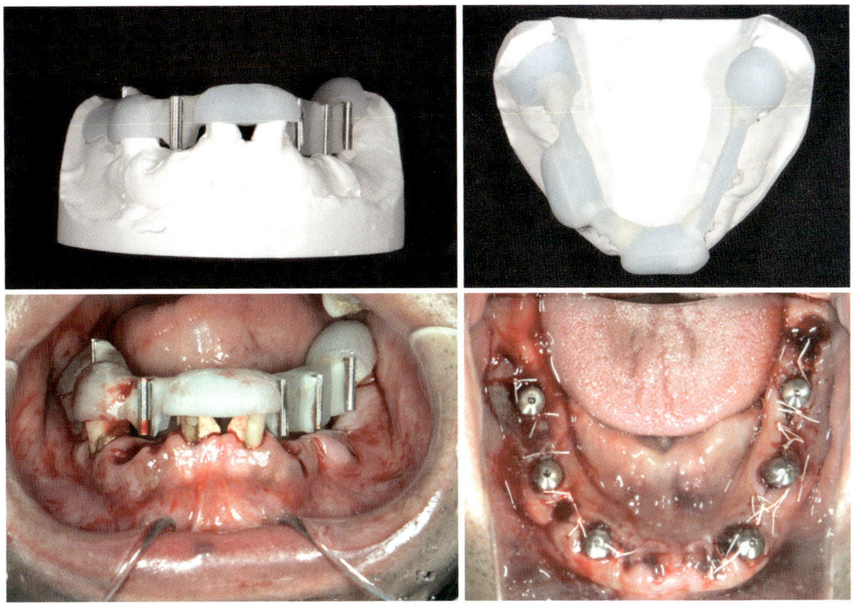

그림 9. 수술용 가이드를 이용해 임플란트를 식립했다.

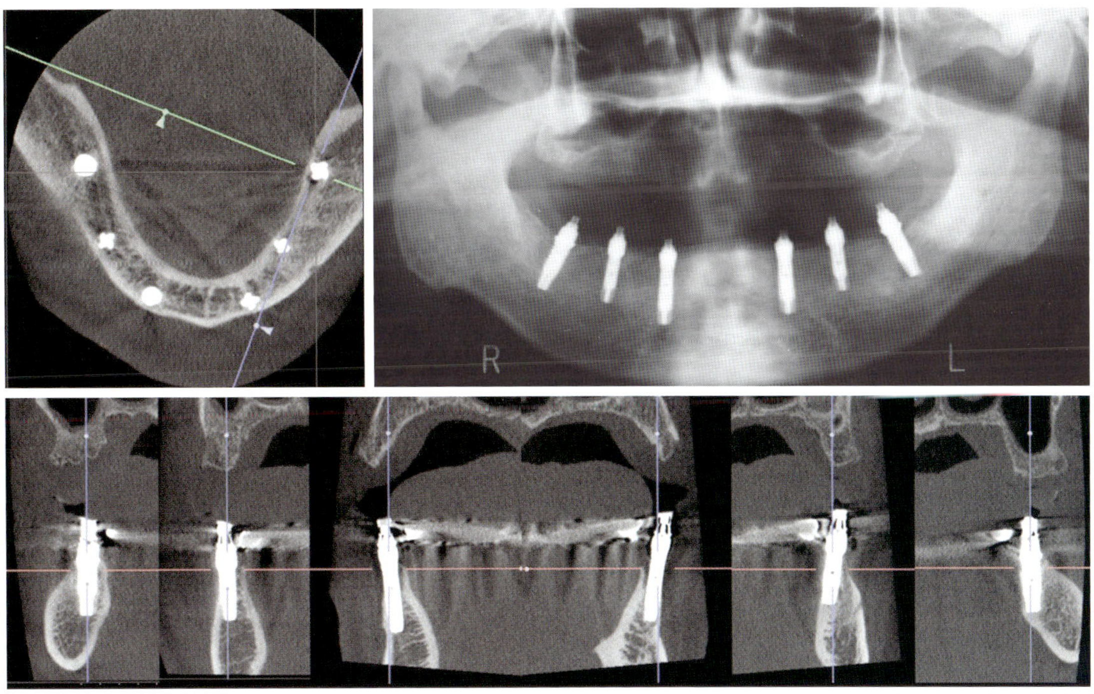

그림 10. 수술 후 실제로 식립된 위치를 평가해 안전한 처치가 이루어진 것을 확인했다.

안전한 처치가 이루어진 것을 확인했다(그림 9, 10).

보철물은 face bow transfer, gothic arch tracing, 좌·우 측방 check bite를 이용해 교합기의 작업측과 평형측의 과로를 조절하여 양측성 평형의 lingualized occlusion을 구성했다(그림 11, 12). 이렇게 함으로써 상악의 치조제 보존과 의치의 안정 그리고 하악 임플란트의 지지조직에 대한 기능압의 적절한 배분이 도모되도록 배려했다.

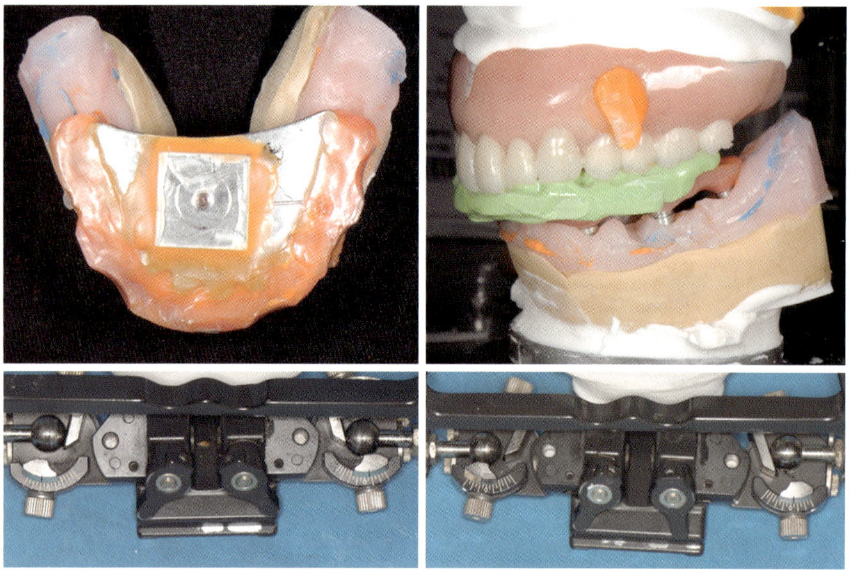

그림 11. 좌·우 측방 check bite를 이용해 교합기의 작업측과 평형측의 과로를 조절하여 하악의 측방 운동을 재현한다.

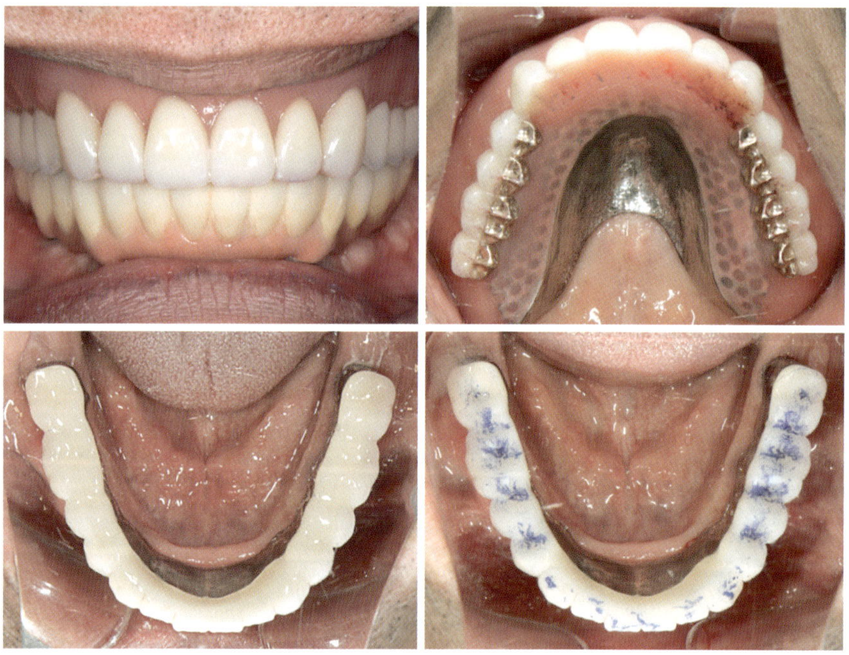

그림 12. 양측성 평형의 lingualized occlusion을 구성해 상악의 치조제 보존과 의치의 안정 그리고 하악 임플란트의 지지조직에 대한 기능압의 적절한 배분을 도모한다.

⊙ 증례 3 : 상·하악 브리지(그림 13, 14)

64세 여성으로 상악은 무치악이고, 하악은 #33, 34와 #43만 잔존한 상태이다. 상악은 치조골의 폭이 약 1mm로 매우 얇은 상태였으므로 드릴링 하지 않고 osteotome으로 식립했다(그림 13). 양측 상악동 부위도 상악동저까지 1~2mm만 남아 있는 매우 약한 상태이며, 환자는 이갈이가 있었으므로 장기적인 예후를 봐서 상악의 상부구조는 각각의 임플란트의 지지조직에 교합 부담을 분산하는 목적으로 전체 브리지의 일체형 구조로 제작했다.

프레임은 Co-Cr 합금으로 CAD/CAM(CARA system)을 이용해 제작했기 때문에 굴곡 강도가 우수하고, 백금합금의 약 1/3의 중량으로도 두께와 형태를 자유롭게 만들 수 있으며, 세라믹을 소성할 때의 변형도 매우 적다는 장점이 있다(그림 14). 현재는 CAD/CAM 기술의 진보로 전체 브리지의 일체형 구

증례 3(그림 13~14)

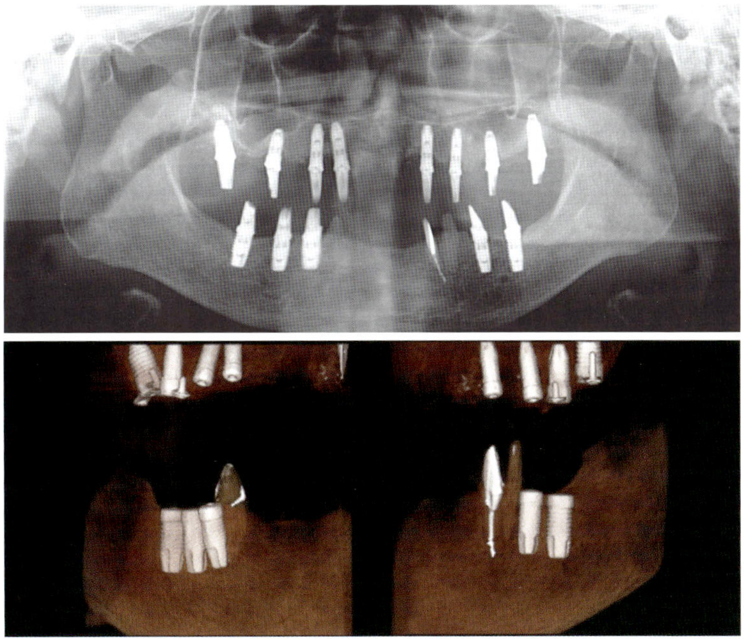

그림 13. 상악은 치조골의 폭이 약 1mm로 매우 얇은 상태였으므로 드릴링 하지 않고 osteotome으로 임플란트를 식립했다.

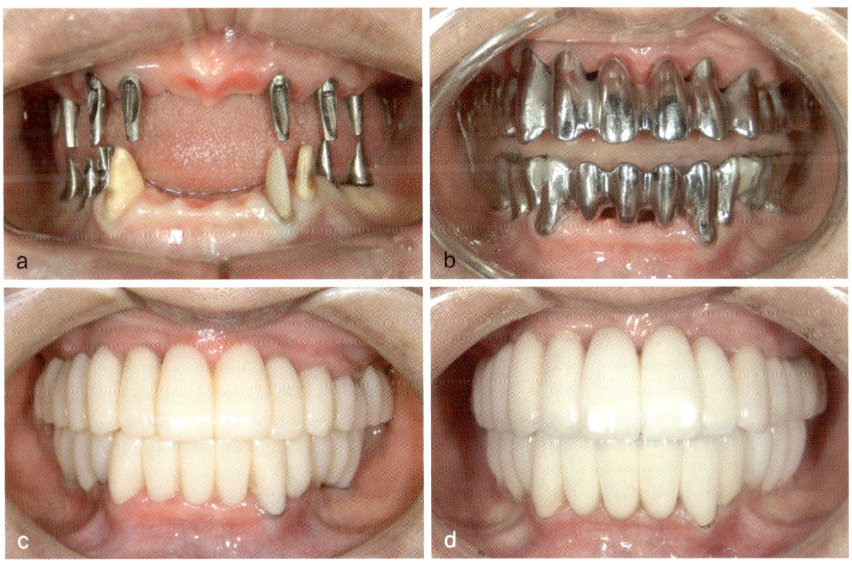

그림 14. 프레임은 Co Cr 합금으로 CAD/CAM (CARA system)을 이용해 제작(b), provisional restoration(c)과 최종보철물(d).

조에서도 적합 정밀도에서 문제가 없는 시스템이 개발되어 있다. Co-Cr 합금은 필요할 때 레이저 용접이 가능한 것도 장점이다. 일반적인 지르코니아와 비교하여 심미적인 면에서는 떨어지지만, 만약 앞으로 세라믹의 chipping이 발생해 수리를 위해 일단 제거할 때도 프레임의 파절을 걱정할 필요가 없다는 점에서도 Co-Cr 합금은 유리하다.

구치부의 교합은 상·하악 모두 브리지라는 사실과 대합치의 치관 위치를 고려해 Chapter 06에서 제시한 cusp to ridge로 형성하고, 측방 가이드는 Chapter 07에서 제시한 전방과 후방의 bracing equalizer를 갖춘 가이드를 구성했다. 그리고 상악이 전체 브리지이기 때문에 상악 전치부의 완충 기능이 발휘되지 않는다는 점에서 약간 강하게 깨물었을 때 자연치 지대의 하악 전치부 브리지와 임플란트 지대의 하악 구치부가 동시에 대합치와 교

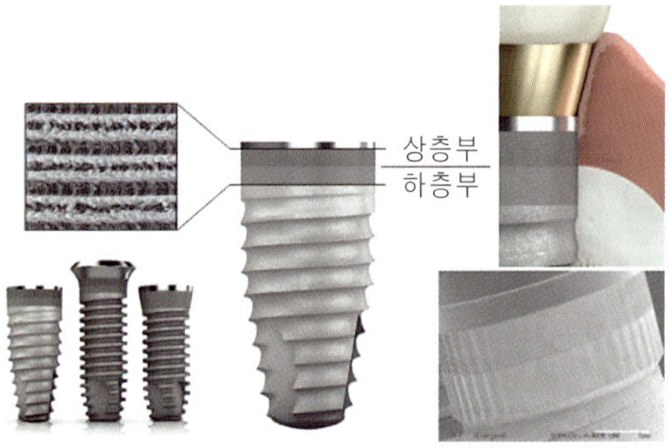

그림 15. Laser-Lok microchannel의 구성. Laser-Lok collar 부위의 microchannel은 2개의 층으로 구성되며, 각 그룹의 사이즈는 상층부에서 깊이 6㎛, 폭 8㎛이고, 하층부에서 깊이 12㎛, 폭 12㎛이다.

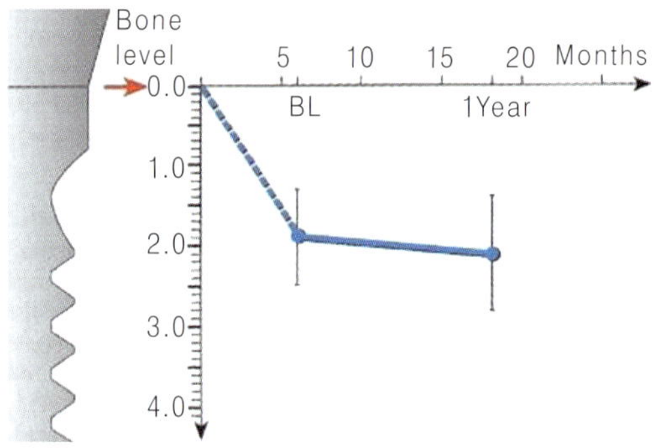

그림 16. 기존의 two piece implant system은 abutment를 연결하여 보철 처리 후 12개월에 약 2mm 정도인 첫 번째 thread 부근까지 골흡수가 일어난다.

합 접촉해 힘의 적절한 배분을 도모할 수 있도록 조정했다.

임플란트 치료의 가까운 미래에 대한 기대

임플란트 치료에 성공하기 위해서는 인공치근과 상부구조가 임플란트 주위의 골 및 치은과 조화를 이룰 필요가 있다. 여기서 제시하는 'Biohorizon Laser-Lok microchannel implant system'은 임플란트 주위에 결합조직 부착을 획득할 가능성이 있어서 이후 크게 기대를 가질 수 있다고 생각한다.

1. Laser-Lok microchannel의 구조

Laser-Lok microchannel이란 인공치근의 collar 부위를 컴퓨터로 제어하는 laser ablation 법으로 형성하는 치밀한 미세 가공 처리이다. 주목적은 연조직 및 경조직과 세포 단위에서 기계적인 결합 부착을 획득해 임플란트 주위의 치은 및 골의 level을 유지하는 것이다. Laser-Lok microchannel은 2개의 층으로 구성되고 각 그룹의 ㎛ 사이즈는 상층부에서 깊이 6㎛, 폭 8㎛이며, 하층부에서 깊이 12㎛, 폭 12㎛이다(그림 15).

2. Biohorizon Laser-Lok Implant

기존의 two piece implant system은 지대주를 연결하여 보철 처리 후 12개월에 약 2mm 정도인 첫 번째 thread 부근까지 골흡수가 일어난다고 알려져 있다(그림 16). 임플란트 주위의 bone level은 임플란트 치료의 성공을 평가하는 기준의 하나이고[2], microthread는 bone level 유지를 목적으로 부여되고 있다.

인공치근 collar 부위의 thread를 30배로 확대해 관찰하면 각 임플란트 시스템 사이에 커다란 차이가 없지만, 300배로 확대하면 microthread의 구조가 크게 바뀌어 Laser-Lok microchannel에서만 micro level에서도 규칙이 정확하게 가공된 표면 형태가 관찰된다(그림 15).

생체가 Laser-Lok microchannel에서 어떠한 반응을 보이는지를 이제까지 진행된 micro level의 *in vitro* 연구 결과를 토대로 살펴보면 12㎛ 그룹은 골아세포의 성장에 비하여 섬유조직의 성장을 억제하는 능력이 최대이고, 8㎛ 그룹은 상피세포의 이동을 억제한다는 사실이 명확하게 밝혀졌다[3-5]. 그리고 폭과 깊이가 6~12㎛ 범위의 그룹이 임플란트 주위조직에게는 최적이었다는 사실이 알려져 있다.

자연치의 주위에는 약 3mm의 생물학적 폭경이 있는데 1mm의 치은구, 1mm의 상피성 부착 그리고 1mm의 결합조직성 부착으로 구성되어 있다(그림 17). 임플란트 주위 콜라겐섬유의 배열은 자연치 치주조직의 배열과는 다르다. 자연치에서는 백악질에 매입된 샤피섬유에 의한 부착을 보이고, 그 바로 위에 접합상피가 부착하고 있다.

한편 골유착이 일어난 임플란트에서는 이들 콜라겐 섬유다발이 임플란트 장축과 평행하게 주행하고 있다(그림 18)[6,7]. 자연치와 임플란트의 생물학적 폭경의

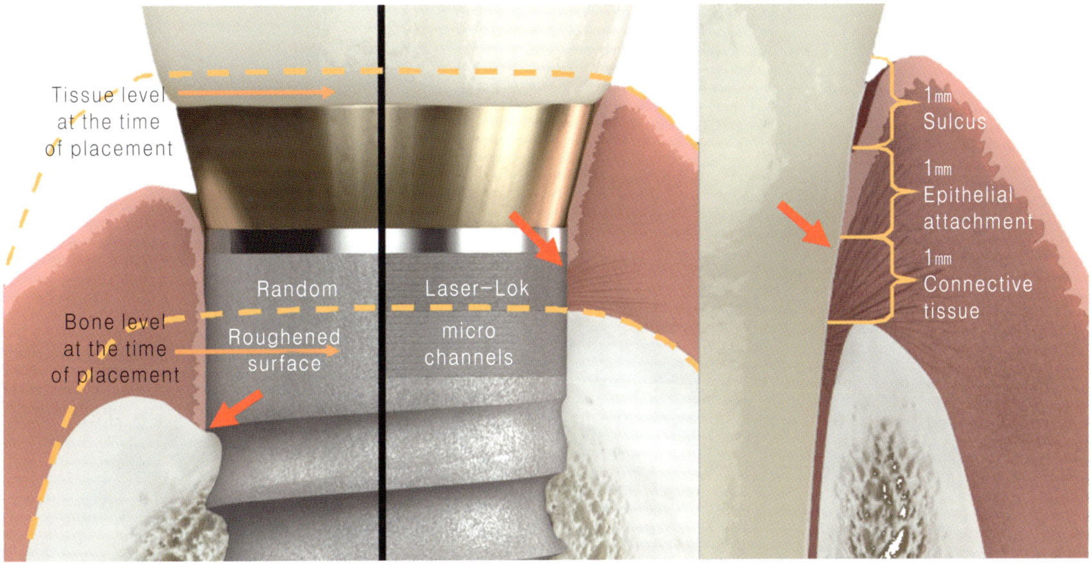

그림 17. 자연치의 주위에는 약 3mm의 생물학적 폭경이 있다(1mm의 치은구, 1mm의 상피성 부착 그리고 1mm의 결합조직성 부착으로 구성됨). Laser-Lok microchannel을 향한 콜라겐섬유 배열층은 자연치와 마찬가지인 connective band를 형성한다.

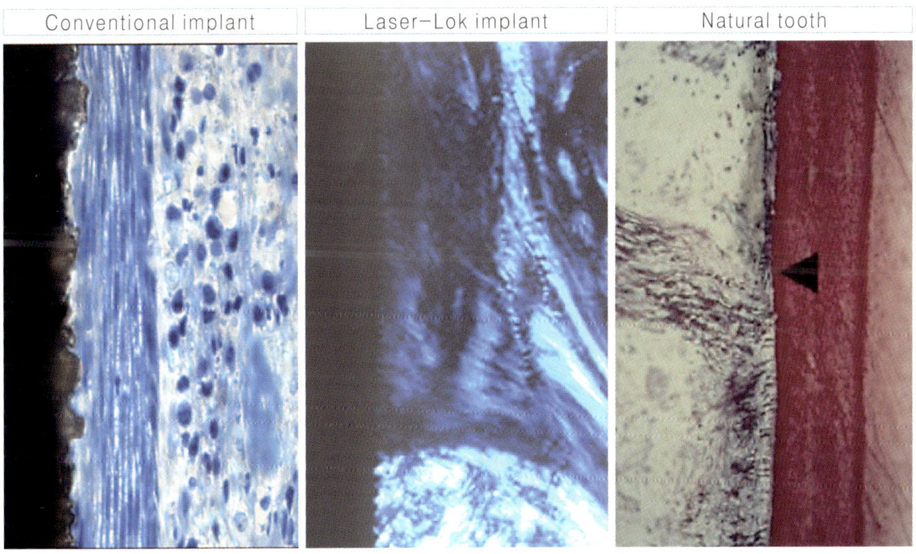

그림 18. Laser-Lok microchannel에는 자연치와 마찬가지로 인공치근 표면에 수직으로 주행하는 기능적인 콜라겐섬유 배열을 볼 수 있다.

차이는 지지 치조골의 골정 위치와 관련이 있다[8-10]. Two piece type 임플란트에서 보이는 지대주 연결부위에 생기는 염증성 세포침윤은 골의 상실을 초래하고, 결합조직 성분이 근첨 방향으로 이동하는 소견을 볼 수 있다[11].

하버드 대학의 Dr. Myron Nevins의 보고에 의하면 Laser-Lok microchannel에는 자연치와 마찬가지로 인공치근 표면에 수직으로 주행하는 기능적인 콜라겐섬유 배열을 볼 수 있고(그림 18)[2], SEM 상에서는 콜라겐섬유가 모든 층에서 Laser-Lok 그룹에 달라붙어 있는 모양이 관찰되고 있나(그림 19). Laser-Lok microchannel을 향한 콜라겐섬유 배열층이 자연치와 마찬가지인 connective band를 형성해 상피의 근첨 방향을 향한 이동을 방지하고 지지 치조골 골정 level을 유지할 가능성이 있다(그림 20)[12,13].

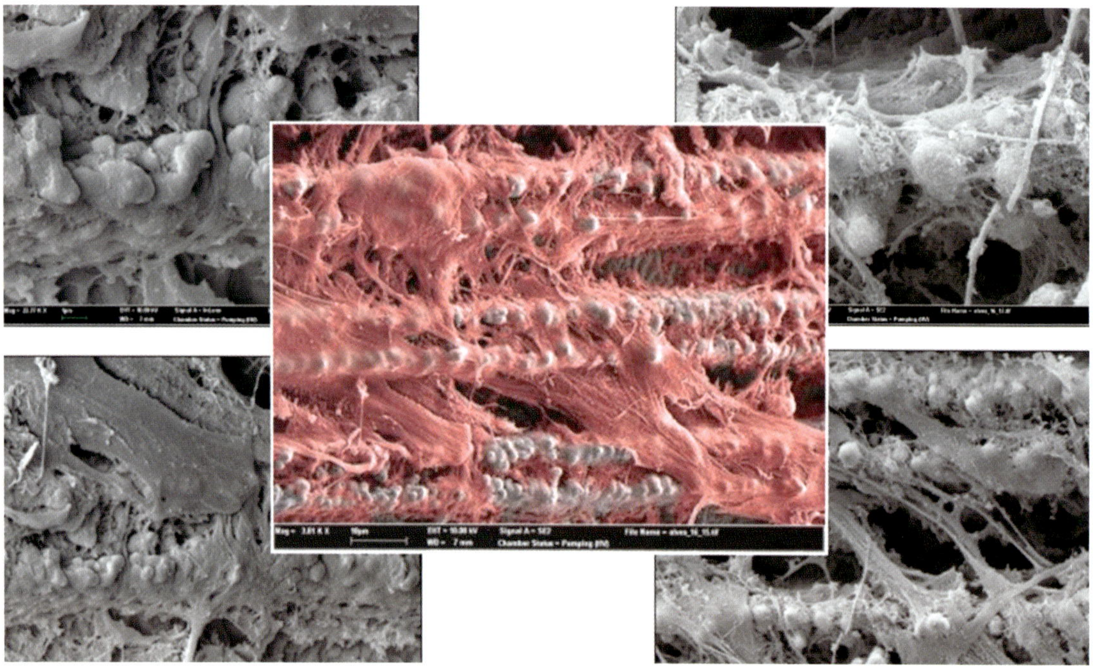

그림 19. SEM상에서는 인공치근의 모든 층에서 Laser-Lok 그룹에 연결되어 있다.

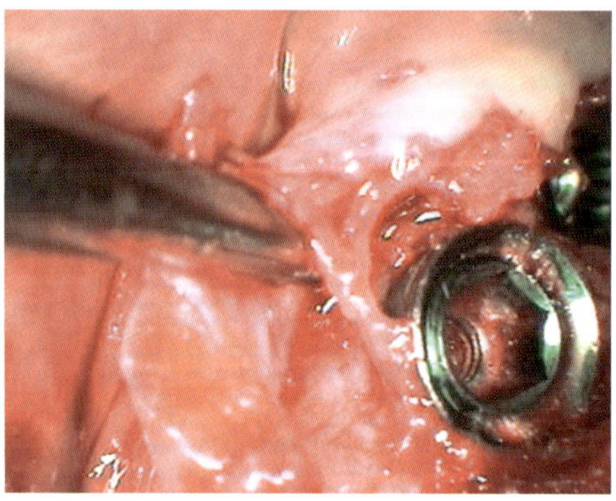

그림 20. 자연치와 마찬가지의 connective band를 확인할 수 있다.

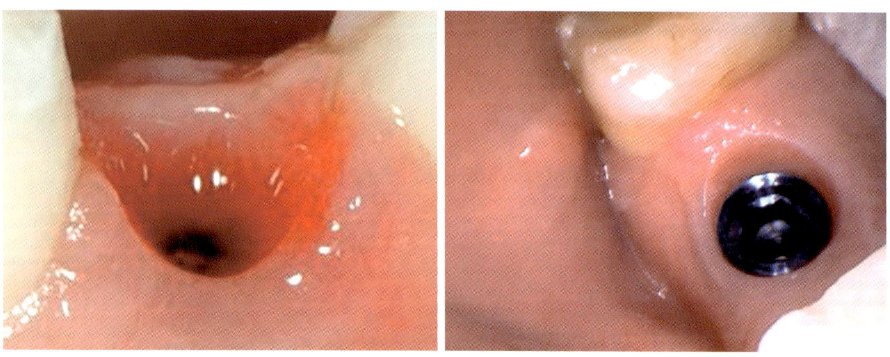

그림 21. Laser-Lok microchannel Implant(오른쪽)에서는 임플란트 부위의 내연 상피에서 기존의 임플란트 시스템(왼쪽)에서는 볼 수 없었던 건강하게 숙성된 조직을 볼 수 있다.

또한 임플란트 부위의 내연 상피에서는 기존의 임플란트 시스템에서는 볼 수 없었던 건강하게 숙성된 조직을 볼 수 있다(그림 21). 이와 같은 광학현미경에 의한 평가는 인공치근 표면에 대한 접합상피세포의 치밀한 접촉을 나타낸다. 또한 치관 방향을 향하는 신생골의 개조(remodeling)도 관찰된다.

임플란트 주위의 경조직 및 연조직이 유지되어 있는지의 여부는 상피의 하방 성장을 어떻게 억제하고 기계적 결합조직 부착 부위를 확보하여 지지골의 골정을 유지 안정시킬 수 있는지에 달려 있다. Laser-Lok microchannels implant system은 인공치근 표면의 microchannel이 상피세포의 하방성장과 증가를 억제하고[2,3], 동시에 골아세포나 섬유아세포의 기능을 특이적으로 억제한다는 사실이 명확하게 밝혀졌으며[5,15] 자연치에서 볼 수 있는 생물학적 폭경과 유사한 구조를 가질 수 있는 가능성을 제시하고 있다. 기대할 수 있을 것 같다.

○ ○ ○

안전한 임플란트 식립을 위해서는 CT 촬영을 이용한 3D 데이터가 매우 효과적이다. 그러나 CT를 촬영해도 구강 내의 상태나 위치 관계를 전달하는 정확한 진단용 스텐트를 사용하지 않으면 충분한 효과를 발휘할 수 없고 정밀도가 높은 치료계획도 세울 수 없다. 진단용 스텐트를 활용한 치료계획과 정확한 수술용 가이드의 사용은 안전한 임플란트 식립을 위해 반드시 필요하다. 그리고 생체가 자연치에 대해 보이는 반응과 같이 생체 친화적이어서 거부반응을 일으키기 어렵고 안전한 인공치근이 완성되기를 바란다.

【참고문헌】

1) 小出 馨 (編) : 臨床機能咬合学. 補綴臨床別冊, 医歯薬出版, 東京, 2009.
2) Nevins M, Nevins ML, Camelo M, Boyesen JL, Kim DM: Human histologic evidence of a connective tissue attachment to a dental implant. Int J Periodontics Iostorative Dent, 28: 111-121, 2008.
3) Weiner S, Simon J, Ehrenberg DS, Zweig B, Ricci JL: The effects of laser microtextured collars upon crestal bone levels of dental implants. Implant Dent, 17: 217-228, 2008.
4) Frenkel SR, Simon J, Alexander H, Dennis M, Ricci JL: Osseointegration on metallic implant surface; Effects of microgeometry and growth factor treatment. J Biomed Mater Res, 63: 706-713, 2002.
5) Soboyejo WO, Nemetski B, Allameh S, Marcantonio N, Mercer C, Ricci J: Interactions between MC3T3-E1 cells and texturd Ti6A14V surfaces. J Biomed Mater Res, 62: 56-72, 2002.
6) Gargiulo AW, Wentz FM, Orban B: Dimensions of the dentogingival junction in humans. J Periodontol, 32: 261-267, 1969.
7) Listgarten MA, Lang NP, Schroeder HE, Schroeder A: Penodontal tissues and their counterparts around endosseous implants. Clin Oral implants Res, [cortecded and republished with onginal paging], 2 (3) : 1-19, 1991.
8) Oakley E, Rhyu IC, Karatzas S, Gandini Santiago L, Nevins M, Caton J: Formation of the biologic width following crown lengthening in nonhuman Primats. Int J periodontics Restorative Dent, 19: 529-541, 1999.
9) Vercellotti T, Nevins ML, Kim DM, et al: Osseous response following resective thelapy with piezosurgery. Int J piriodontics Restorative Dent, 25: 543-549, 2005.
10) Hartmal GA, Cochran DL: Initial implant position determines the magnitude of crestal bone remodeling. J periodontal, 75: 572-577, 2004.
11) Berglundh T, Lindhe J: Dimension of the periimplant mucosa. Biological width revisited. J Clin periodontal, 23: 971-973, 1996.
12) Ericcson I, Persson LG, Berglundh T, Mannello CP, Lindhe J, Klinge B: Different types of inflammatory reactions in periimplant soft tissues. J Clin Periodontol, 22: 255-261, 1995.
13) Goldman HM: The behavior o transseptal fibers in periodontal disease. J Dent Res, 36: 249-254, 1957.
14) Buser D, Weber HP, Donath K, Fiorellini JP, Paquette DW, Williams RC: Soft tissue reactions to non-submerged unloaded titanium implants in beagle dogs. J periodontal, 63: 225-235, 1992.
15) Ricci JL, Grew JC, Alexander H: Connective-tissue responses to defined biomaterial surfaces. I. Growth of rat fibroblast and bone marrow cell colonies on microgrooved substrates. J Biomed Mater Res, 85: 313-325, 2008.

Koide Kaoru(小出 馨), Shiraishi Daisuke(白石大典), Matsushima Masakazu(松島正和), Asano Eiichiro (浅野栄一朗), Tanaka Kiyoko(田中希代子), Ono Kaneyoshi(小野兼義), Yamaguchi Yoshimasa(山口芳正), Sakita Ryuji(﨑田竜仁)

Face Bow Transfer가 교합에 미치는 절대적인 효과에 대한 이해

Chapter 11의 테마는 face bow transfer의 중요성이다. 유감스럽지만 일반적으로 face bow transfer의 유효성은 충분히 이해되고 있지는 않다. 그러므로 face bow transfer를 시행하지 않았을 경우에 구강 내에서 일어나는 하악의 편심 활주 운동과 교합기의 편심 활주 운동 사이에 생기는 차이는 매우 크며, 보철물 교합에 영향을 미치고 있다는 사실에 대한 인식이 현저하게 부족하다. 따라서 안이하게 모형을 정중시상면을 기준으로 평균치로 교합기에 부착해버리는 경우가 많은 것이 현재의 실상이다.

Face bow transfer는 1분 정도의 짧은 시간에 할 수 있는 간단한 조작이지만, face bow transfer를 함으로써 비로소 check bite법에 의한 하악 운동의 재현 정밀도를 임상에서 문제가 생기지 않는 수준까지 높일 수 있게 된다. Chapter 11에서 제시하는 face bow transfer의 '교합을 비롯한 보철물에 대해 미치는 절대적인 효과'를 알면 안개가 확실히 걷히는 것과 같이 임상이 즐거워질 것이다.

Face bow transfer의 8가지 효과

Face bow transfer는 좌·우 턱관절의 과두에 대한 상악 치열의 위치 관계를 교합기로 이전(transfer)하는 작업으로 그 기본적인 효과로는 아래에 보이는 8가지를 들 수 있다.

1. Bonwill 3각의 재현(그림 1)

Bonwill 3각은 좌·우 과두점과 절치점을 연결하는 한 변이 4인치(약 10cm)인 정삼각형으로 face bow transfer로 환자 고유의 Bonwill 3각이 교합기에 재현된다.

2. Balkwill 각의 재현(그림 2)

Balkwill 각은 시상면에서 Bonwill 3각과 교합평면이 이루는 각도이다. 환자 고유의 Bonwill 3각만을 교합기에 재현한다고 해도 Balkwill 각이 동시에 재현되지 않으면 좌·우 과두에 대한 상악 치열의 3차원적 위치 관계를 재현한 것이 아니다.

3. 접번 개폐구운동축의 재현(그림 3)

Bonwill 3각과 Balkwill 각의 재현으로 인해 비로소 환자 고유의 상악 치열에 대한 좌·우 과두의 위치 관계가 교합기로 이전되어 환자의 과두축과 교합기의 과두구축이 일치함으로써 접번 개폐구운동의 회전축이 재현된다.

4. 하악 개폐구 경로의 재현(그림 3)

절치점 위치에서 중심교합위로부터 10mm 정도 개폐구운동을 할 때, 하악은 좌·우 과두점을 연결한 과두축을 중심으로 한 접번 개폐구운동만 일어나고, 활주 운동은 거의 일어나지 않는다. 좌·우 과두점을 후방 기준점으로 이용하여 face bow transfer함으로써 환자의 접번 개폐구운동로와 교합기의 개폐구 경로를 유사하게 할 수 있다.

5. 보철물 조기접촉의 예방(그림 4)

Face bow transfer를 하지 않고 모형을 교합기에 부착한 경우에는 하악의 개폐구운동로와 교합기의 개폐구운동로 사이에 차이가 생긴다. 이 상태에서 교두경사가 크고 교합면 형태가 긴밀한 교합 관계를 구성하는 경우에는 폐구 경로에서 보철물에 조기접촉이 생길 수 있고, 상·하악 교합면 사이의 음식물 유출 공간이 적절하게 유지되지 않아 원활한 저작 기능에 장애를 초래하는 경우도 있다.

6. 하악 운동의 재현성 향상(그림 5~7)

Face bow transfer를 하지 않고 모형을 정중시

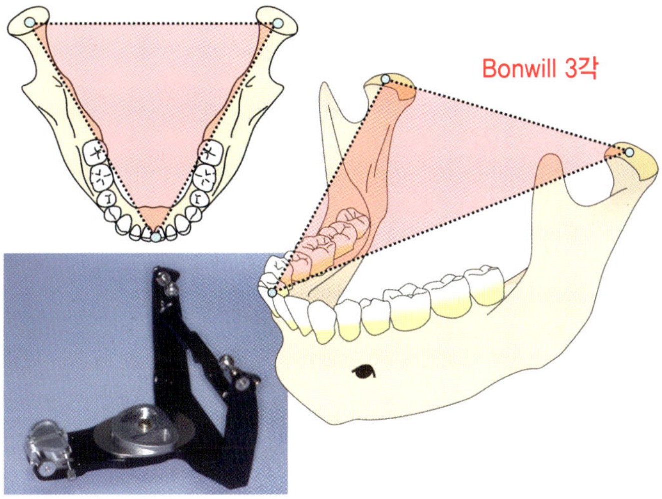

그림 1. Bonwill 3각의 재현. Bonwill 3각은 좌·우 과두점과 절치점을 연결하는 한 변이 4인치(약 10cm)인 정삼각형이다. 환자 고유의 Bonwill 3각이 교합기에 재현된다.

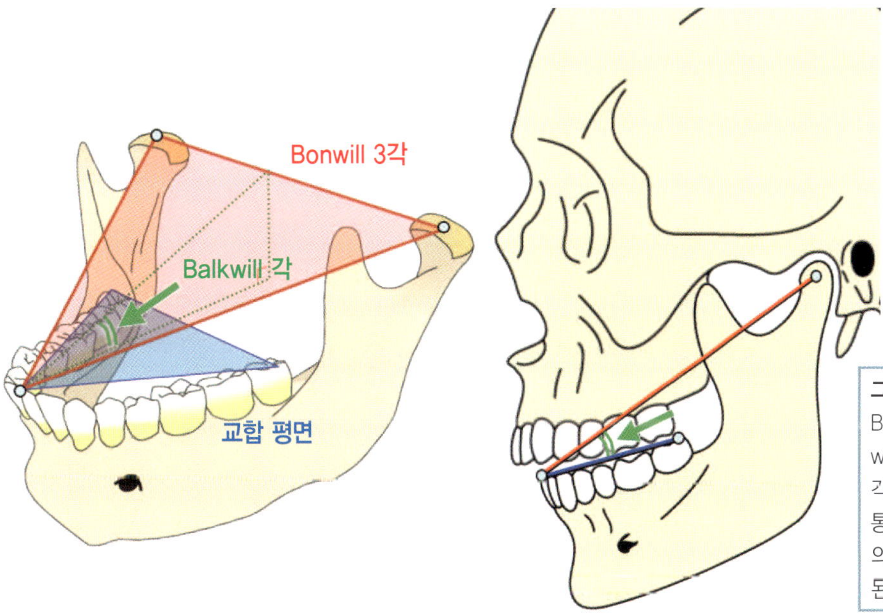

그림 2. Balkwill 각의 재현. Balkwill 각은 시상면에서 Bonwill 3각과 교합 평면이 이루는 각도이다. Balkwill 각의 재현을 통해 좌·우 과두에 대한 치열의 삼차원적 위치 관계가 재현된다.

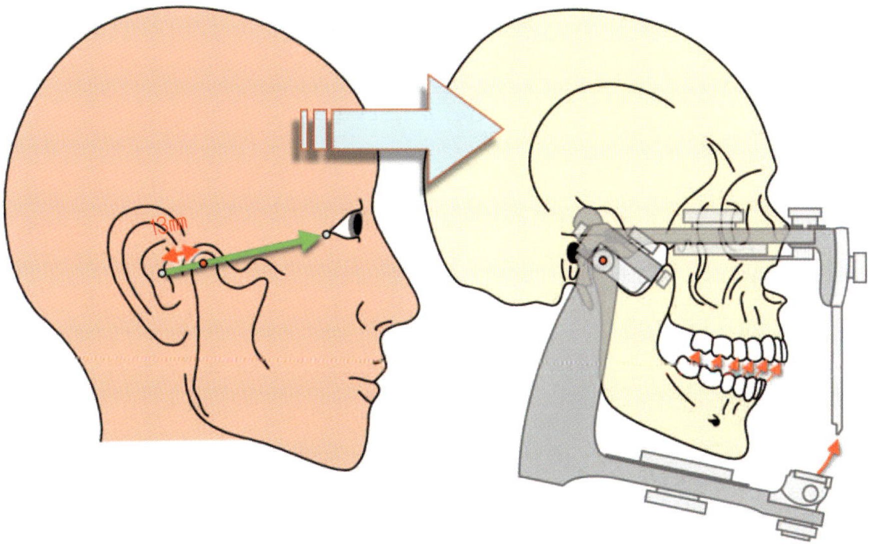

그림 3. 접번 개폐구운동축의 재현. 평균과두점(Beyron's point: 이주 후연에서 외안각 방향으로 13mm의 점)에 대한 상악 치열의 3차원적 위치 관계를 교합기에 transfer한다. 접번 개폐구운동의 회전축이 재현되어 생체의 개폐구 경로와 교합기의 개폐구 경로가 유사해진다.

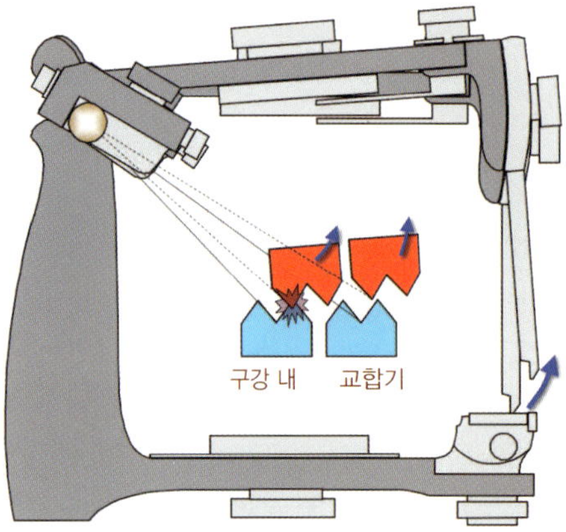

그림 4a. Face bow transfer를 통해 생체의 개폐구 경로와 교합기의 개폐구 경로가 유사해지므로, 조기접촉을 예방할 수 있고 음식물 유출 공간을 확보할 수 있다.

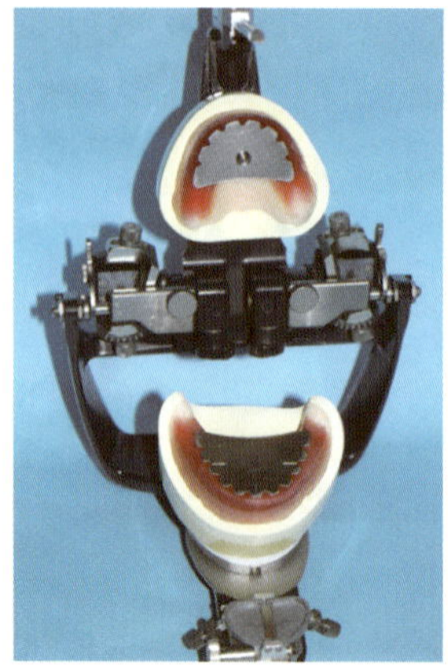

그림 4b. 교합기에 설치된 gothic arch tracer. 무치악 증례에서는 상악에 묘기침, 하악에 묘기판을 설치해 편심위 check bite의 정밀도를 높인다.

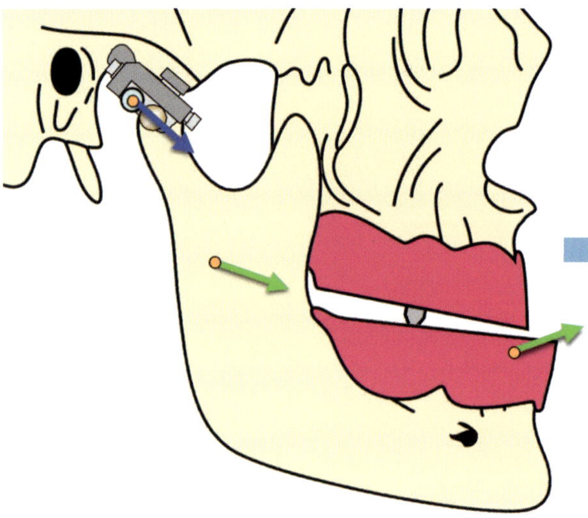

그림 5a, Face bow transfer를 하고 gothic arch tracer를 이용해 편심위의 check bite로 과로를 조절한 상태.

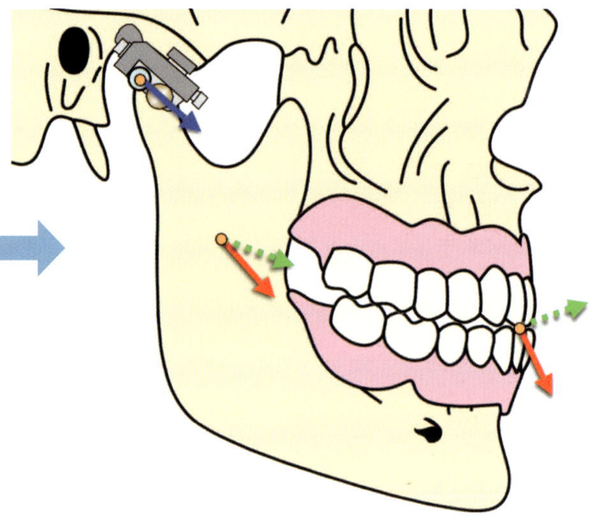

그림 5b, 완성된 보철물에서 편심위의 교합고경이 변화해도 과로와 교합기 과두구의 위치가 일치하므로 교합은 적절하게 구성된다.

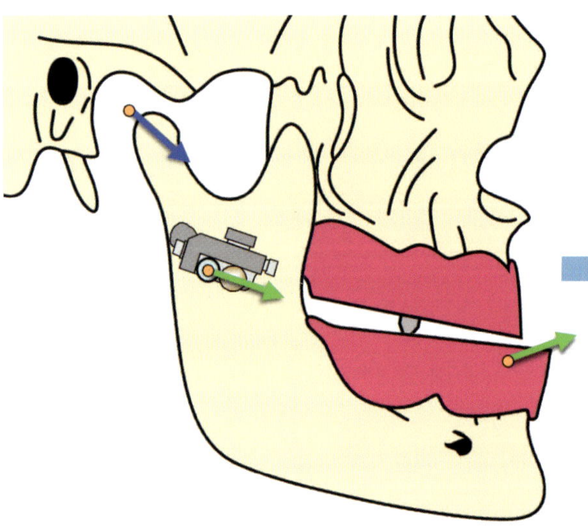

그림 6a, Face bow transfer를 하지 않고 모형을 정중시상면을 기준으로 평균치로 교합기에 부착하여 교합기의 과로를 조절한 상태. 그림에서는 알기 쉽도록 생체의 과두와 교합기 과두구 사이에 40mm의 오차가 생긴 상태를 보인다.

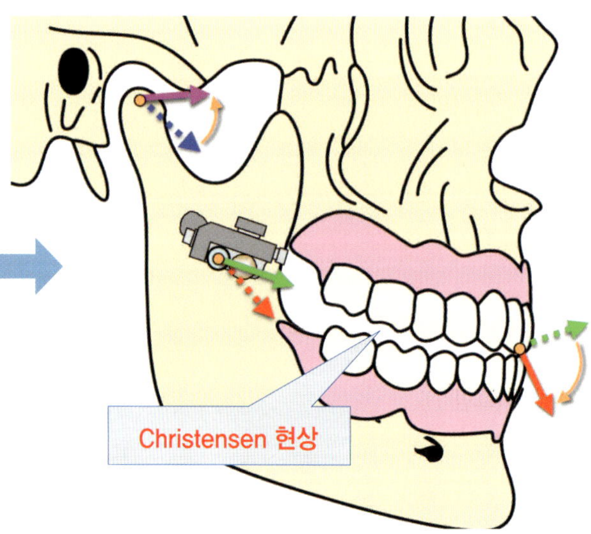

그림 6b, 완성된 보철물에서 편심위 교합고경이 변화하면 과로에 오차가 생긴다. 과로를 조절한 교합기에서 balanced occlusion을 구성했는데도 환자의 구강 내에서는 분명한 Christensen 현상이 발생하여 의치는 편심위에서 전복된다. 환자의 시상과로가 +40°인데도 −10°로 오차가 생긴 채 교합이 구성된다.

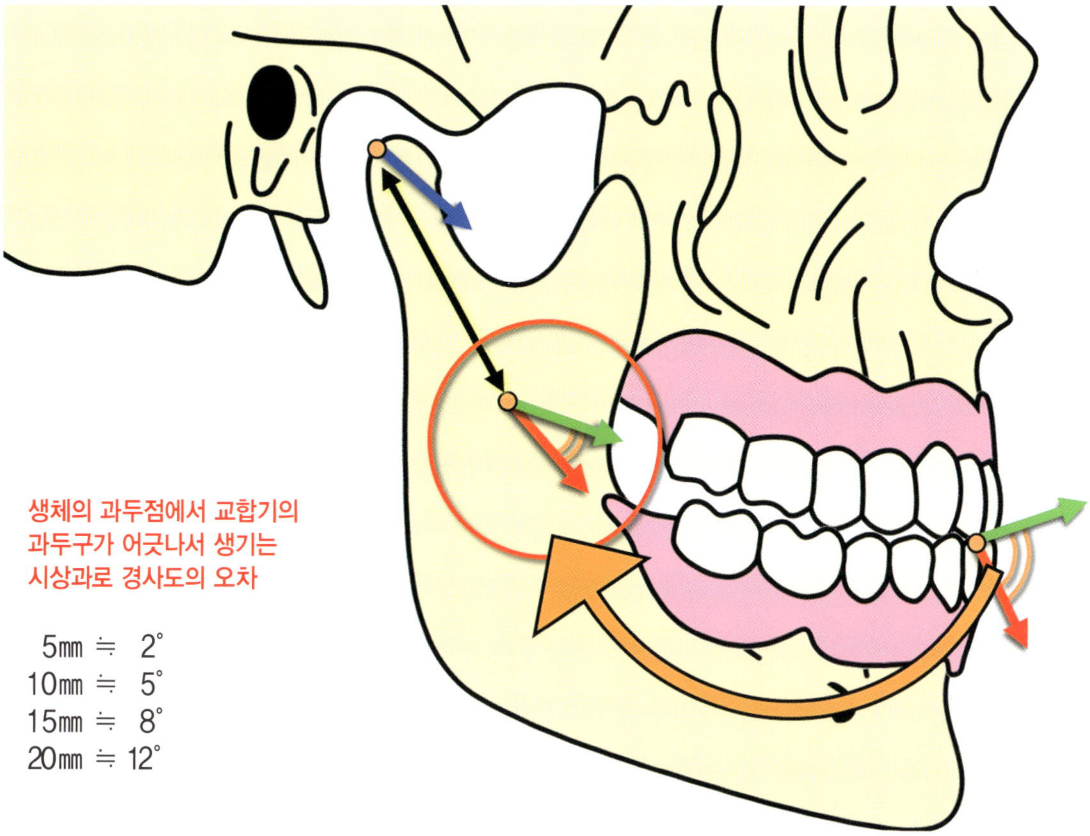

그림 7. 생체의 과두점으로부터 교합기의 과두구에 사이에 생기는 오차의 거리와 편심위에서 교합고경이 변해서 생기는 시상과로 경사도의 오차. 이 그림에서는 알기 쉽도록 40mm 정도 오차가 생겼을 때의 상태를 보이고 있는데 face bow를 사용하지 않으면 20mm 정도는 쉽게 오차가 생긴다. Face bow를 사용하면 과두점에서 보통 5mm 정도이므로 오차는 생기지 않고, 임상에서 충분히 하악 운동을 재현할 수 있다.

상면을 기준으로 평균치로 교합기에 부착하는 경우에, 교합기 과두구의 위치는 실제의 과두점 위치로부터 20mm 정도의 위치 오차가 쉽게 생긴다. 이때는 편심위의 check bite를 채득한 악위와 완성된 보철물의 편심위 악위 사이에 교합고경의 차이가 발생하여, 그만큼의 각도 차이로 과로를 조절하면 악운동을 재현할 때 과로에 오차가 생긴다(그림 5, 6). 이것은 교합기의 형태와 관계없이 생기는 현상으로, 시상과로 경사도에서는 10~12° 정도의 오차가 쉽게 생긴다(그림 7).

이것은 예를 들어 총의치를 제작할 때 환자의 시상과로 경사도가 30°인데 18°로 오차가 생긴 상태에서 balanced occlusion이 되는 의치를 만들어 버리는 것과 같은 현상이 일어난다. 다시 말해서 과로를 조절한 교합기에서 balanced occlusion을 확실하게 구성했는데도 환자의 구강 내에서는 분명한 Christensen 현상이 발생하여 의치는 편심위에서 전복된다(그림 6b).

이와 같이 face bow transfer는 하악 운동을 교합기에 재현할 때의 대전제가 되는 것이다. Face bow transfer를 하지 않으면 gothic arch tracing이나 check bite를 통해 교합기의 과로를 조절한 의미가 전혀 없다는 사실을 충분히 인식할 필요가 있다(그림 7, 8).

7. Anterior guidance 설정의 기준을 얻을 수 있다 (그림 9)

Face bow transfer를 함으로써 실제 환자의 좌·우 턱관절 부위에서 과로 경사도의 수치를 구하고(그림 5), 그 수치를 기준으로 그림 9에서 제시한 턱관절의 기능과 조화를 이루는 anterior guidance의 각도를 적절하게 설정할 수 있다.

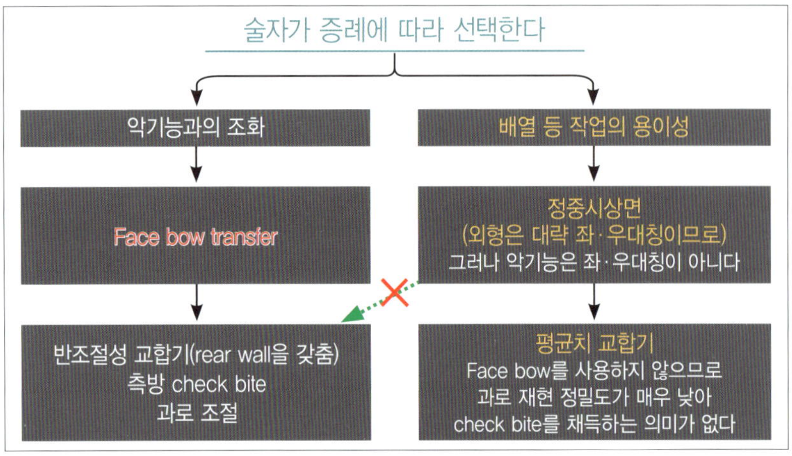

그림 8. 정중시상면을 기준으로 평균치에서 모형이 교합기에 부착되는 경우는 face bow transfer를 하지 않으므로 과로의 재현 정밀도가 매우 낮아 check bite나 과로를 조절하는 의미가 없다. 악기능과의 조화를 도모하기 위해서는 face bow transfer, 측방 check bite, 작업측 측방 과로 조절 기구(rear wall)를 갖춘 반조절성 교합기의 사용이 반드시 필요하다.

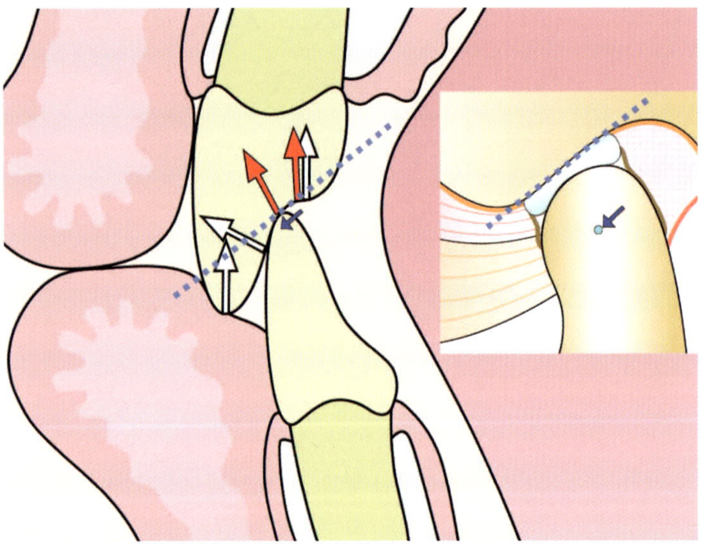

그림 9. Face bow transfer를 함으로써 실제 환자의 과로 경사도 수치를 구하여 anterior guidance의 설정 기준을 얻을 수 있다.

8. 전치의 치축과 피개의 설정 기준을 얻을 수 있다

(그림 10~13)

전치부에서 치축의 설정이나 피개, 즉 수평·수직 피개의 설정은 심미성이나 발음, 저작 기능, 구강감각, 편심위에서 가이드와 구치부 disclusion의 양에 영향을 미치는 중요한 인자이다. 그러나 교합기에서 전치의 치축이나 피개는 각종 교합기마다 정해진 기준 평면에 따라 달라진다. Face bow record는 기본적으로 좌·우 과두와 상악 치열의 3차원적 위치 관계를 기록하는 것인데 그때 전방 기준점을 구함으로써 교합기로 모형을 부착할 때 기준이 되는 기준 평면도 기록된다.

다시 말해서 전방 기준점은 후방 기준점과 함께 기준 평면을 기록해 교합기 위에 환자의 두위인 상악 치열의 상·하 위치와 전·후 경사도를 재현하기 위해 이용된다. 그리고 전방 기준점의 위치에 따라 교합기에서 전치부의 치축경사도나 수평·수직피개의 양, 나아가 전방 가이드의 각도까지 변하게 된다(그림 10, 11).

이와 같이 전방 기준점의 위치는 각종 교합기마다 결정된 수평 기준 평면에 따라 정해지는데 각각 프랑크푸르트 평면(Frankfort plane)을 기준으로 하는 경우는 안와하연(그림 12)에서 구하고, 캠퍼 평면(Camper's plane)을 기준으로 하는 경우는 비익하연(그림 13)에서 구하며 환자의 자연두위를 transfer하는 경우는 내안각으로부터 23mm 하방의 점(그림 10, 11)에서 구한다. 전방 기준점을 안와하연에서 구하는 경우는 자연두위의 상태보다 교합 평면

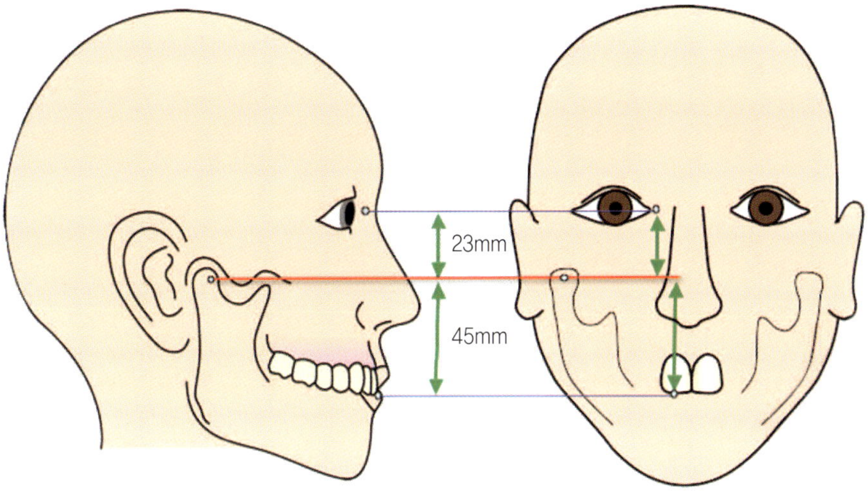

그림 10. 자연두위를 transfer하기 위한 전방 기준점. 원칙적으로는 내안각으로부터 23mm 하방을 사용하는데, 편차는 커지지만 조작성을 우선하기 때문에 임상에서는 상악 절치점에서 45mm 상방에서 구한다.

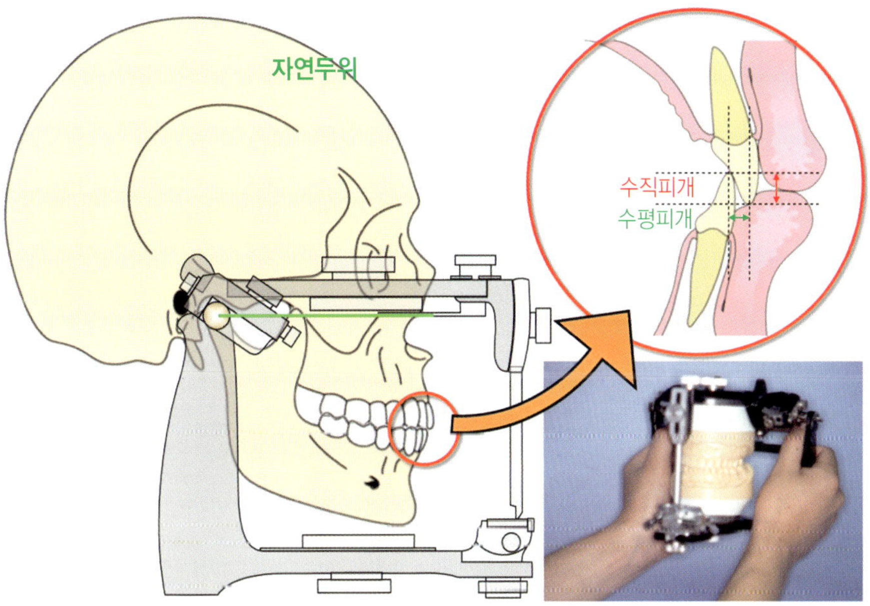

그림 11. 자연두위를 transfer하는 경우 전방 기준점은 내안각으로부터 23mm 하방의 점을 원칙으로 한다. 자연두위를 이용하면 적절한 수직피개와 수평피개, 상악 전치의 치축을 교합기에 설정할 수 있다.

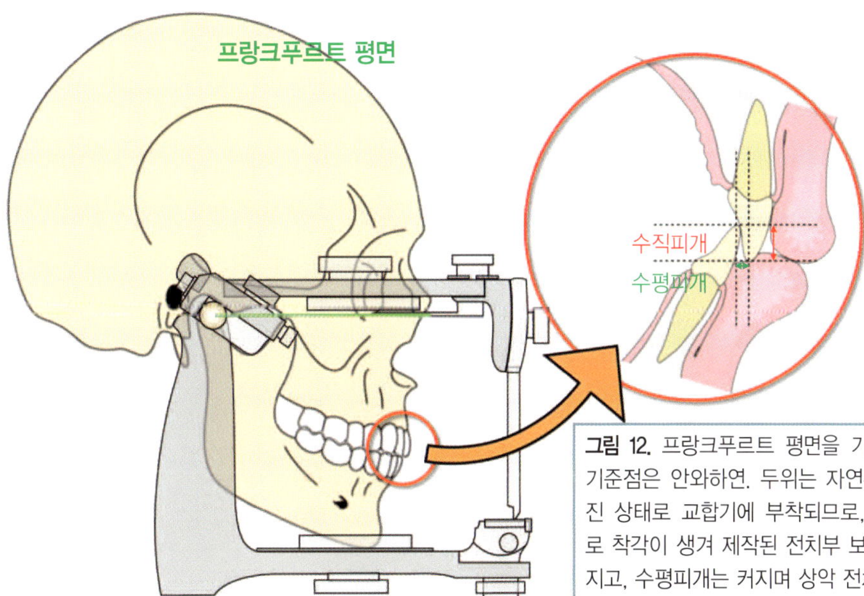

환자 실제의 자연두위(그림 11) 상태보다 수직피개는 크고 수평피개는 작은 상태에서 교합기에 부착된다.

그림 12. 프랑크푸르트 평면을 기준으로 하는 경우 전방 기준점은 안와하연. 두위는 자연두위보다 앞으로 기울어진 상태로 교합기에 부착되므로, 교합기에서는 일반적으로 착각이 생겨 제작된 전치부 보철물은 수직피개가 작아지고, 수평피개는 커지며 상악 전치는 순측으로 경사된 형태가 되기 쉽다.

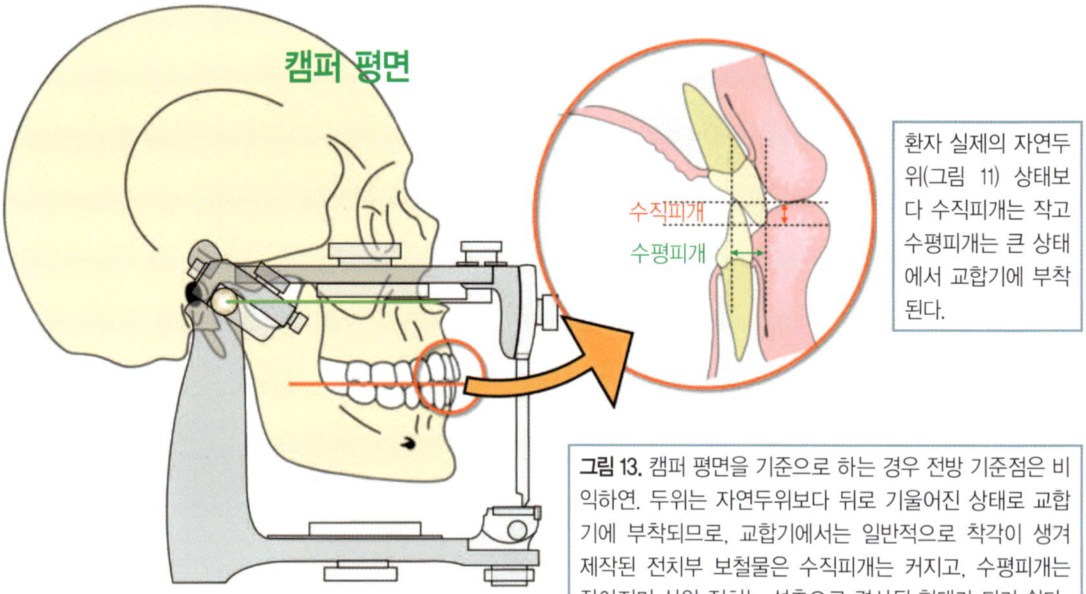

그림 13. 캠퍼 평면을 기준으로 하는 경우 전방 기준점은 비익하연. 두위는 자연두위보다 뒤로 기울어진 상태로 교합기에 부착되므로, 교합기에서는 일반적으로 착각이 생겨 제작된 전치부 보철물은 수직피개는 커지고, 수평피개는 작아지며 상악 전치는 설측으로 경사된 형태가 되기 쉽다.

은 급경사가 되고, 시상과로 경사도도 커지기 때문에 보철물을 제작할 때 교합기의 편심위 조작도 어렵게 된다(그림 12). 전방 기준점을 비익하연에서 구하는 경우는 자연두위 상태보다 교합 평면의 경사는 완만하게 된다(그림 13).

또한 전치부의 치축이나 피개를 결정할 때 환자 고유의 자연두위를 교합기에 재현하지 않는 경우는 당연히 전치부의 기능 및 심미와 조화를 이루는 적절한 치축이나 피개를 결정하기 어렵게 된다. 다시 말해서 프랑크푸르트 평면을 기준으로 하면 교합기에서 두위가 전방으로 기울기 때문에 그림 11의 자연두위와 비교하여 수직피개가 커지고, 수평피개는 작아지며 상악 전치부의 치축은 안으로 경사한다. 그렇기 때문에 교합기에서 제작하는 상악 전치 보철물의 치축은 순측으로 경사된 형태가 되기 쉬운 것이다. 캠퍼 평면을 기준으로 하는 경우는 프랑크푸르트 평면을 기준으로 하는 경우와 반대로 상악 전치 보철물의 치축은 설측으로 경사된 형태가 되기 쉽고 provisional restoration을 이용해 충분히 확인을 해도 bisque bake 단계에서 수정을 필요로 하는 경우가 많아지므로 주의가 필요하다. 전방 기준점을 내안각으로부터 23mm 하방의 점에서 구하는 자연두위에서 transfer한 경우는 교합기의 모형 장착 위치가 환자의 자연두위와 거의 같은 상태가 되어 환자가 눈앞에 있는 것과 같은 감각으로 보철물을 제작할 수 있어 임상에서 아주 유리하다.

Face bow의 종류와 특징

Face bow에는 기존의 facial type과 ear rod를 갖춘 ear type이 있다. 일반적으로 조작성이 우수한 ear type을 선호하는 경향이 있는데, 그들의 특징을 충분히 이해하면 원활한 임상 응용에 도움이 된다.

1. Facial type

Facial type은 피부에 표시된 좌·우 평균과두점에 condyle rod를 적합시켜 기록하기 때문에 기록 조작을 혼자서 할 수 없고 좌·우 평균과두점에 condyle rod의 끝을 적합시켜 주는 보조자가 두 사람 필요하다. 또한 condyle rod 끝의 위치가 안정되어 있지 않으므로 bite fork를 고정할 때나 전방 기준점을 구할 때 후방 기준점의 위치가 틀어지기 쉬워서, 적절한 위치로부터 오차가 생긴 채 교합기에 작업 모형이 장착되어 버리는 경우가 많다는 단점이 있다.

2. Ear type(그림 14)

Ear type face bow는 좌·우 외이도에 ear rod

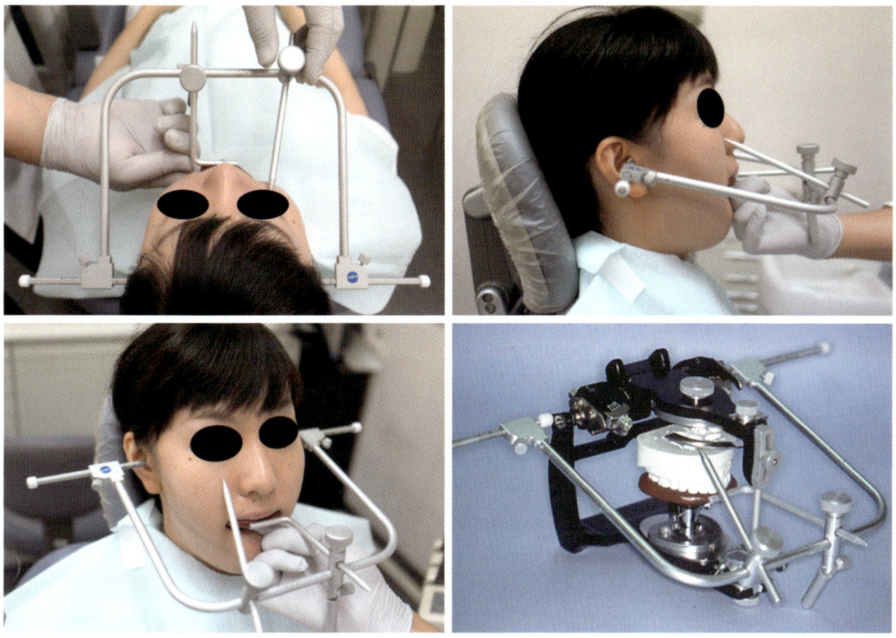

그림 14. Ear type의 face bow는 좌·우 외이도에 ear rod를 넣기 때문에 술자 혼자서도 기록할 수 있다. Bow의 탄력성으로 좌·우 외이도 안에 균등한 압력으로 고정할 수 있다.

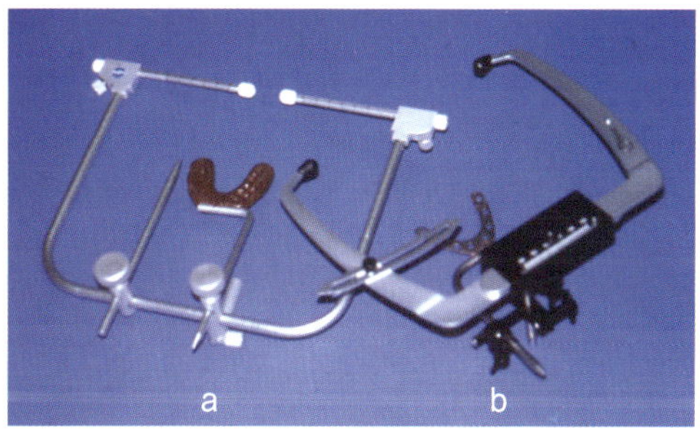

그림 15. 기존의 ear type face bow(a)와 slidemathic 형태의 ear type face bow(b).

를 넣기 때문에 술자 혼자서도 기록할 수 있고 bow의 탄력성으로 좌·우 외이도 안에 확실하고 균등한 압력으로 고정할 수 있는 장점이 있으며, 조작성이 간편하여 최근 널리 보급되어 있다.

그러나 ear rod가 이주에 걸려서 안으로 충분히 들어가지 않은 것을 눈치채지 못하여 좌·우 비대칭인 상태에서 기록을 해버리거나, 환자에게 bite fork를 물려서 고정하면 하악 과두의 후면이 ear piece와 간섭을 일으켜 face bow의 왜곡을 만들어 버려 정확한 기록을 채득할 수 없는 경우가 있다.

그러므로 이주에 대해 주의를 기울이고 환자에게는 bite fork를 물지 않고 개구 상태에서 유지하도록 하여 bite fork는 술자나 보조자가 아래에서 유지한 채 기록하면 적절하게 transfer할 수 있다.

3. Slidemathic 기구와 기존의 face bow(그림 15)

Slidemathic face bow는 ear type face bow의 개·폐 slide가 균등하게 활주할 수 있으므로 조작성은 좋지만 bite fork의 고정 나사를 모두 조인 후 맨 마지막에 틀어져 있지 않은지 또는 ear piece가 왜곡되지 않고 좌·우 균등하게 외이도에 들어가 있는지를 확인할 수 없다는 점이 문제이다.

이에 비해 기존의 ear type face bow는 bite fork의 고정 나사를 조인 후 ear rod 고정 나사를 풀고 다시 한 번 외이도에 넣어 좌·우 눈금이 같은 값을 나타나면 틀어지거나 왜곡이 없다는 사실을 확인할 수 있다는 점이 임상에서 유리하다.

콤파운드로 bite fork를 둘러싼다

Face bow를 transfer할 때 상악 모형이 완성되어 있는 경우는 크라운·브리지 증례에서는 물론이고 총의치 증례에서도 교합제는 사용하지 않는다. 모든 증례에서 따뜻한 물에 미리 연화된 모델링 콤파운드를 이용해 bite fork를 둘러싸서 그것을 작업 모형 표면에 적합되도록 확실하게 압접하여 형태를 부여한 bite fork를 준비해서 사용한다(그림 16, 17). 이 방법은 좌·우 과두에 대한 상악의 위치 관계를 확실하고 안정된 상태에서 기록할 수 있고, 교합기에 상악 모형을 부착할 때도 모형에 정확히 적

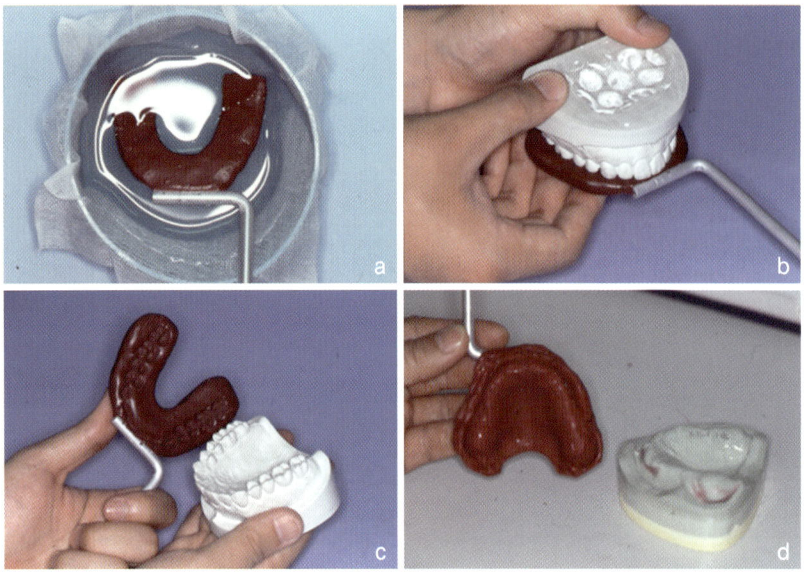

그림 16. 유치악 증례(a~c)와 무치악 증례(d) 대응.

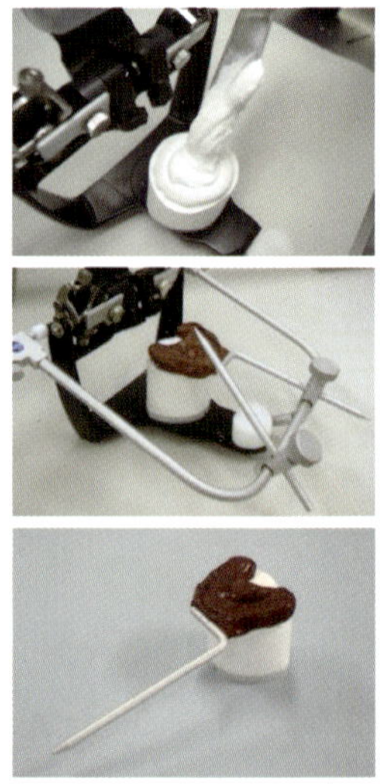

그림 17. Transfer한 face bow를 기공소에 보낼 때는 bite fork 아랫면의 코어를 채득해, bite fork와 코어만 보내는 것이 간편하고 확실하다.

합된 콤파운드에 의해 견고하게 모형을 지지할 수 있으며 정확한 부착 작업을 할 수 있으므로 임상에서 효과적이다.

Bite fork에 둘러싸인 모델링 콤파운드를 작업 모형 표면에 압접할 때는 상악 모형의 정중과 bite fork의 정중을 일치시키고 손잡이는 정중시상면과 평행하게 한다(그림 16). 이렇게 함으로써 face bow가 incisal pin이나 incisal table과 간섭을 일으키지 않고 원활하게 교합기에 transfer될 수 있다.

교합 평면의 위치와 만곡의 평가

교합 평면의 위치를 평가하기 위해서는 face bow transfer를 통해, 기준이 되는 Bonwill 3각과 Balkwill 각을 교합기에 재현하는 것이 중요하다.

교합 평면의 만곡도는 시상 만곡인 Spee 만곡, 측방 만곡인 Wilson 만곡 그리고 '교합 평면의 만곡'을 관골계관 부근에 중심을 가진 반지름 4인치(약 10cm)의 구면으로 파악한 Monson 구면으로 표현된다(그림 18).

실제의 교합 평면 위치와 만곡도를 결정하고 분석 및 진단하기 위해서는 face bow transfer를 통해 교합기에 모형을 부착하고, occlusal plane analyzer를 이용하여 그 기준을 구체적으로 명시할 수 있다. ProArch occlusal plane analyzer(그림 19)는 전용의 magnetic loop를 이용하면 컴퍼스를 사용하지 않아도 원터치로 교합 평면의 위치와 만곡도를 분석할 수 있고, 과두구를 기준으로 하는 Monson 구면을 이용한 진단도 쉽게 할 수 있다. 실제의 기공 작업에서도 magnetic 장치로 간편하고 능숙하게 기준에 따라 작업할 수 있다.

이제까지 교합 평면의 위치와 만곡도는 실제의 임상에서 가볍게 다루어져 왔는데 개개 치아의 치주조직에 대한 적절한 기능압의 배분, 턱관절에 대한 압력 부담의 요소, disclusion양과의 연관성, 교두간섭 회피의 요소, 저작할 때 협측 및 설측으로부터 교합면으로 음식물의 이송, 저작 효율 등에 영향을 미치는 중요한 요건이다. 따라서 치열의 재건과 보존의 측면에서 교합 평면의 위치와 만곡도에 관한 적절한 교합 진단은 반드시 필요하다.

【참고문헌】

1) 古谷野 潔：咬合器の一般概念, 歯学生のためのパーシャルデンチャー 第5版. 医歯薬出版, 東京, 2009：54-69.
2) 小出 馨：模型検査, プロソドンティクス 第Ⅰ巻 総論：

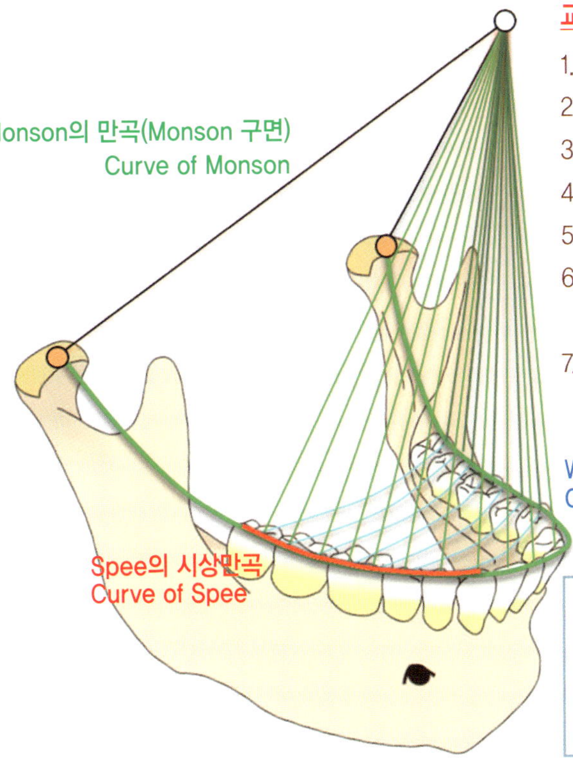

교합평면의 위치와 만곡도의 효과

1. 개개 치아의 치주조직에 대한 적절한 기능압 배분
2. 턱관절에 대한 압력 부담의 경감
3. Disclusion양의 적절한 설정
4. 교두간섭 회피의 요소
5. Balanced occlusion의 효과
6. 저작할 때 협측 및 설측으로부터 교합면으로 음식물의 이송
7. 저작 효율 향상

그림 18. 교합 평면의 위치와 만곡도는 face bow transfer를 함으로써 적절한 분석이나 설정을 가능하게 한다. 만곡도는 Spee의 시상 만곡, Wilson의 측방 만곡, Monson 구면으로 표현된다.

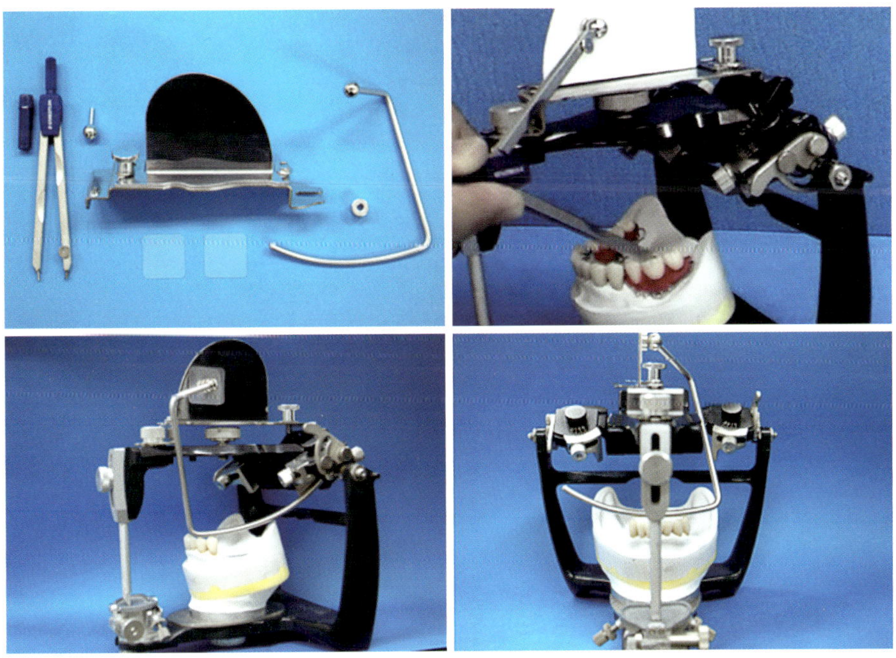

그림 19. ProArch occlusal plane analyzer. 전용의 magnetic loop를 이용하면 컴퍼스를 사용하지 않아도 원터치로 교합 평면의 위치와 만곡도를 분석하고 진단할 수 있다. 시상뿐만 아니라 측방 만곡이나 과두구를 기준으로 하는 Monson의 만곡을 이용한 분석과 진단도 쉽게 할 수 있다.

Chapter 11 1분의 Magic

咬合・咀嚼障害の診断と治療，歯質欠損の治療（矢谷博文，松村英夫［編］）．永末書店，京都，2012：126-136.
3) 小出 馨（編）：臨床機能咬合学．補綴臨床別冊，医歯薬出版，東京，2009.
4) 小出 馨，佐藤利英：半調節性咬合器の特徴と選択要件．歯科技工別冊（佐々木啓一，三浦宏之［編］，生体本位の実践 咬合技工ーラボサイドで活かす咬合理論と咬合器操作）．医歯薬出版，東京，2007：32-38.
5) 小出 馨，他：咬合器を使いこなすために一咬合器の理論と実践一，第3回 本当にいらないの？ フェイスボウ．歯科技工，28（6），東京，2000.
6) 小出 馨：咬合器 1）咬合器選択のガイドライン．歯科技工別冊／こだわりのラボ用 GEAR セレクション．医歯薬出版，東京，1997.
7) 小出 馨，星 久雄：咬合器の機能と機構．歯科技工別冊／症例からみた咬合器の選び方・使い方．医歯薬出版，東京，1995.

Koide Kaoru(小出 馨), Watanabe Masanori(渡辺正宣), Koide Katsuyoshi(小出勝義), Yoshizawa Kazuyuki (吉澤和之), Morino Takashi(森野 隆), Kimura Yoshiaki (木村義明), Sakita Ryuji(﨑田竜仁)

교합기의 이 부분을 알면 자유자재로 사용할 수 있다

안전한 측방 가이드와 작업측 측방 과로각 조절 기구의 필요성

Chapte 12에서는 턱관절과 조화를 이루는 안전한 교합을 구성하기 위해 반드시 필요한 교합기에 관한 중요 사항을 제시한다. 먼저 턱관절을 이해하고 여기에서 제시하는 교합기의 중요 사항에 대해 이해하면 임상 현장에서 교합기를 덮고 있던 안개가 걷힐 것이다.

교합기에 필요한 3대 기능

교합기에 필요한 3대 기능은 1. 중심교합위의 재현 기능, 2. 접번 개폐구운동의 재현 기능, 3. 하악 편심 운동의 재현 기능이다. 여기에 교합기를 자유자재로 사용하기 위한 중요 사항이 담겨 있다. 이해하지 못하는 부분이 없이 교합기와 교합에 강해지도록 노력해야 한다.

1. 중심교합위의 재현 기능

Chapter 05에서는 '교합의 7요소' 중에서도 중심교합위(교두감합위)의 위치가 턱관절과 조화를 도모하기 위해 가장 중요한 요건이라는 사실과 중심교합위를 구성하는 적절한 하악위를 교합채득을 통해 결정하기 위해 임상에서 효과적인 기준을 제시했다.

교합기의 가장 중요한 기능이 바로 중심교합위를 정확히 재현하는 기능이다. 중심교합위를 정확히 재현하기 위해 교합기는 다음의 5가지 요건을 만족시킬 필요가 있다.

① 교합기의 상궁과 하궁의 프레임이 견고하여 휘지 않을 것

② Centric lock이 견고하여 조작할 때 덜거덕거리지 않을 것

③ Centric lock을 제거해도 centric에서 좌·우로 덜거덕거리지 않을 것

④ Mounting plate의 유격이 모형 위치의 오차를 만들지 않고 장착할 수 있을 것

⑤ Incisal pin을 갖추고 수직 악간거리를 견고하게 유지할 것

앞에서 언급한 ①~③의 프레임과 centric latch의 견고함 및 centric에서 좌·우 유지의 견고함을 확인하는 간편하고 정확한 방법은, 그림 1에 보이는 것과 같이 교합기 하궁 프레임의 좌·우 shaft를 양손으로 뒤에서 잡고, 상궁 프레임에 좌·우 방향으로 번갈아 힘을 주어 그때 발생하는 덜거덕거림의 정도를 평가하는 것이다. 아무리 많은 조절 기구를 갖추고 값이 비싸며 디자인이 좋아도 중심교합위를 정확히 재현할 수 없으면 교합기로서 본말이 전도되어 임상에서 사용 가치가 없다(그림 2).

또한 금속 mounting plate에는 교합기에 붙이고 떼기 쉽도록 50~150㎛의 유격이 부여되어 있으므로, 평소처럼 mounting plate를 교합기에 장착하여 단순하게 모형을 부착하는 경우는 한번 교합기로부터 mounting plate를 제거하면 원래의 위치로 정확하게 다시 되돌릴 수 없게 된다. Mounting plate의 고정 나사가 오른나사이기 때문에 고정할 때 반드시 그림 3과 같이 우측으로 당겨지는 유격만큼 미리 확실하게 우측으로 돌려 놓고 mounting plate를 교합기에 장착하면 모형 위치의 오차가 생기지 않고 재현성이 있는 모형 부착을 할 수 있게 된다.

2. 접번 개폐구운동의 재현 기능

환자의 하악 개폐구운동로는 다음 2가지 요건을 만족시켜야 교합기에 재현할 수 있다(그림 4).

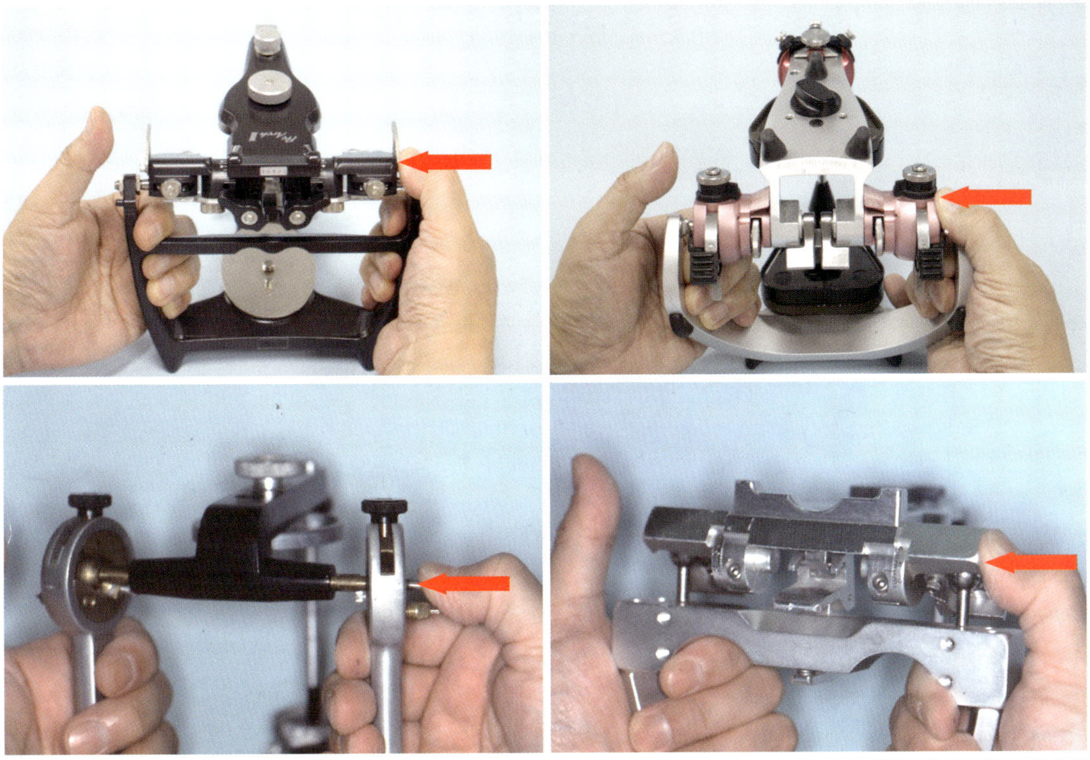

그림 1. Centric 재현 정밀도의 검사. 하궁 프레임을 뒤에서 잡고 상궁 프레임에 좌·우 방향으로 힘을 주어 그때 발생하는 덜거덕거림의 정도를 검사한다.

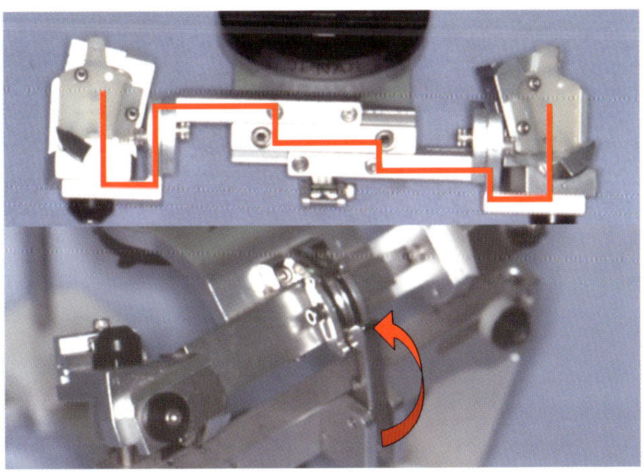

그림 2. 전조절성 교합기는 많은 기구를 갖추고 있기 때문에 프레임이 견고하지 않아 휘기 쉽다. Centric lock도 견고하지 않아 많이 덜거덕거린다.

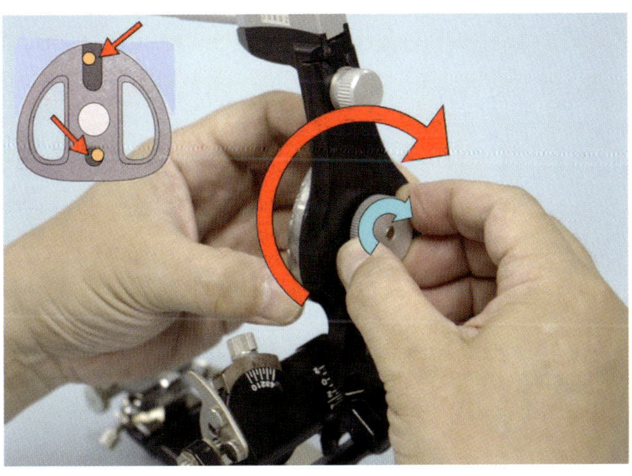

그림 3. 금속 mounting plate에는 교합기에 붙이고 떼기 쉽도록 50~150㎛의 유격이 있다. 이 유격만큼 반드시 오른나사 방향으로 돌려 놓고 고정한다.

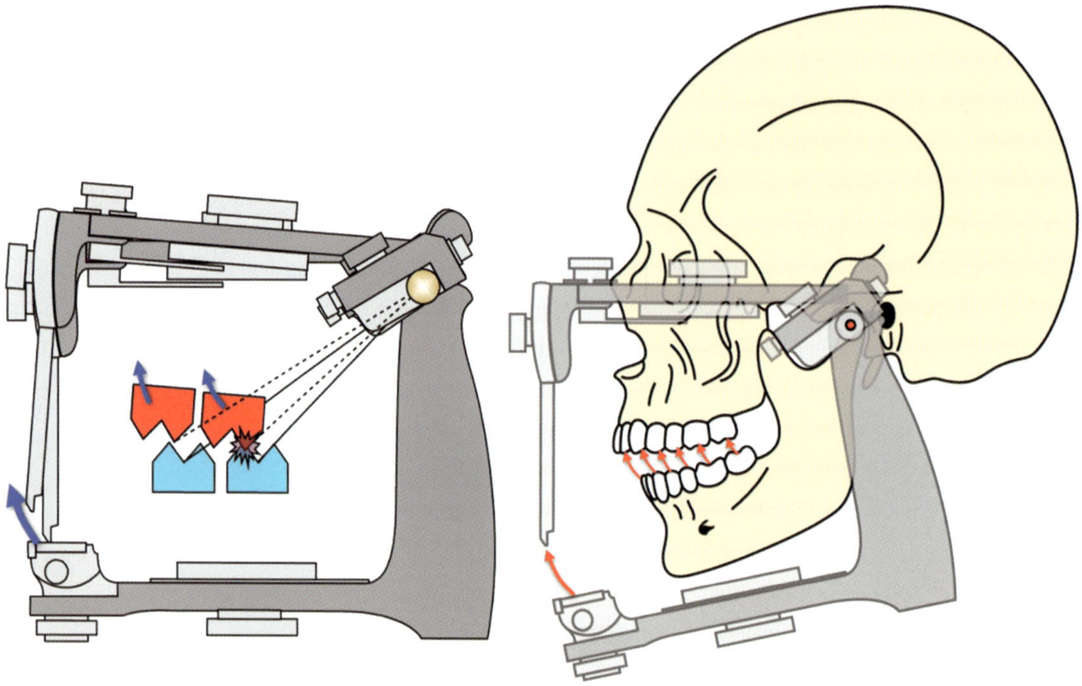

그림 4. Face bow transfer에 의해 교합기의 개폐구 경로가 생체의 개폐구 경로와 비슷해져, 교합간섭 예방과 음식물 유출 공간 확보가 가능해진다.

① 해부학적 교합기를 사용할 것

② Face bow transfer를 할 것

Face bow transfer를 하지 않고 교합기에 모형을 부착하거나 작은 크기의 교합기를 사용하는 경우는 환자의 하악 개폐구운동로와 교합기의 개폐구 운동로 사이에 커다란 차이가 생긴다. 이 상태에서 교두경사가 크고 긴밀한 교합 관계를 구성하는 경우에는 개폐구운동로에서 보철물에 조기접촉이 생기거나 상·하 교합면 사이에 음식물 유출 공간이 적절하게 유지되지 않아 원활한 저작 운동에 장애를 초래한다.

3. 하악 편심 운동의 재현 기능

Chapter 11에서 제시했듯이 face bow transfer를 하지 않고 정중시상면을 기준으로 평균치에서 모형을 교합기에 부착하는 경우에, 교합기의 과두구 위치는 실제의 과두점 위치로부터 20mm 정도는 쉽게 위치 오차가 생기고, 시상과로 경사도는 10~12° 정도 쉽게 오차가 생긴다(그림 5). 따라서 하악 운동을 재현하기 위해서는 먼저 face bow transfer를 하는 것이 대전제가 되는 것이다.

그리고 하악 운동의 재현을 위해 명확하게 해두어야 하는 요점은 ① 하악 운동의 기록법은 어느 방법이 좋은지, ② 어떠한 하악 운동을 기록하면 좋은지, ③ 교합기에는 어떤 조절 기구가 필요한지의 3가지이다.

① 하악 운동의 기록법은 어느 방법이 좋은가

교합기의 과로 조절 방법에는 check bite법, chew in법, direct analyzing법, pantograph법 등이 있다. 이들 중에서도 check bite법은 다른 방법과 비교하여 특별한 기구나 기자재가 필요하지 않고, 여러 가지 증례에 폭넓게 대응할 수 있으며 연습하면 짧은 시간에 기록을 채득할 수 있기 때문에 임상에서 매우 효과적인 방법이다(그림 6).

Check bite법은 중심교합위와 편심위의 2가지 하악위를 기록한 후 둘 사이를 직선으로 연결하여 하악 운동을 재현하는 방법으로, 중심교합위로부터 평형측 측방 과로의 이동량이 5mm인 위치에서 check bite를 채득하면, 만곡도가 가장 큰 평형측 측방과로에서도 만곡도가 약 0.1이어서 하악 운동의 재현 정밀도는 충분히 높으며 임상적으로 문제를 일

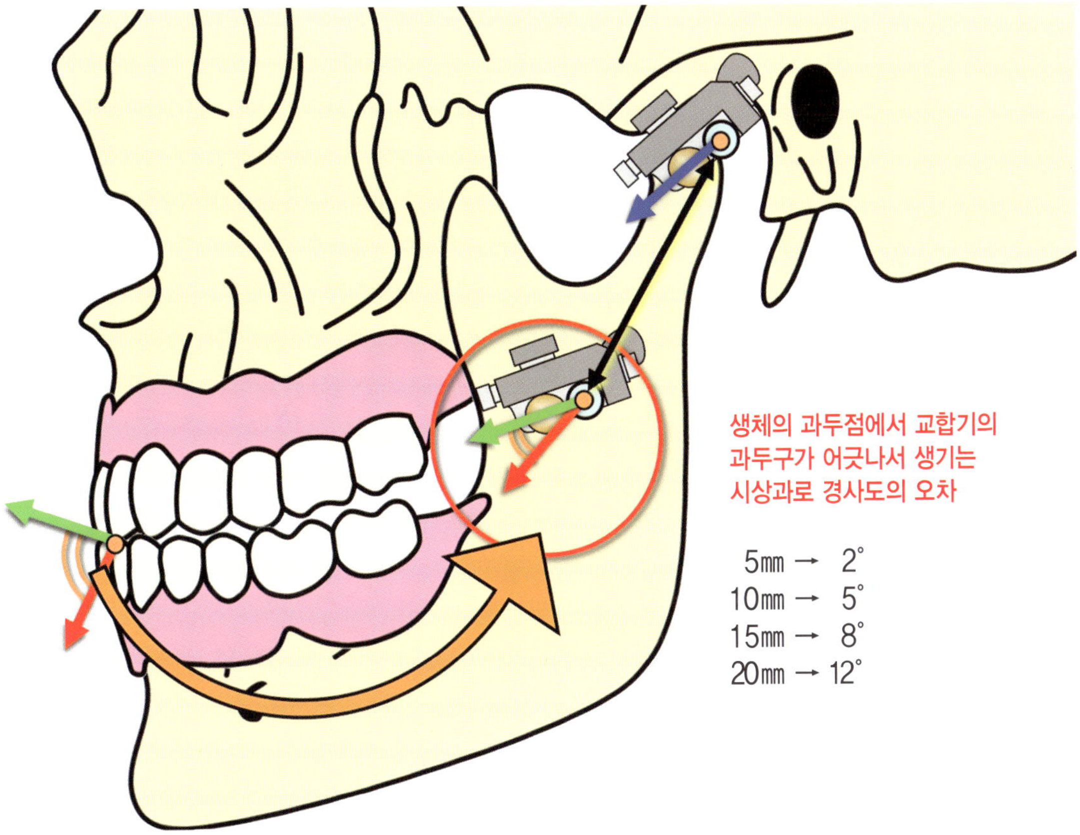

그림 5. 생체의 과두점으로부터 교합기의 과두구 사이에 생기는 거리 차이와 이로 인해 생기는 시상과로 경사도의 오차.

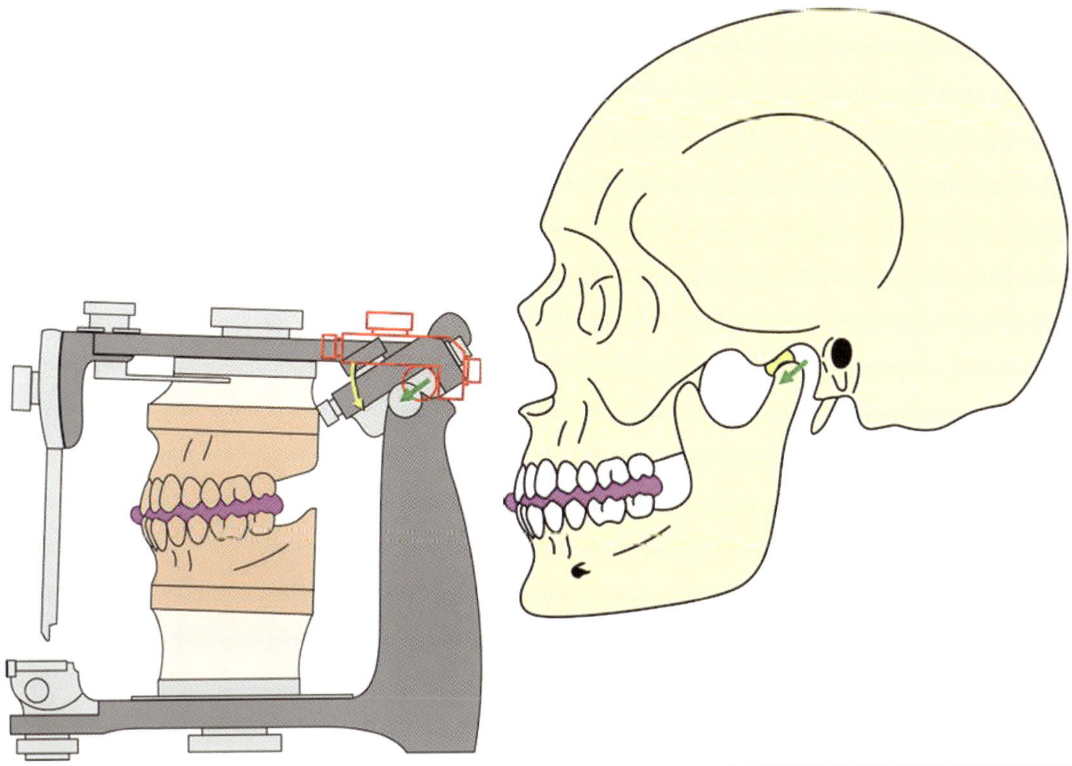

그림 6. Check bite법을 이용한 과로 조절. 중심교합위와 편심위의 2점 사이를 직선으로 재현한다.

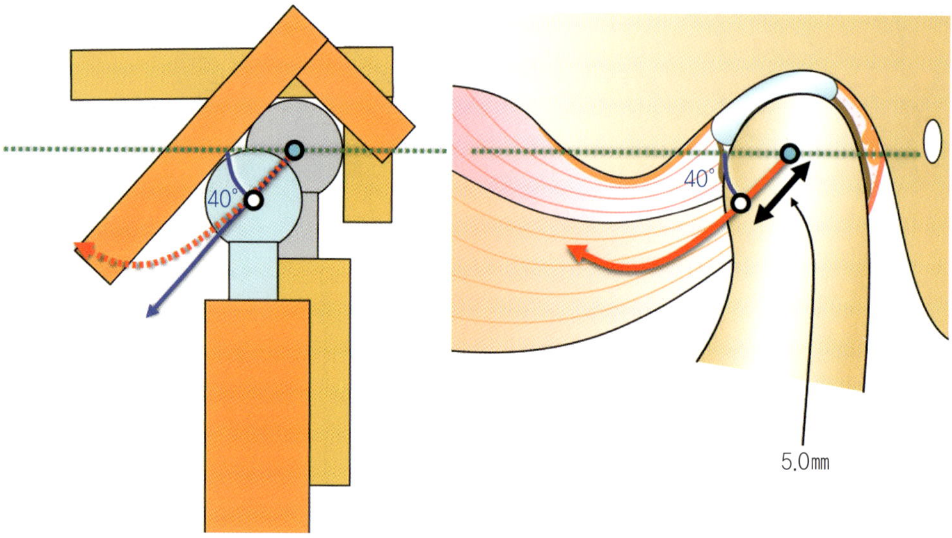

그림 7. Check bite법은 중심교합위와 편심위의 2점 사이를 직선으로 재현하는 방법으로, 중심교합위로부터 5.0mm 범위에서는 재현 정밀도가 높아 임상적으로 문제를 일으키지 않는다.

으키지 않는다(그림 7, 8).

② 어떠한 하악 운동을 기록하면 좋은가

교합기에 재현해야 하는 하악 운동은 저작 운동의 주체를 이루고 보철물의 교합면 형태에 커다란 영향을 미치는 측방 운동이다. 그리고 측방 운동을 얼마나 높은 정밀도로 재현할 수 있는지에 따라 교합기의 하악 운동 재현 기능이 평가를 받는다(그림 9).

부드러운 음식이나 가늘게 자르기 쉬운 음식을 저작할 때는 하악의 한계 운동로 안의 중간 영역에서 하악 운동이 일어나지만, 먹기 힘든 딱딱한 섬유성 음식의 저작이나 수면을 취할 때의 bruxism에서는 보통 측방 한계 운동로에 거의 일치된 경로에서 하악 운동이 일어난다.

만약 중간 영역의 측방 운동에 맞추어 측방 가이드를 부여하면 딱딱한 섬유성 음식의 저작이나 bruxism을 할 때 분명한 교두간섭이 생기게 되거나 mechanical stress로 인해 각각 턱관절과 근육, 치아에 장애를 초래한다.

따라서 측방 운동을 할 때 작업측 과두를 후방으로 밀어넣거나 전방으로 당기는 일이 없고, 저작계 근육들에도 위해 작용을 미치지 않으며 교두간섭이 가장 생기지 않는 안전한 교합을 구성하기 위해서는, 환자의 턱관절 기능과 조화를 이루는 측방 한

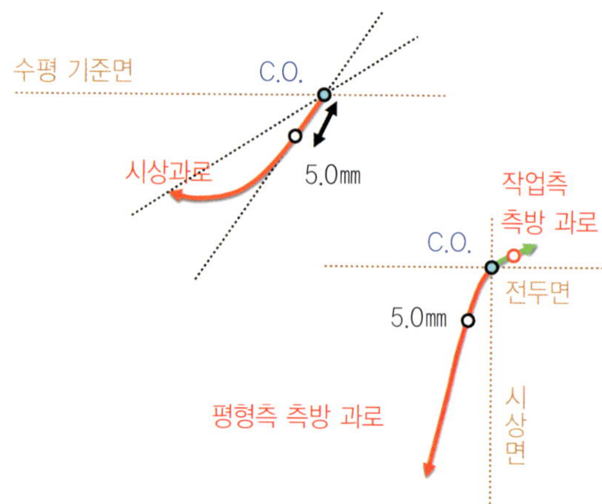

그림 8. 중심교합위로부터 5.0mm 범위에서는 모든 과로가 거의 직선 모양이다.

계 운동로에서 좌·우 측방 편심위 check bite 기록을 채득하여 측방 한계 운동을 교합기에 재현할 필요가 있다.

③ 교합기에는 어떤 조절 기구가 필요한가

하악 운동의 후방 유도 요소인 턱관절은 좌·우 양측의 하악 과두를 중심으로 구성된 복관절이다. 따라서 보철물의 제작에 효과적인 하악의 측방 한계 운동을 교합기에 정확히 재현하기 위해서는 교합기의 좌·우 양측 과로, 다시 말해서 평형측 과로에 더해 작업측 과로를 조절할 수 있는 기구가 필수이다(그림 10).

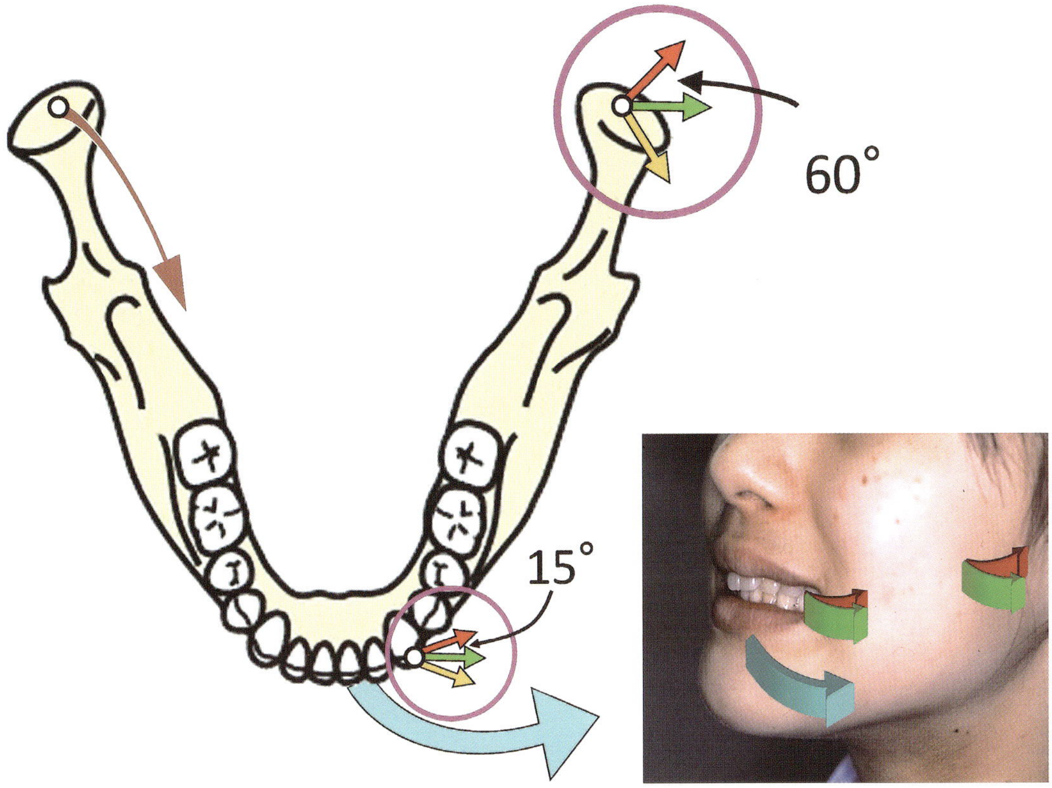

그림 9. 작업측 측방 과로각과 측방 가이드의 관계. 작업측 과로의 운동거리는 0.3~1.5mm 정도로 작지만 이동 방향은 60° 이상의 편차가 있어 개인차가 크다. 또한 견치 유도에서 15°는 턱관절 부위에서는 4배인 60° 정도가 되어 과두운동이 연동하기 때문에, check bite와 과로 조절은 충분히 배려할 필요가 있다.

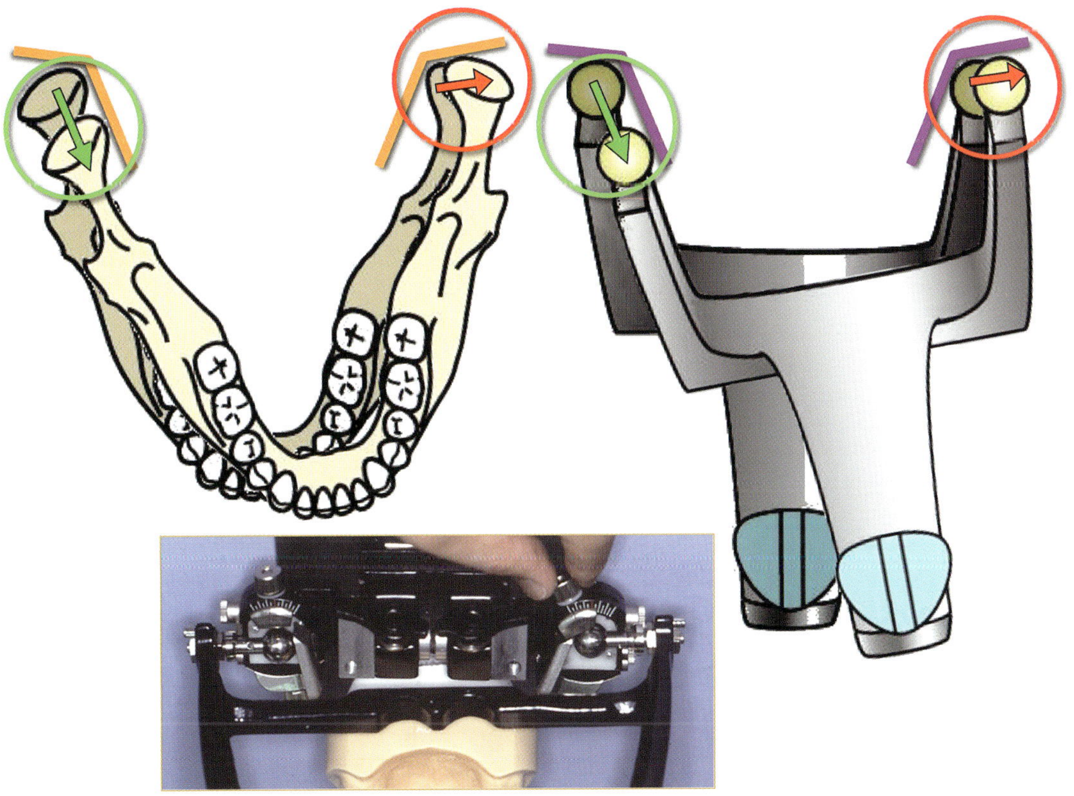

그림 10. 교합기에 측방 운동을 재현하기 위해서는 작업측과 평형측 과로 조절이 필수이다.

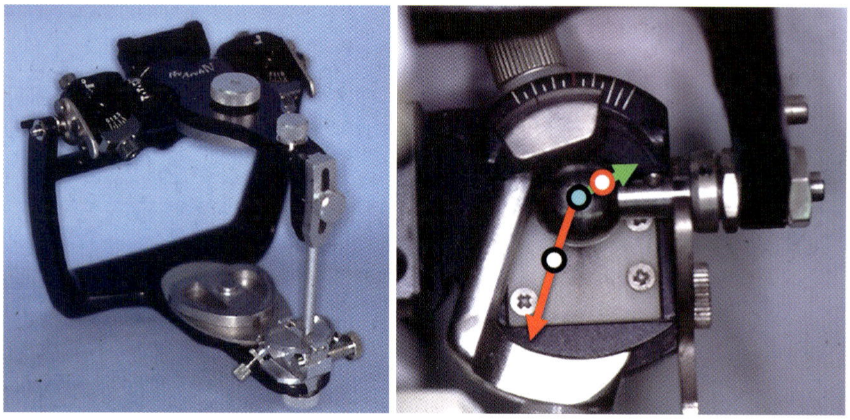

그림 11. ProArch 교합기의 평형측 측방 과로각 조절 기구와 작업측 측방 과로각 조절 기구(rear wall).

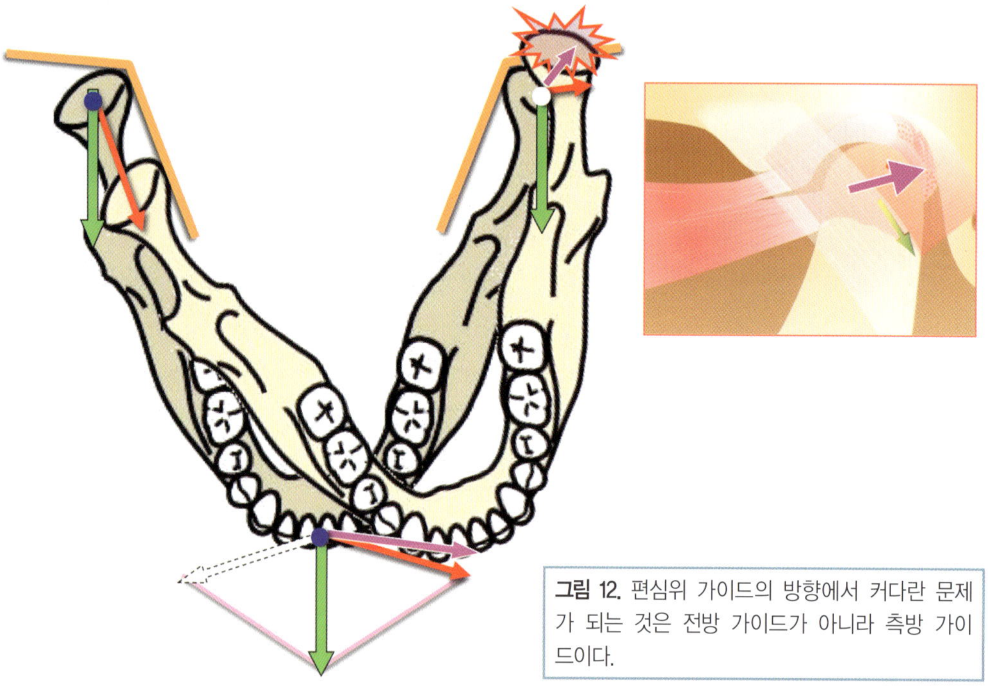

그림 12. 편심위 가이드의 방향에서 커다란 문제가 되는 것은 전방 가이드가 아니라 측방 가이드이다.

측방 한계 운동을 할 때 작업측 과로는 평형측에 비하여 이동량이 매우 적기 때문에, 일반적으로 이제까지는 그 중요성이 그다지 인식되지 않았다. 분명 작업측 과두의 운동거리는 0.3~1.5mm 정도로 적은 수치이지만, 이동 방향은 60° 이상이며 커다란 개인차가 있다(그림 9). 그리고 하악의 측방 운동은 회전 운동이므로 회전 운동의 중심인 작업측 과두의 이동량과 이동 방향이 교합 구성에서 측방 가이드의 각도와 교합면 형태에 매우 큰 영향을 미친다.

이상과 같이 턱관절의 기능과 조화를 이루는 교합 구성을 목적으로 교합기에 하악 운동을 재현하기 위해서는 시상과로 경사도 조절 기구와 평형측 측방 과로각 조절 기구를 포함하여 작업측 측방 과로각 조절 기구(rear wall)의 3가지 기구를 갖출 필요가 있다(그림 10, 11).

작업측 측방 과로각 조절 기구의 유효성

편심위 가이드의 방향에서 커다란 문제가 되는 것은 전방 가이드가 아니라 측방 가이드라는 사실을 Chapter 07의 'Anterior Guidance의 정확한 구성 기준'에서 자세히 제시했다. 측방 가이드의 방향이 턱관절의 기능과 조화를 이루지 못하면, bruxism이나 딱딱한 섬유성 음식의 오랜 시간 저작으로 작업측 턱관절은 물론 평형측 턱관절도 손상을 받아 근육이나 교합 자체에 이르기까지 장애를 초래하게 된다(그림 12).

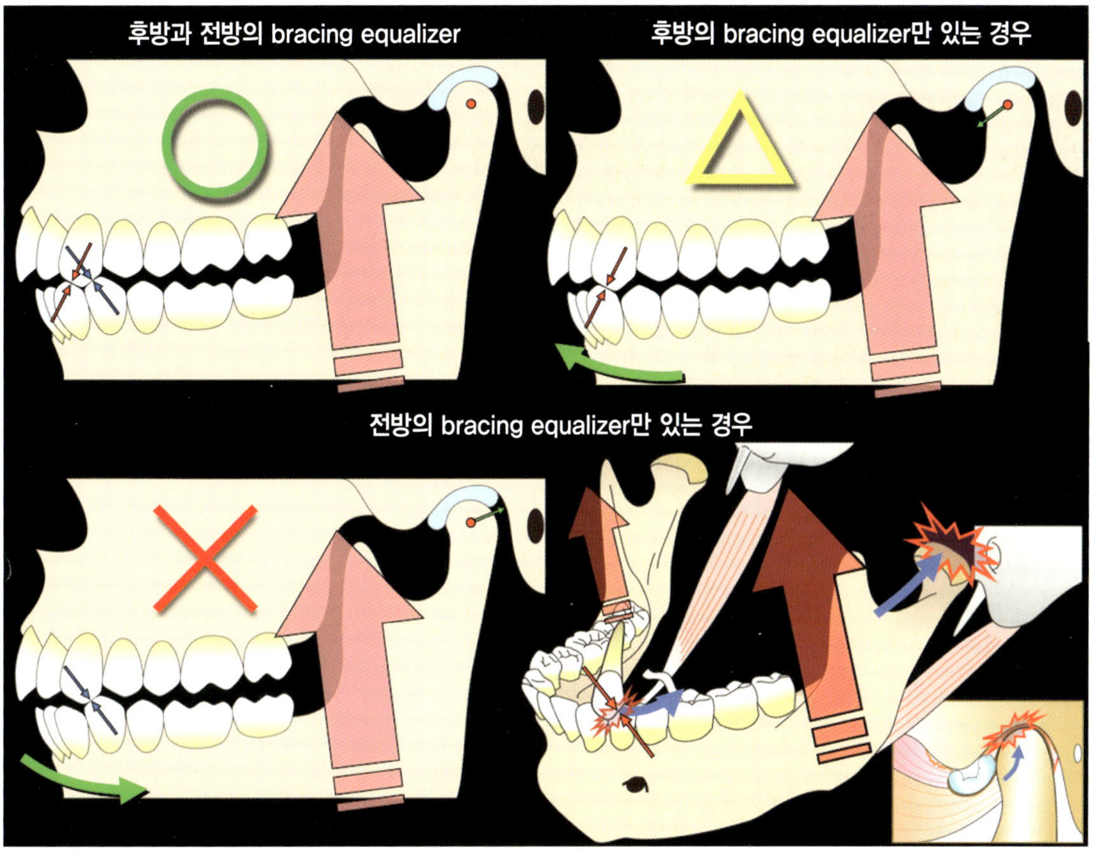

그림 13. 전방의 bracing equalizer만 있는 경우는 과두가 후방으로 밀어넣어져 턱관절장애를 초래하기 쉽다.

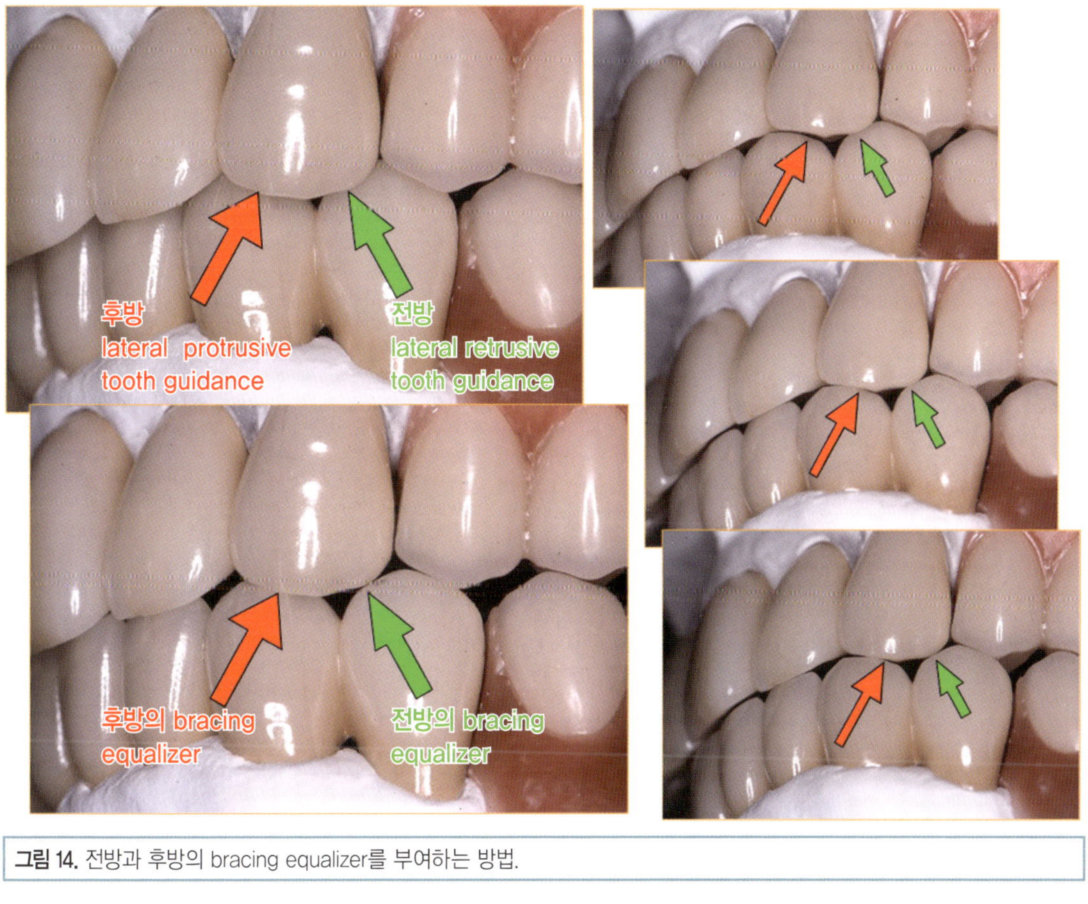

그림 14. 전방과 후방의 bracing equalizer를 부여하는 방법.

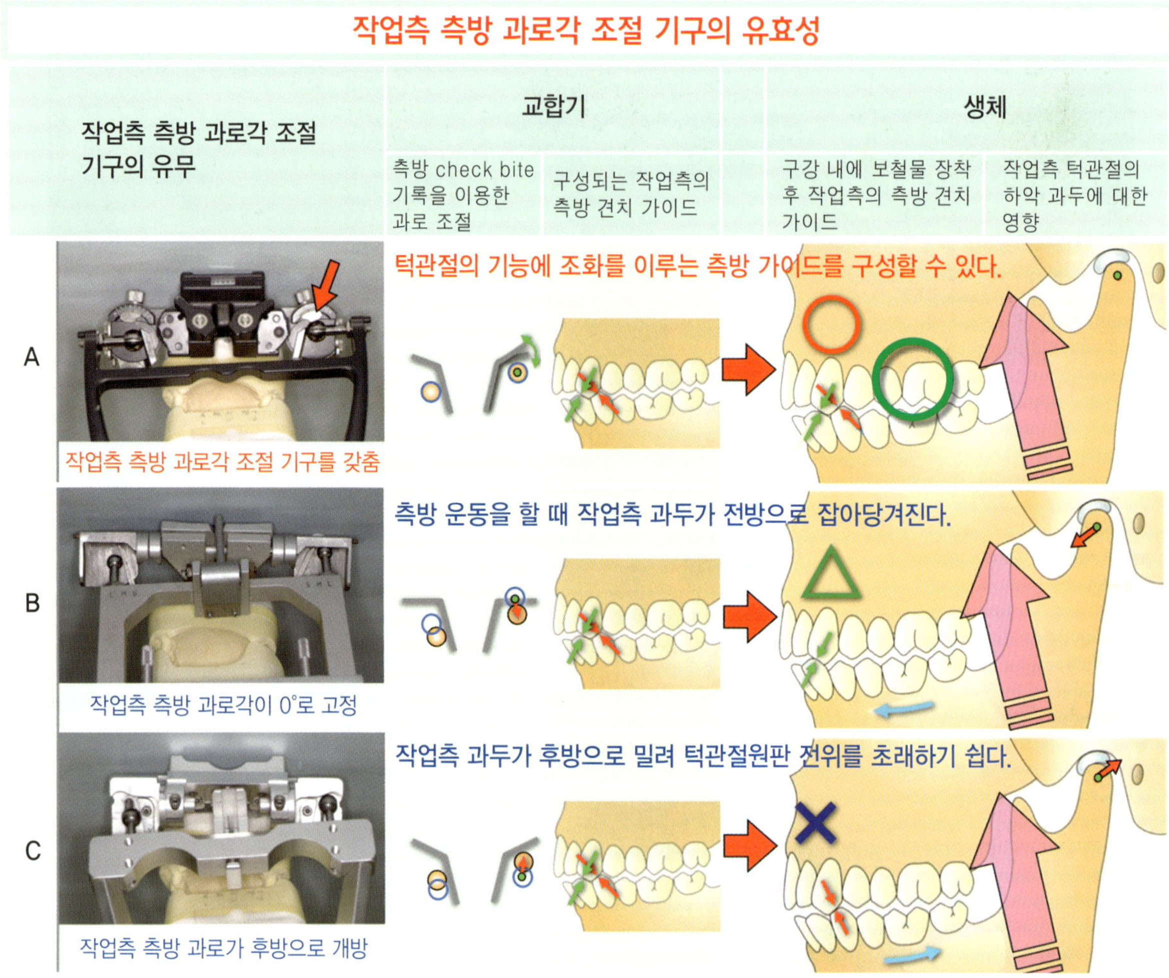

그림 15. 교합기에 환자 고유의 측방 운동을 재현하기 위해서는 작업측 측방 과로각 조절 기구(rear wall)를 갖추는 것이 반드시 필요하다.

측방 가이드의 방향은 턱관절의 생리적인 측방 한계 운동 경로와 조화를 이루게 하여 그림 13, 14에서 보이는 후방의 bracing equalizer(lateral protrusive tooth guidance, M형 가이드)를 반드시 부여하고, 전방의 bracing equalizer(lateral retrusive tooth guidance, D형 가이드)도 가능한 범위에서 부여하는 것이, 안심하고 구성할 수 있는 안전한 교합 구성의 기준이다. 이와 같은 교합 구성을 하고 환자 고유의 측방 운동을 교합기에 재현하기 위해서는 앞에서 서술한 바와 같이 평형측과 동시에 작업측 측방 과로각의 조절이 반드시 필요하다(그림 10, 11).

그림 15는 교합기에 작업측 측방 과로각 조절 기구를 갖추는 효과를 보인다. 작업측 측방 과로각 조절 기구를 갖추지 않은 교합기를 사용하는 경우에는, 비록 평형측 과로를 조절했다고 해도 완성된 보철물은 환자 고유의 과두운동과 전혀 조화를 이루지 않게 된다.

교합기 A는 작업측 측방 과로각 조절 기구를 갖춘 경우이고, 교합기 B와 C는 갖추지 않은 경우이다. 모든 파란색의 동그라미는 check bite 기록이 사이에 있을 때 과두구의 위치를 나타내고, 모든 노란색의 동그라미는 보철물을 제작할 때 과두구의 위치를 나타낸다.

1. 작업측 측방 과로각 조절 기구를 갖춘 교합기 A

(그림 15 상단)

교합기 A는 작업측 측방 과로각 조절 기구를 갖추고 있어 평형측과 작업측의 과로를 동시에 조절할 수 있고, 교합기에 적절한 측방 한계 운동로를 재현할 수 있다. 따라서 보철물에 환자 고유의 과두운동

작업측 과두가 후상방을 향하는 증례인데도 rear wall의 조절을 하지 않은 경우

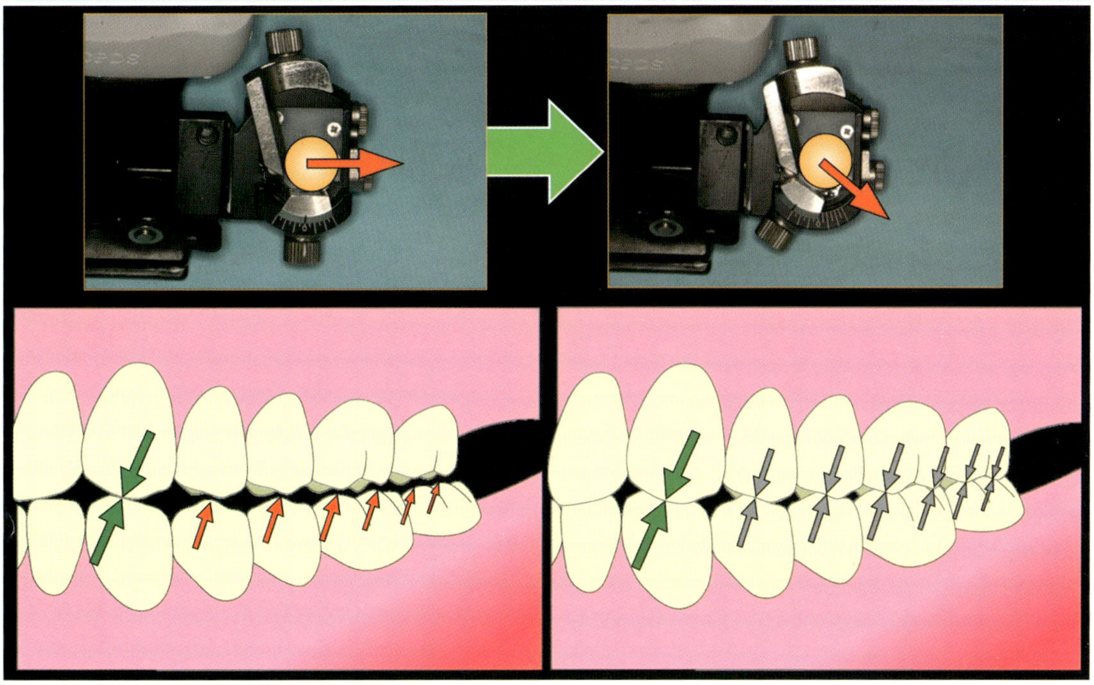

그림 16. 작업측 측방 과로각 조절 기구를 갖추지 않은 반조절성 교합기에서 견치 유도를 적절하게 구성하여 구치부를 disclusion시키는 보철물을 제작해도, 실제로는 작업측 측방 과로가 후방을 향하는 증례에서 구강 내에 장착하면 작업측 구치부가 disclusion되지 않고 후방 구치부에 교두간섭이 생기는 경우도 있다.

과 조화를 이루는 적절한 전방 및 후방의 bracing equalizer를 부여할 수 있으므로 안전한 가이드를 구성할 수 있다.

2. Rear wall이 과두구축과 평행한 상태에서 고정되어 있는 교합기 B(그림 15 중앙)

교합기 B는 rear wall이 과두구축과 평행한 상태에서 고정되어 있으므로 거의 반 이상의 경우에 작업측 과두가 rear wall과 간섭을 일으켜 check bite 기록이 적합되지 않는다. 그렇기 때문에 적절한 과로 조절을 할 수 없고 보철물에 환자 고유의 과두운동과 조화를 이루는 전방의 bracing equalizer를 부여할 수 없다. 구강 내에서는 측방 운동을 할 때 작업측 과두가 전방으로 잡아당겨져 치아에는 편심위에서 교두간섭이 생긴다.

3. Rear wall이 후방으로 개방된 상태에서 고정되어 있는 교합기 C(그림 15 하단)

교합기 C는 rear wall이 후방으로 개방된 상태에서 고정되어 있으므로 평형측의 과로는 조절할 수 있지만 보철물에는 환자 고유의 과두운동과 조화를 이루는 적절한 후방의 bracing equalizer를 부여할 수 없다. 환자의 작업측 과두가 후방으로 밀려 턱관절에 손상을 주고 턱관절원판의 전위를 초래하기 쉬워진다. 임상에서 사용할 때는 부디 충분한 주의를 기울여 주기 바란다(그림 12, 13).

이상과 같이 특히 하악의 측방 가이드에 직접 관여하는 보철물을 제작할 때는 평형측뿐만 아니라 작업측 측방 과로각도 조절함으로써 측방 운동을 정확히 재현하여 턱관절과 조화를 이루는 교합 구성을 하는 것이 중요하다.

4. Rear wall을 갖추지 않은 경우의 주의사항

작업측 측방 과로각 조절 기구를 갖추지 않은 반조절성 교합기에서 face bow transfer를 적절하게 시행하고 좌·우 측방 check bite를 채득하여 교합기의 과로를 조절하여도, 작업측 측방 과로각 조절 기구가 후방을 향하는 환자의 증례에서 과로를 조절하지 않는 경우는 구강 내에서 문제가 생긴다. 다시 말해서 그림 16에 보이는 것과 같이 교합기에서 견치 유도를 적절하게 구성하고 구치부를 disclusion시키

평형측 측방 과로각이 큰 증례인데도 평균치로 고정하여 보철물을 제작한 경우

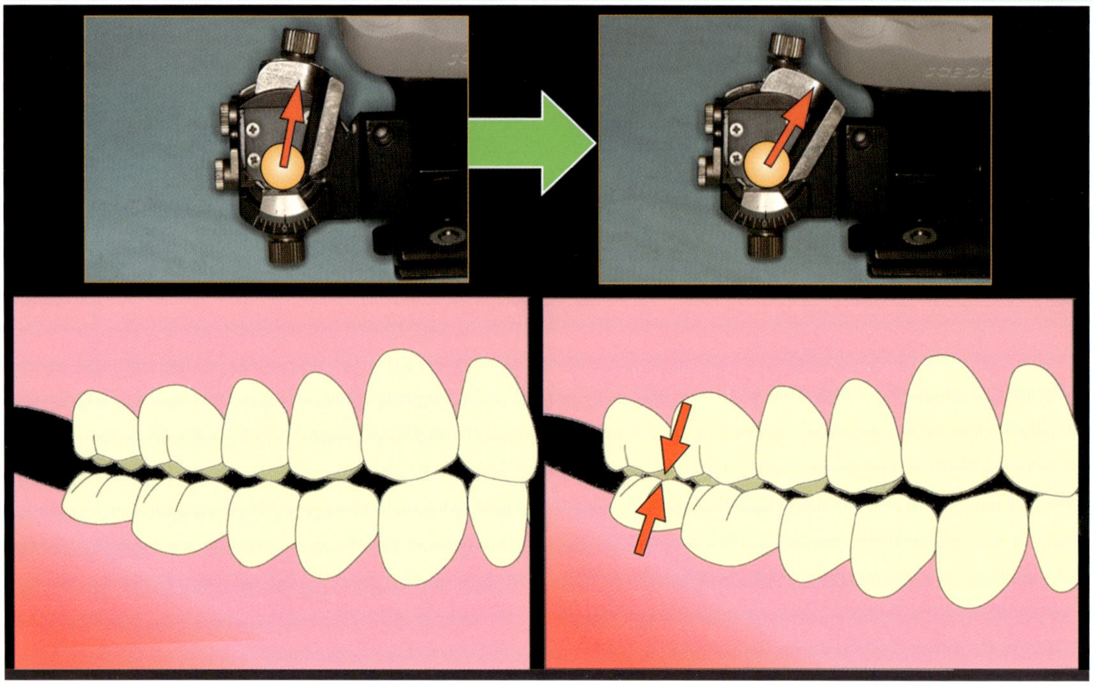

그림 17. 평형측 측방 과로각이 큰 증례인데도 평균치 교합기에서 보철물을 제작하면, 교합기에서는 적절하게 disclusion되지만 구강 내에 장착하면 평형측 후방 구치부에 현저한 교두간섭이 생기게 된다.

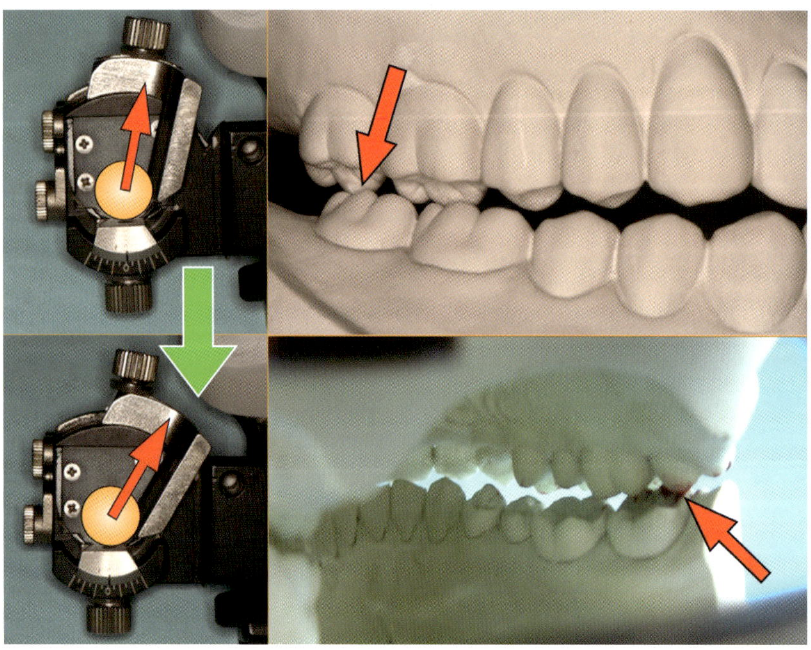

그림 18. 평형측 측방 과로각이 큰 증례인데도 교합기의 평형측 측방 과로각을 평균치로 사용하여 적절하게 dis-clusion되도록 보철물을 제작한다. 그 후 실제 환자의 과로각으로 조절하여 측방 운동을 하면 후방 구치부에 분명한 평형측 교두간섭이 생긴다. 구강 내에 장착하면 동일한 상태의 교두간섭을 확인할 수 있다.

는 것처럼 제작된 보철물을 구강 내에 장착해도, 작업측 구치부가 disclusion되지 않고 오히려 후방 구치부에 교두간섭이 생기는 경우도 있다.

또한 평형측 측방 과로각이 큰 증례인데도 과로를 조절하지 않고 평균치로 고정하여 보철물을 제작하면(그림 17, 18), 교합기에서는 적절하게 disclusion되지만 구강 내에 장착하면 평형측 후방 구치부에 현저한 교두간섭이 생기게 된다.

Rear wall을 갖추지 않은 반조절성 교합기에서 resin block type의 incisal table 위에 측방 in-

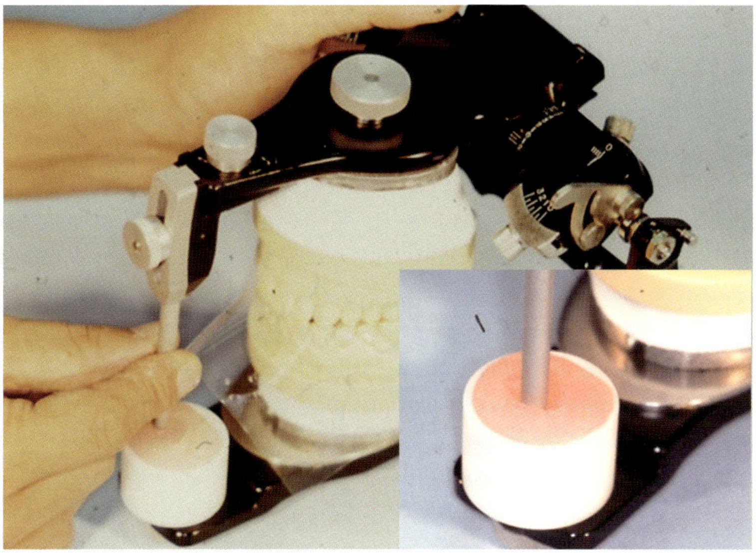

그림 19. Resin block을 이용한 측방 incisal 가이드는 교합기의 측방 운동을 규제할 수 없다.

cisal 가이드를 쌓아올려 rear wall의 대용으로 사용하는 방법으로는 아무리 해도 측방 운동을 재현한다는 목적을 달성할 수 없다(그림 19). 본래 resin block은 교차 부착법을 이용할 때 교두감합위로부터 2~3mm 편심위 가이드에서 상·하 각도의 기준으로 사용하거나, 작업 모형에서 편심위 가이드 부위의 마모를 방지하는 받침으로 제작하는 것이다. 역학적으로도 교합기의 측방 가이드를 규제할 수 있는 방법은 아니며, incisal table 위에서 10~15° 정도는 쉽게 후방으로 밀려 그림 12에 보였던 것과 마찬가지로 작업측 과두에서는 약 4배에 해당하는 40~60° 정도가 되어, 생리적 한계를 넘어 후방으로 밀리는 상태의 잘못된 측방 가이드를 제작해 버리는 결과가 된다.

○ ○ ○

실제의 임상에서 의의가 있는 하악의 측방 운동을 교합기에 재현하기 위해서는 뭐니 뭐니 해도 평형측에 더해 작업측 측방 과로각의 조절이 반드시 필요하다. 이 모든 요점을 파악하고 교합기를 확실하고 자유자재로 사용하여 안전하고 효율이 좋은 치료를 하면 환자도 기뻐해 주는 것이다.

【참고문헌】

1) 古谷野 潔：咬合器の一般概念．歯学生のためのパーシャルデンチャー 第5版，医歯薬出版，東京，2009：54-69.
2) 小出 馨：模型検査，プロソドンティクス 第I巻，総論：咬合・咀嚼障害の診断と治療，歯質欠損の治療（矢谷博文，松村英夫［編］），永末書店，東京，2012：126-136.
3) 小出 馨（編）：臨床機能咬合学．補綴臨床別冊，医歯薬出版，東京，2009.
4) 小出 馨，佐藤利英：半調節性咬合器の特徴と選択要件．歯科技工別冊（佐々木啓一，三浦宏之［編］：生体本位の実践 咬合技工－ラボサイドで活かす咬合理論と咬合器操作）．医歯薬出版，東京，2007：32-38.
5) 小出 馨，他：咬合器を使いこなすために―咬合器の理論と実践―，第 3 回 本当にいらないの？ フェイスボウ．歯科技工，28（6），医歯薬出版，2000.
6) 小出 馨：咬合器　1）咬合器選択のガイドライン，歯科技工別冊／こだわりのラボ用GEARセレクション．医歯薬出版，東京，1997.
7) 小出 馨，星 久雄：咬合器の機能と機構，歯科技工別冊／症例からみた咬合器の選び方・使い方．医歯薬出版，東京，1995.
8) 小出 馨，他：咬合器を使いこなすために―咬合器の理論と実践―第 1 回～第 6 回．補綴臨床，28：213-217，487-491，717-721，981-985，1273-1280，1476-1480，2000.

Koide Kaoru(小出 馨), Watanabe Masanori(渡辺正宣), Yoshizawa Kazuyuki(吉澤和之), Koide Katsuyoshi (小出勝義), Sakita Ryuji(﨑田竜仁), Nishikawa Yoshiaki (西川義昌), Sato Toshihide(佐藤利英), Hoshi Hisao (星 久雄)

병태별로 효과적인 Manipulation이란?

턱관절원판의 전방 전위와 후방 전위는 이렇게 대응한다

Chapter 13의 테마는 턱관절질환에서 병태별로 효과적인 manipulation이다. 턱관절원판의 전방 전위나 후방 전위 증례에 대해 manipulation을 시행할 때의 진단과 임상에서 효과적인 manipulation technique, 적절한 전처치와 후처치의 구체적인 방법을 제시한다. 이렇게 하면 치료할 수 있는 범위가 크게 넓어진다.

Manipulation 시행에 앞서 필요한 진단

먼저 문진이나 Chapter 03의 턱관절 촉진법을 통해 병태의 임상 진단을 내리는데, 필요에 따라 MRI 검사를 통해 확정 진단을 내려서 manipulation technique(도수적 턱관절원판 정복처치)을 시행해야 하는 증례인지 아닌지를 정확히 진단하는 것이 중요하다(표 1).

턱관절원판의 전방 전위에 대한 효과적인 manipulation

Manipulation technique의 적응증이 되는 급성 비복위성 턱관절원판 전방 전위라고 진단되었다면 기존의 manipulation technique을 개량한 효과적인 방법을 시행한다. 그때 먼저 ① 확실히 과두를 끌어내리는 적절한 전처치, ② reduction(턱관절원판의 복위)이 생기기 쉬운 상태에서 개구시키지 않고 시행하는 적절한 manipulation technique, ③ 턱관절원판 정복 후에 턱관절원판의 변형이나 관절강 내의 섬유성 유착을 가능하면 제거하는 적절한 후처치의 3가지가 중요한 포인트이다. 이 3가지 조건의 요점을 파악한 처치는 기존 방법과 비교하여 훨씬 성공률이 높고 턱관절에 데미지가 적으며 예후는 좋다.

턱관절원판 전위에서는 전방 전위가 가장 빈도가 높고 다음으로 내측 전위, 드물게 외측 전위 그리고 매우 드물게 후방 전위를 볼 수 있다. 이들 중에서 특히 급성기의 신속한 대응이 필요한 경우가 전방 전위와 후방 전위이므로 기존 방법의 문제점을 정리한 효과적인 manipulation technique에 대해 자세하게 제시한다.

표 1. Manipulation technique을 시행해야 하는 증례인지 아닌지의 진단

1. 문진으로 현재의 병력을 청취하여, 비복위성 턱관절원판장애(턱관절질환 IIIb 형)의 가능성이 높은지를 확인한다.
2. 촉진으로 턱관절원판의 외측 전위나 stuck disk가 아니라 비복위성 턱관절원판 전방 전위인 것을 확인한다.
3. 병태가 오래되지 않은 급성 비복위성 턱관절원판 전방 전위이고 manipulation technique이 효과적인지를 확인한다.
4. 턱관절 완성 전의 어린 환자에서는 외측익돌근 상두의 단축이 생기기 쉽다는 사실과 골, 턱관절원판, retro-discal tissue 등의 개조(remodeling)에도 유의하여 적응증을 확인한다.
5. 고령자에서는 그 특이성에 유의하면서 턱관절원판의 복위를 얻은 후 잔존치열에 의해 과두위를 유지할 수 있는지를 확인한다.
6. 턱관절원판의 전방 전위가 생긴 지 얼마 되지 않은 증례에서는 곧바로 manipulation technique를 시행하여 턱관절원판을 복위시키는 것이 환자의 고통과 예후의 측면에서 바람직하지만, 증례에 따라 MRI 검사를 통해 병태의 확정 진단을 내릴 필요가 있는 경우도 있다.

1. 기존 manipulation technique(Farrar 법)의 문제점

기존 방법은 표 2에 제시한 문제점이 있기 때문에

표 2. 기존 방법의 문제점(그림 1, 2)

1. 과두를 끌어내리는 동작은 3종 지레(표 3)이므로 끌어내리는 효율이 좋지 않다(그림 1).
2. 과두를 끌어내리기 위해 엄지손가락의 끝을 사용하므로 충분한 힘을 가할 수 없다.
3. 과두를 끌어내릴 때 폐구근의 과긴장이 저항이 된다.
4. 최후방 구치의 교합면 원심부에 엄지손가락을 위치시키기 때문에 개구량이 많아지고, 이로 인해 폐구근(교근, 측두근, 내측익돌근)의 반작용이 과두를 더욱 밀어 올리는 힘으로 작용하여 저항이 된다.
5. 따라서 과두를 끌어내리기 어렵고 과두 부위의 compression(압박)을 충분히 개선할 수 없으며, 단지 과두를 전방으로 강하게 잡아당기는 형태가 된다.
6. 그렇기 때문에 retrodiscal tissue 상층이 더욱 신전하는 현상을 초래하기 쉽다.
7. 결과적으로 reduction(복위)을 얻기 어렵다.
8. 턱관절원판의 reduction을 얻었다고 해도 저항이 크기 때문에 그때의 click 음은 높고 크다.
9. 턱관절원판이 복위되어도 턱관절원판이 변형되어 있으므로 과두와의 친밀감이 좋지 않고 또한 곧바로 전위되기 쉽다.

표 3. 지레의 종류

지레의 종류
1종 지레(펜치)
2종 지레(호두 까는 도구, 작두)
3종 지레(핀셋, 젓가락)

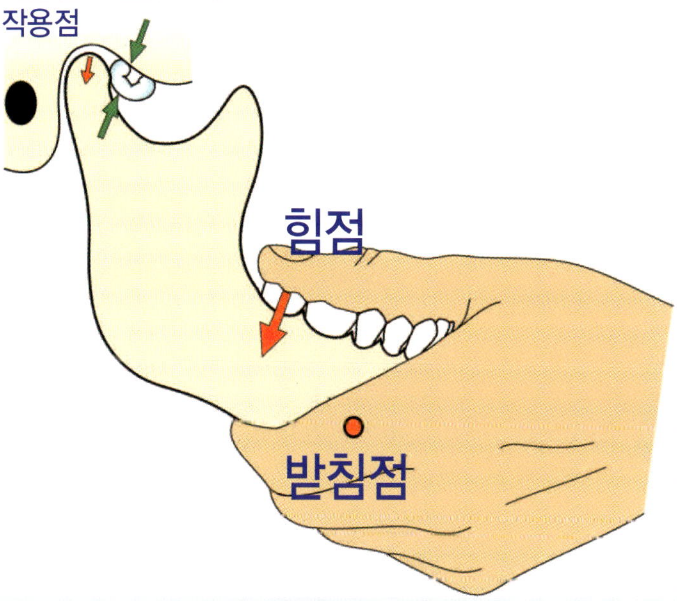

그림 1. 기존 방법은 3종 지레이므로 과두를 끌어내리는 효율이 좋지 않다.

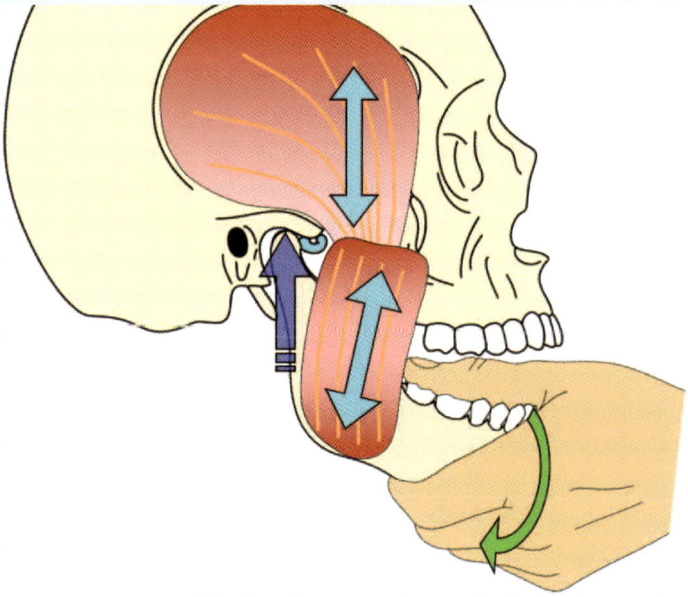

그림 2. 기존 방법은 과두를 끌어내리기 위해 엄지손가락의 끝을 사용하므로 충분한 힘을 가할 수 없고, 과두를 끌어내릴 때 폐구근의 과긴장이나 반작용이 저항이 된다.

표 4. 효과적인 전처치(과두 끌어내리기)의 포인트(그림 3~7)

1. 환자의 머리를 술자의 명치와 복부 사이에 위치시킨다.
2. 환자의 두위는 약간 아래쪽을 향하도록 하여 환자 경부의 부담을 감소시킨다(그림 4).
3. Cotton roll 3개를 겹쳐 거즈로 말아 환측의 최후방 구치에 지레의 받침점으로 넣는다.
4. 건전측의 과두가 또 하나의 받침점이 되므로, 건전측의 과두를 후방으로 밀어넣지 않도록 힘을 주는 방법에 주의한다.
5. 환측의 과두를 약간 전방으로 이동시켜 retrodiscal tissue에 대한 압박을 방지하고 통증을 유발하지 않도록 주의한다(그림 4).
6. Mentum 하연에 좌·우 손바닥을 겹치게 위치시켜 지레의 힘점을 전방으로 이동시킨다(그림 5~7).
7. Mentum 하연에는 손바닥을 대고 좌·우 팔뚝으로 충분히 큰 힘을 가한다.
8. 가해진 힘을 술자의 복부로 지탱하여 환자의 머리가 위쪽으로 견인되지 않도록 주의한다.
9. 힘을 가해도 환자가 개구근과 폐구근 모두를 긴장시키지 않도록 연습시킨다.
10. 힘을 가하여 환측의 과두가 끌어내려지는 것을 건전측 상·하악 전치부의 접근 상태로 확인한다.
11. 전처치로써 충분한 시간을 들여 과두를 끌어내린다(5~7분).

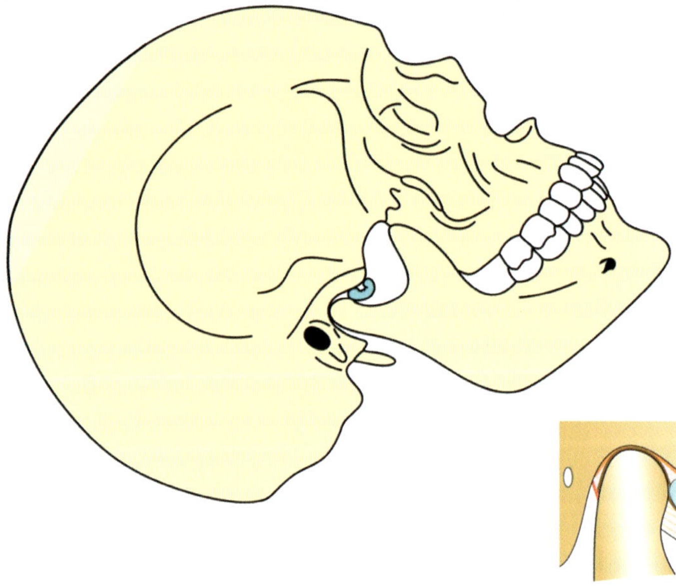

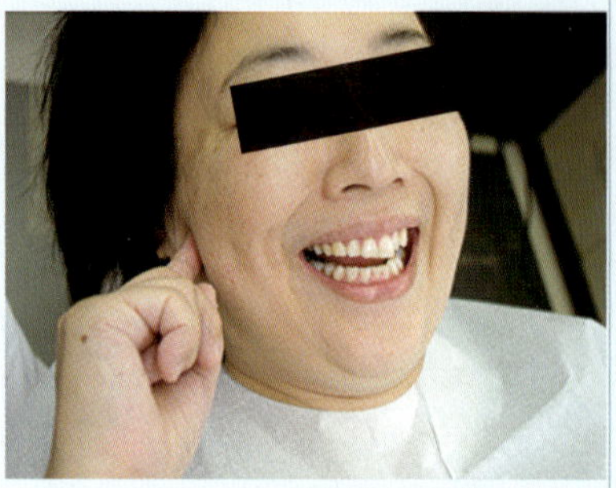

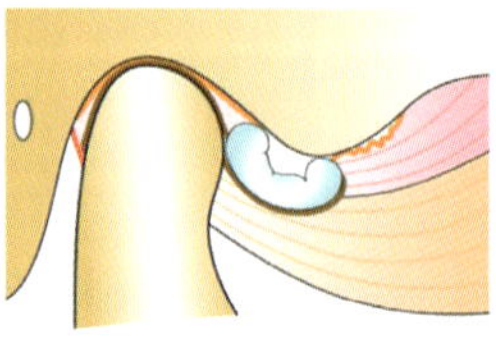

그림 3. 턱관절원판을 reduction시키기 위해서는 U자 모양으로 변형되어 두꺼워진 턱관절원판 두께의 거리만큼 과두를 하방으로 끌어내릴 필요가 있다.

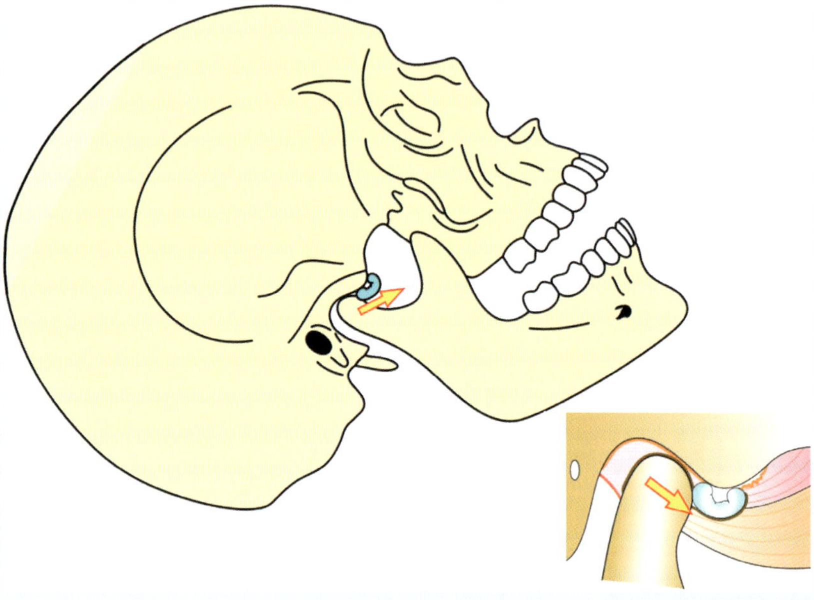

그림 4. 환측의 과두는 약간 전방으로 이동시켜 retrodiscal tissue에 대한 압박을 방지한다. 또한 환자의 두위는 약간 하방을 향하도록 하여 환자 경부의 부담을 감소시킨다.

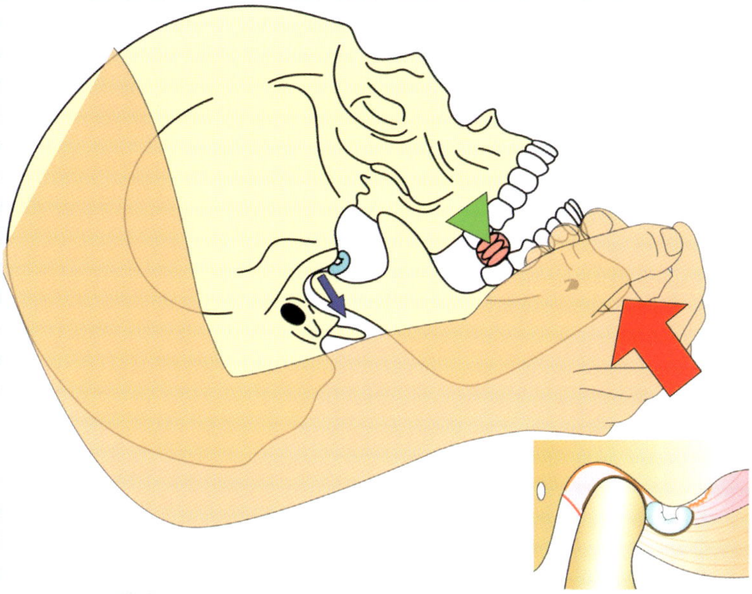

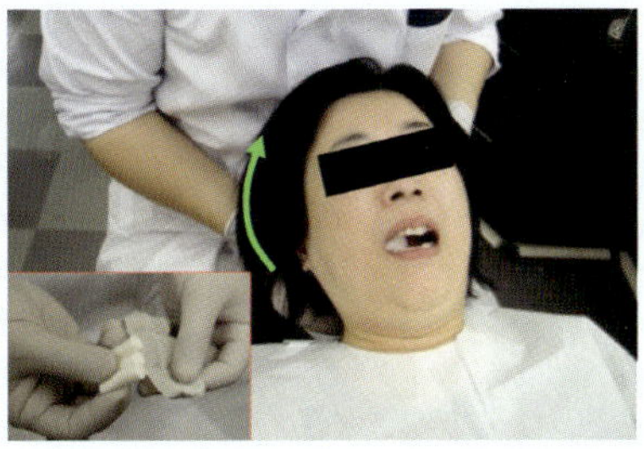

그림 5. Cotton roll 3개를 겹쳐 거즈로 말아 환측의 최후방 구치에 지레의 받침점으로 넣는다. Mentum 하연에 좌·우 손바닥을 겹치게 위치시켜 지레의 힘점을 전방으로 이동시킨다.

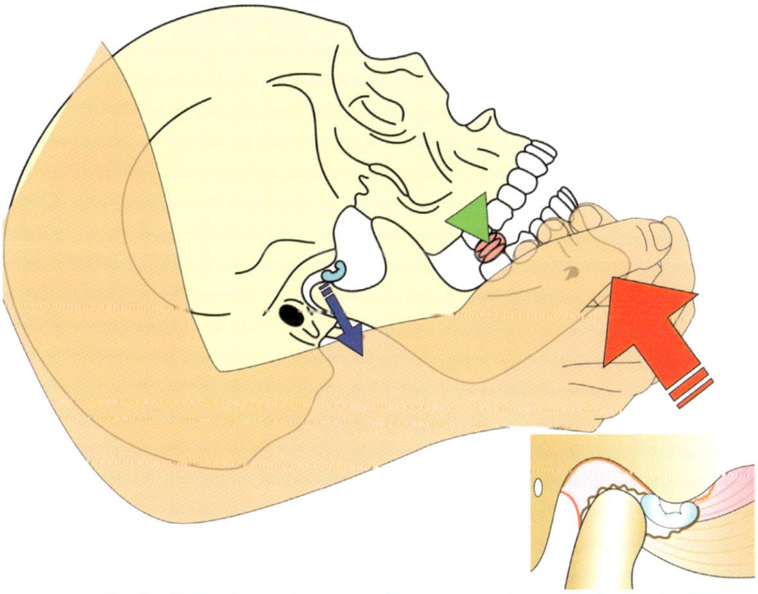

그림 6. Mentum 하연에는 손바닥을 대고 좌·우 팔뚝으로 큰 힘을 가해 과두를 하방으로 충분히 끌어내린다.

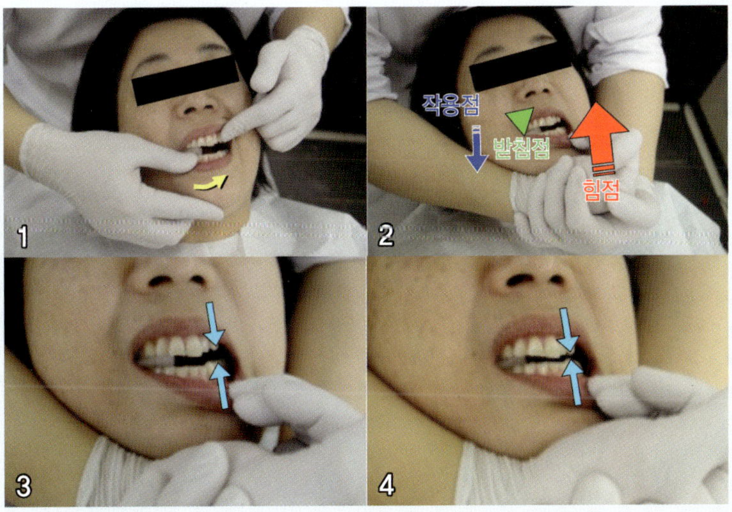

그림 7. 가해진 힘을 술자의 복부로 지탱하여 환측의 과두가 끌려 내려오는 것을 건전측 상·하악 전치부의 접근 상태로 확인한다.

표 5. 효과적인 manipulation technique의 포인트(그림 8~12)

1. 전처치로 환측의 과두를 끌어내린다(그림 5~7).
2. 건전측의 측두부에 손을 대 머리를 고정한다(그림 10).
3. 환측을 평형측으로 하여 과두를 턱관절원판이 전위되어 있는 전내하방으로 가능한 만큼 이동시킨다(그림 8).
4. 환측의 하악지 후연에 손을 대 과두의 평형측 운동이 일어날 수 있도록 힘을 가한다(그림 9, 10).
5. 건전측 상·하 견치부 부근의 위치 관계를 관찰하면서 계속 힘을 가한다.
6. 턱관절원판의 복위가 일어나면 하악 이동량이 분명하게 증가하는 것을 확인할 수 있다(그림 10).
7. 턱관절원판의 복위를 확인하였으면, 타액의 연하 등은 하지 않은 채 그대로 하악을 전방으로 이동시키고 나서 개구를 지시하여 복위 상태를 유지한다(그림 12).
8. 후처치를 시행하여 턱관절원판이 재전위를 억제한다.

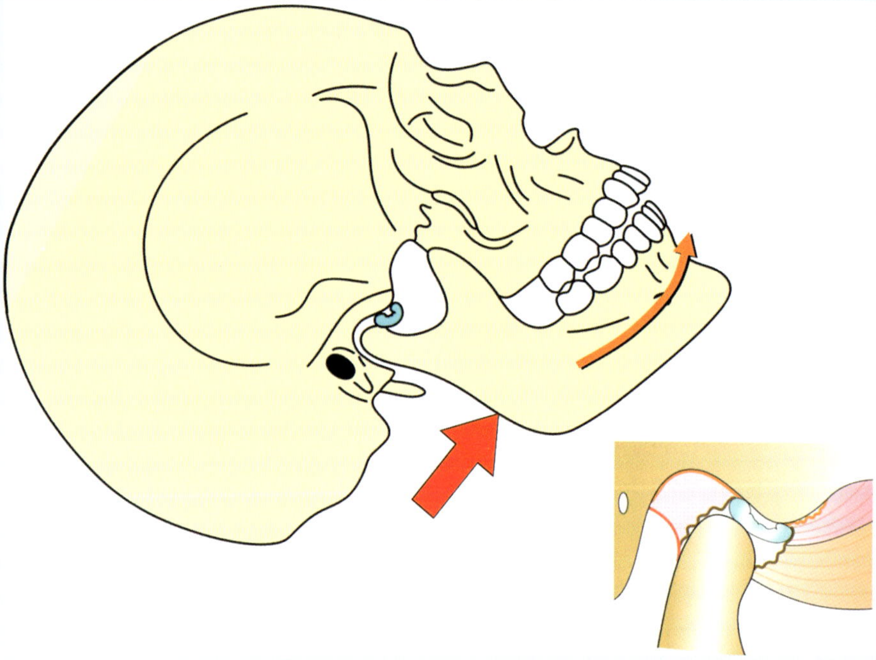

그림 8. 환측을 평형측으로 하여 과두를 턱관절원판이 전위되어 있는 전내하방으로 가능한 만큼 이동시키고, 환측의 하악지 후연에 손을 대 과두의 평형측 운동이 일어날 수 있도록 힘을 가한다.

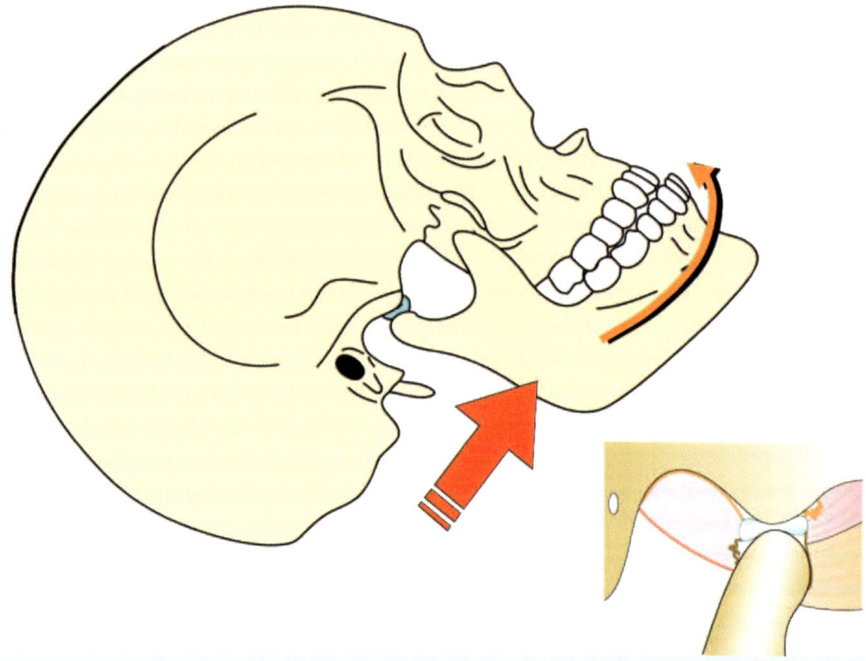

그림 9. 턱관절원판의 복위가 일어나면 하악 이동량이 분명하게 증가하는 것을 확인할 수 있다.

Chapter 01 교합의 역할
Chapter 02 근육 촉진
Chapter 03 턱관절 촉진
Chapter 04 턱관절 진단
Chapter 05 교합재특
Chapter 06 크라운 브리지의 교합 ①
Chapter 07 크라운 브리지의 교합 ②
Chapter 08 크라운 브리지의 교합 ③
Chapter 09 의치의 교합
Chapter 10 임플란트의 교합
Chapter 11 1분의 Magic
Chapter 12 교합기에 대한 이해
Chapter 13 턱관절질환의 치료 ①
Chapter 14 턱관절질환의 치료 ②
Chapter 15 스포츠 마우스가드의 교합
Chapter 16 체위 · 두위와 교합
Chapter 17 혀 훈련
Chapter 18 타액의 기능

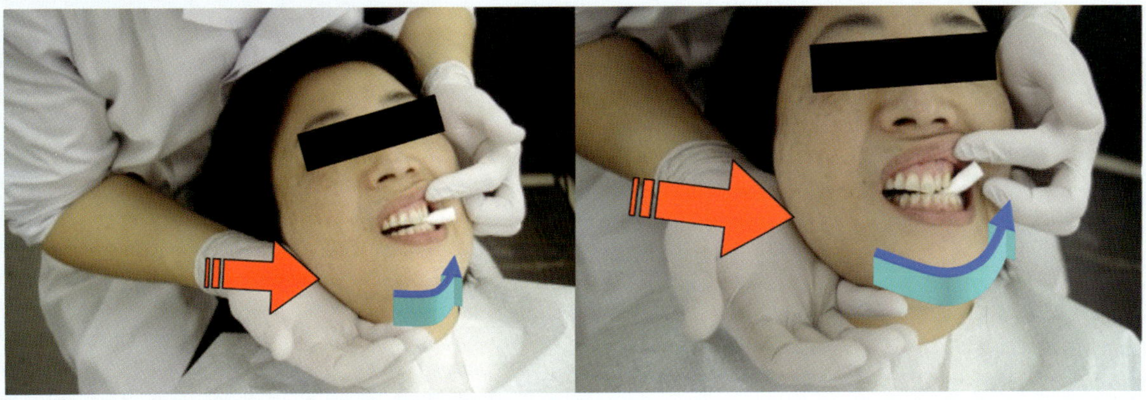

그림 10. 하악 이동량의 분명한 증가로 턱관절원판의 복위를 확인할 수 있다.

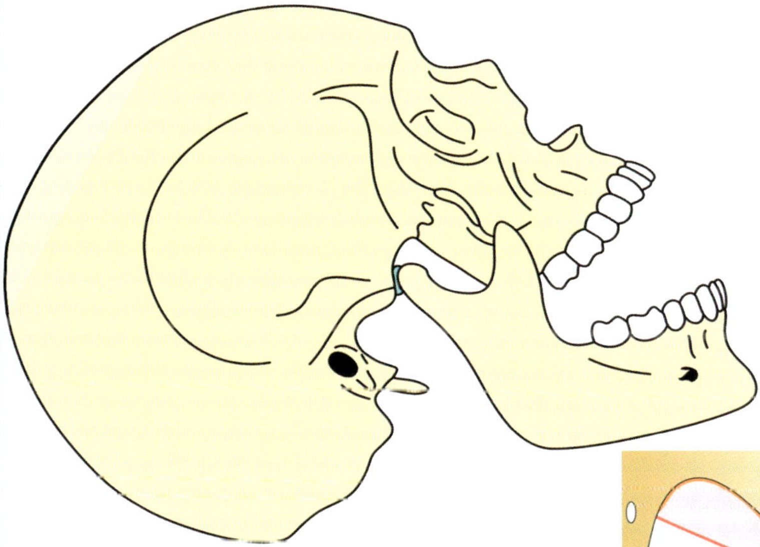

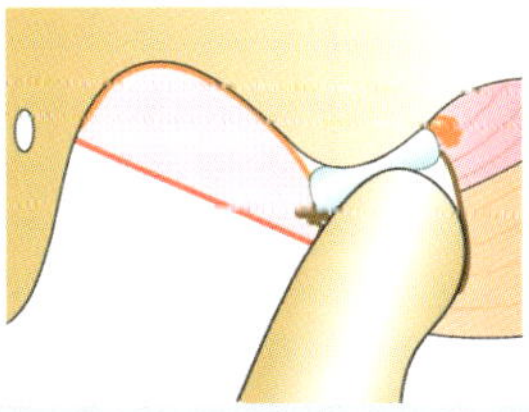

그림 11. 턱관절원판의 복위로 인해 retrodiscal tissue 상층에 의한 활주 제한이 없어져 개구량이 분명히 증가하고 통증이 사라지는 것을 확인할 수 있다.

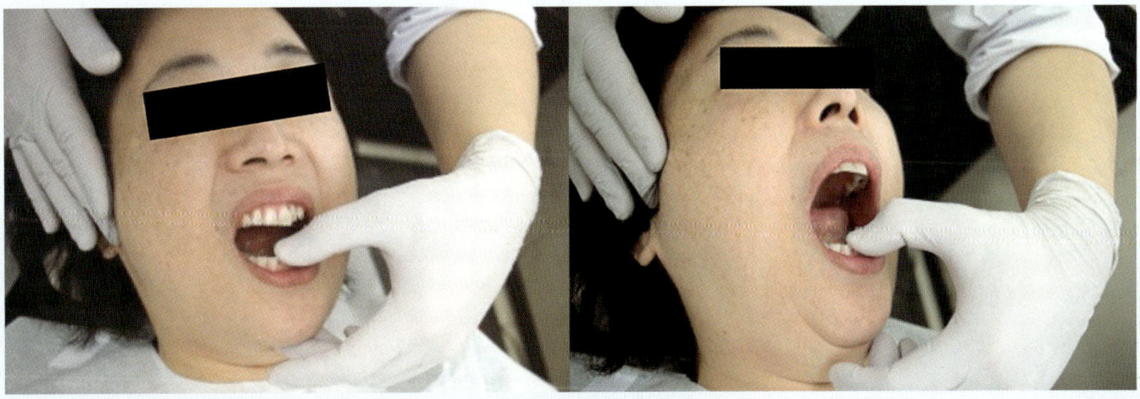

그림 12. 턱관절원판의 복위를 확인하였으면, 타액의 연하 등은 하지 않은 채 그대로 하악을 전방으로 이동시키고 나서 개구를 지시하여 복위 상태를 유지한다.

표 6. 후처치의 포인트(그림 13~15)

1. 턱관절원판이 복위된 상태에서 한쪽 손으로 하악을 잡고, 하악 하연 후방 부위에 다른 쪽 손바닥을 대 과두를 통해 턱관절원판 하방에서 손으로 압력을 가하면서 10분 정도 천천히 개폐구운동을 하여 변형된 턱관절원판의 수정을 도모한다. 이것으로 턱관절원판과 과두의 친밀감이 좋아져 재전위가 억제된다(그림 13, 14).
2. 마찬가지로 하악 하연 후방 부위에 손바닥을 대고 과두를 통해 턱관절원판의 하방에서 손으로 압력을 가하면서 과두를 후방의 중심위 방향으로 밀어넣어, 턱관절원판 후방비후부 후방의 상·하관절강에서 섬유성 유착부의 신전과 이단을 도모한다.
3. 그 후 환자에게 스스로 30~40분 동안 기능적 개폐구운동을 하도록 하여, 폐구근의 반작용을 이용한 턱관절원판의 형태 수정을 더욱 도모한다. 이때 엄지손가락 안쪽을 상악 전치 설면에 대고 교두감합위까지 닫히지 않은 상태에서 시행하는데, 턱관절원판이 복위된 상태를 확실히 유지하면서 시행하기 때문에 도중에 턱관절원판의 재전위가 생기는 것을 방지할 수 있다(그림 14). 이때 근육피로를 유발하지 않도록 2초에 1번 정도(1초에 입을 벌리고, 1초에 닫음) 쉬면서 개폐구운동을 하도록 지시한다.

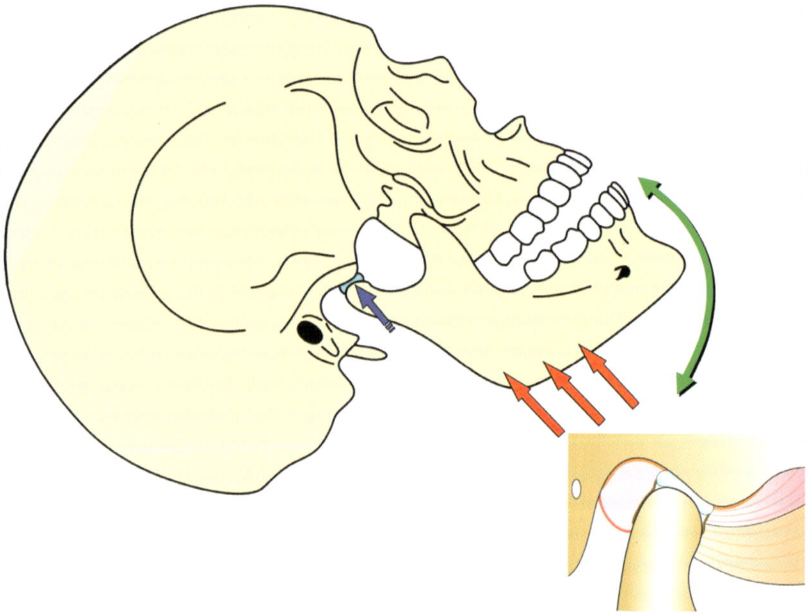

그림 13. 후처치를 시행하여 변형된 턱관절원판을 수정한다. 이것으로 턱관절원판과 과두의 친밀감이 좋아져 재전위가 억제된다.

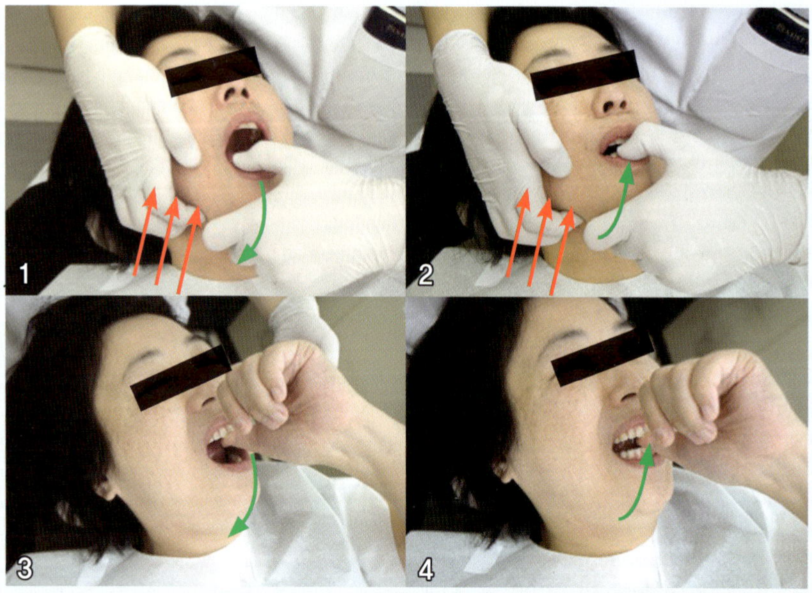

그림 14. 턱관절원판이 복위된 상태에서 한쪽 손으로 하악을 잡고, 하악 하연 후방 부위에 다른 쪽 손바닥을 대고 과두를 통해 턱관절원판의 하방에서 손으로 압력을 가하면서 천천히 개폐구운동을 하여 변형된 턱관절원판의 수정을 도모한다. 그 후 환자에게 기능적 개폐구운동을 하도록 하여 폐구근의 반작용을 이용한 턱관절원판의 형태 수정을 더욱 도모한다.

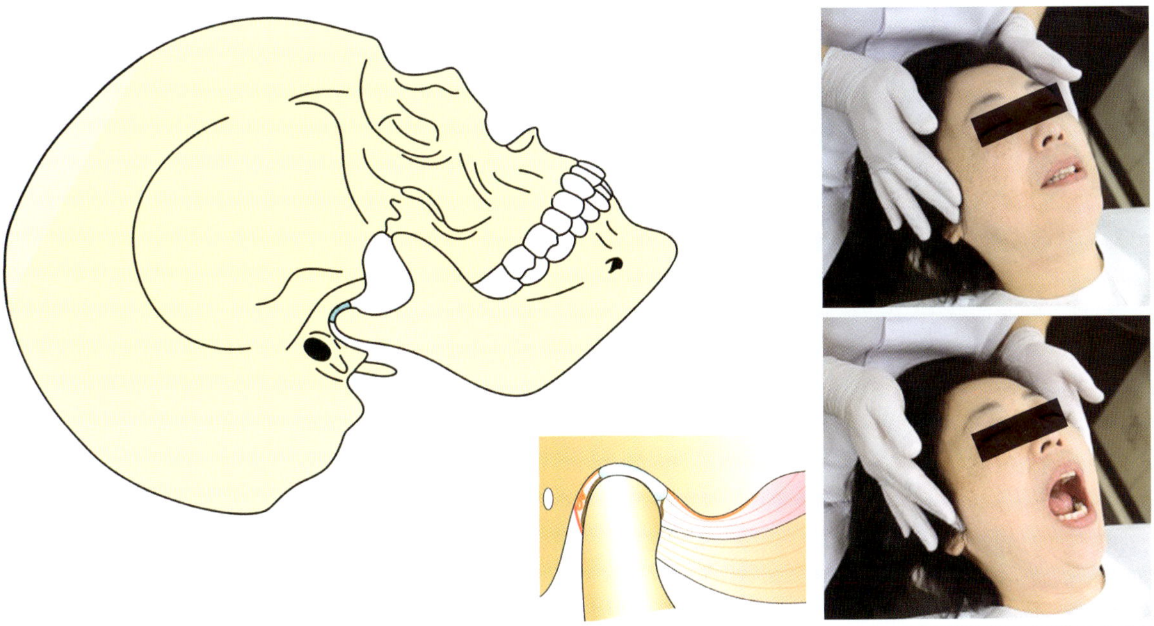

그림 15. 기존 방법과 비교하여 턱관절원판의 복위를 훨씬 얻기 쉽고 retrodiscal tissue의 손상이 적으므로 좋은 예후를 기대할 수 있다. 물론 교합 등 턱관절원판 전위의 유발 요인을 명확히 하여 재발을 방지하는 것도 중요하다.

성공률이 낮고 reduction을 얻을 수 있어도 예지성이 반드시 높지는 않았다.

2. 효과적인 manipulation technique의 전처치(과두 끌어내리기)

턱관절원판을 reduction시키기 위해서는 U자 모양으로 변형되어 두꺼워진 턱관절원판 두께의 거리만큼 과두를 하방으로 끌어내릴 필요가 있다(그림 3). 효과적으로 과두를 끌어내리기 위해서는 표 4에 제시한 포인트의 요점을 파악하는 것이 매우 중요하다.

3. 효과적인 manipulation technique의 술식

크게 개구시키지 않고 과두를 상방으로 밀어올리는 힘을 적극적으로 억제하는 술식이 가장 reduction을 얻기 쉽고, 턱관절 각 부위에 가해지는 mechanical stress를 줄여 성공률을 매우 높일 수 있다. 그 포인트를 표 5에 제시한다.

4. Manipulation technique의 후처치

Reduction을 얻은 후에도 턱관절원판은 변형되어 과두와 친밀감이 좋지 않으므로 재전위되기 쉬운 상태이다. 턱관절원판의 변형을 수정하는 후처치를 시행하면 턱관절원판이 과두와 친밀하게 되어 안정되기 때문에 예지성을 높이기 위해 효과적이다. 또한 상관절강에 섬유성 유착이 생기기 시작한 경우도 마찬가지로 후처치가 효과적으로 작용한다. 표 6에 후처치의 포인트를 제시한다.

5. 개량형 manipulation technique의 특징

기존 방법과 비교하여 개량형 manipulation technique의 우위성을 표 7에 제시한다.

턱관절원판의 후방 전위에 대한 효과적인 manipulation

급성 비복위성 턱관절원판 후방 전위는 ① 최대 개구위에서 턱관절원판의 후방 전위가 생기고 폐구할 때 턱관절원판이 복위되지 않은 채 폐구되어 발생하는 경우, ② 평형측 교두간섭이 있고 수면 중 이갈이(sleep bruxism)로 평형측의 외측인대가 심하게 신전하는 경우, ③ clenching으로 suction cap effect가 생겨 턱관절원판의 상관절강에서 일어나는 활주가 억제된 상태에서 급속으로 입을 크게 벌리는 경우, ④ 엎드려 자는 습관으로 턱관절원판의 외측 전위에서 후방 전위로 이행하는 경우의 4가지가 주요 발병 메커니즘이다. 병태는 항상 개구위에서 과

표 7. 개량형 manipulation technique의 우위성(그림 6, 8, 13)

1. 기존의 3종 지레에서 1종 지레로 변환되므로, 전처치에서 양 팔뚝으로 환측 과두를 효과적으로 끌어내려 decompression이 가능하다.
2. 환측 과두를 끌어내림으로써 개구근의 과긴장이 저항으로 되기는 어렵다.
3. 크게 개구하지 않으므로 저항이 되는 폐구근의 반작용으로 인해 과두를 상방으로 밀어 올리는 일이 생기기 어렵다.
4. Reduction이 일어나게 할 때에는 팔뚝을 사용하여 하악지 후연부를 전방으로 밀어내므로 충분히 큰 힘을 가할 수 있다.
5. 저항이 적기 때문에 reduction될 때 click 음이 낮고 작다. 그만큼 손상이 적지만 확실히 상·하악 치열의 위치 관계를 관찰하지 않으면 reduction을 깨닫지 못하는 경우가 있다.
6. 결과적으로 턱관절원판의 복위를 훨씬 얻기 쉽다.
7. Retrodiscal tissue의 신전과 손상을 최소한으로 억제할 수 있다.
8. 후처치를 시행하여 턱관절원판의 형태 수정 등이 도모되므로 턱관절원판의 재전위를 억제할 수 있다.

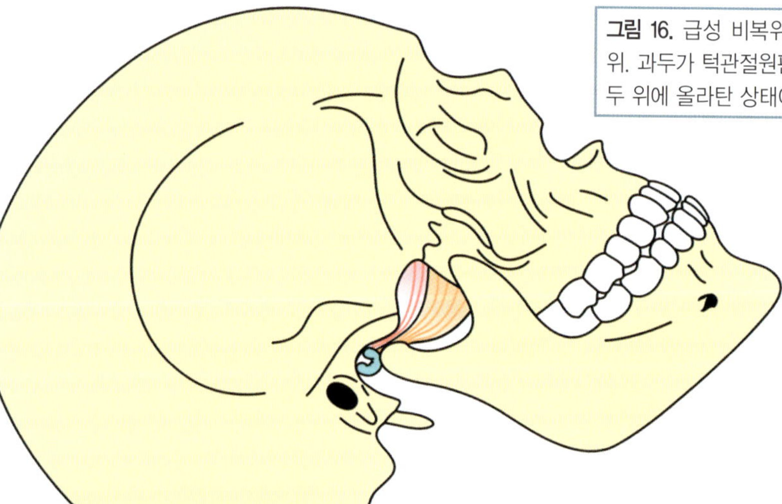

그림 16. 급성 비복위성 턱관절원판 후방 전위. 과두가 턱관절원판 전방의 외측익돌근 상두 위에 올라탄 상태이다.

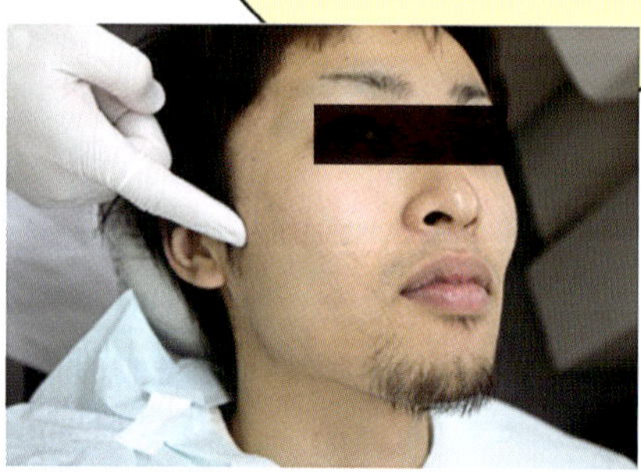

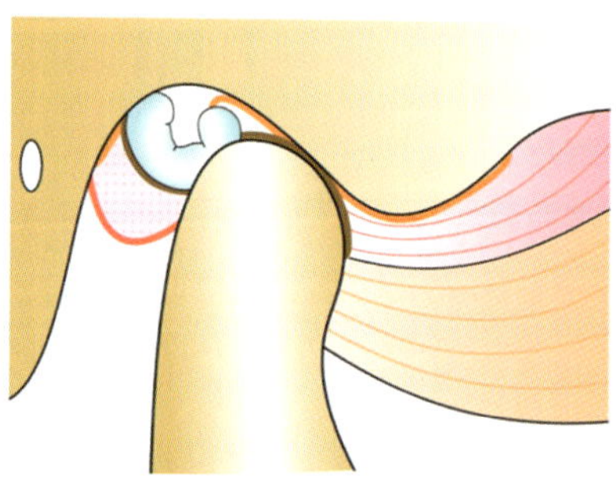

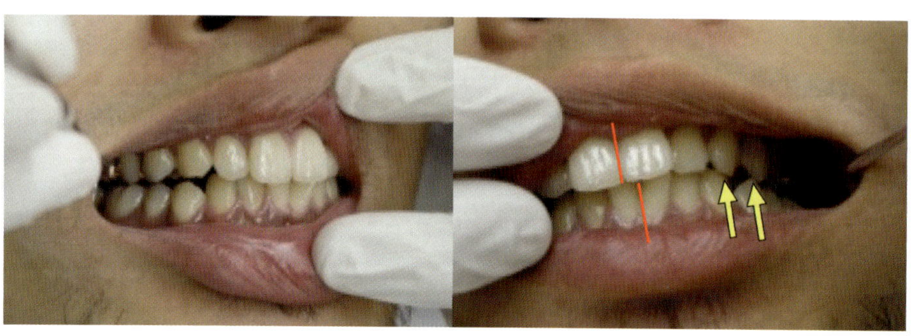

그림 17. 환측 과두가 전하방으로 이동하여 턱관절원판 전위 이전의 교두감합위에서는 물리지 않고, 환측에서는 상·하악 치열이 이개해 반대측의 견치나 소구치부만 교합 접촉한다.

두가 턱관절원판 전방의 외측익돌근 상두에 올라탄 상태이므로, 환측에서는 과두 후방의 하악와로 턱관절원판이 밀려들어가게 된다(그림 16).

그렇기 때문에 환측 과두가 전하방으로 이동하여 턱관절원판이 전위되기 이전의 교두감합위에서는 물리지 않고, 반대측(건전측) 견치나 소구치 부위만 교합 접촉한다. 깨물면 외측익돌근 상두를 압박하여 심한 통증이 생긴다(그림 17).

턱관절원판 전방 전위와는 달리 입을 크게 벌리는 것은 가능하지만 최대 개구위에 가까워짐에 따라 폐구근의 반작용으로 과두가 밀려 올라가 외측익돌근 상두를 압박하기 때문에 역시 심한 통증이 생긴다.

⊙ 턱관절원판의 후방 전위에 대한 manipulation의 포인트

급성 비복위성 턱관절원판 후방 전위 증례에서는 그 병태에 대해 충분히 이해하는 것이 필요하다. 환측 과두는 크게 전방으로 편위해 있어서 Hippocrates법이나 Farrar법 등의 기존 방법은 효과가 없다. 유감스럽지만 일반적으로 턱관절원판 후방 전위는 병태의 진단이 정확히 이루어지지 못한 채 그대로 방치되어 하안면은 심하게 변형된 상태에서 만성

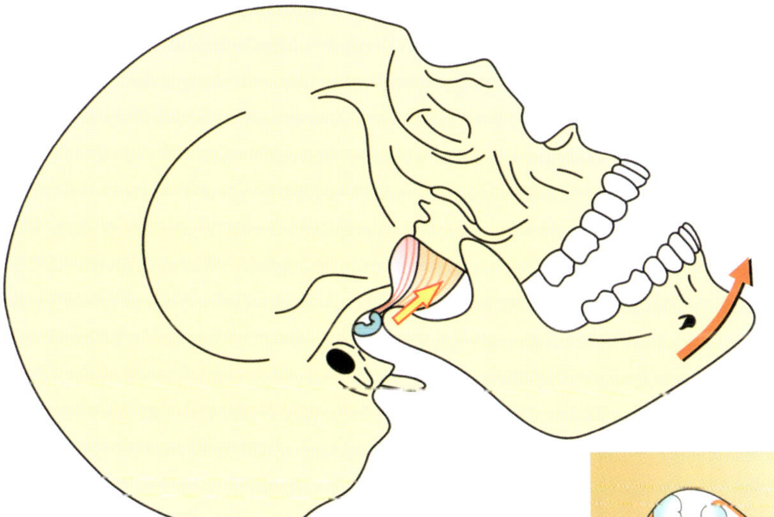

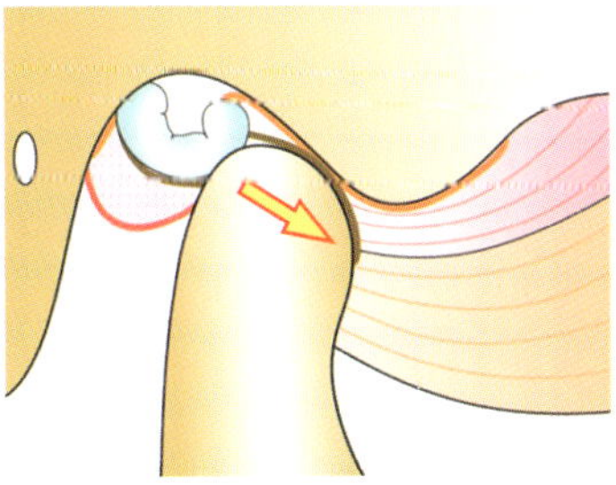

그림 18. 환측 과두는 크게 전방으로 편위해 과두의 후방에 위치한 턱관절원판과 간섭을 일으키기 때문에 과두를 더욱 전방으로 이동시키지 않으면 그대로는 과두를 끌어내릴 수 없다.

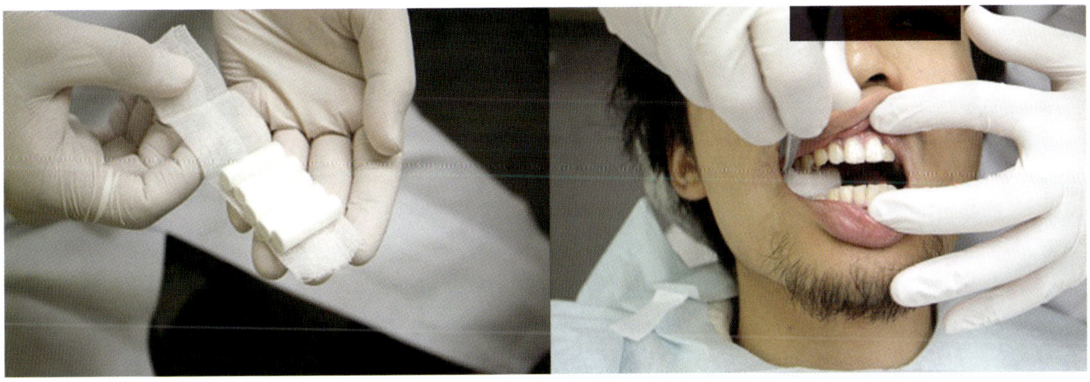

그림 19. 전처치로 cotton roll 5개를 겹쳐 어긋나지 않도록 거즈로 말아, 환측의 최후방 치아에 지레의 받침점으로 넣어 과두를 끌어내린다.

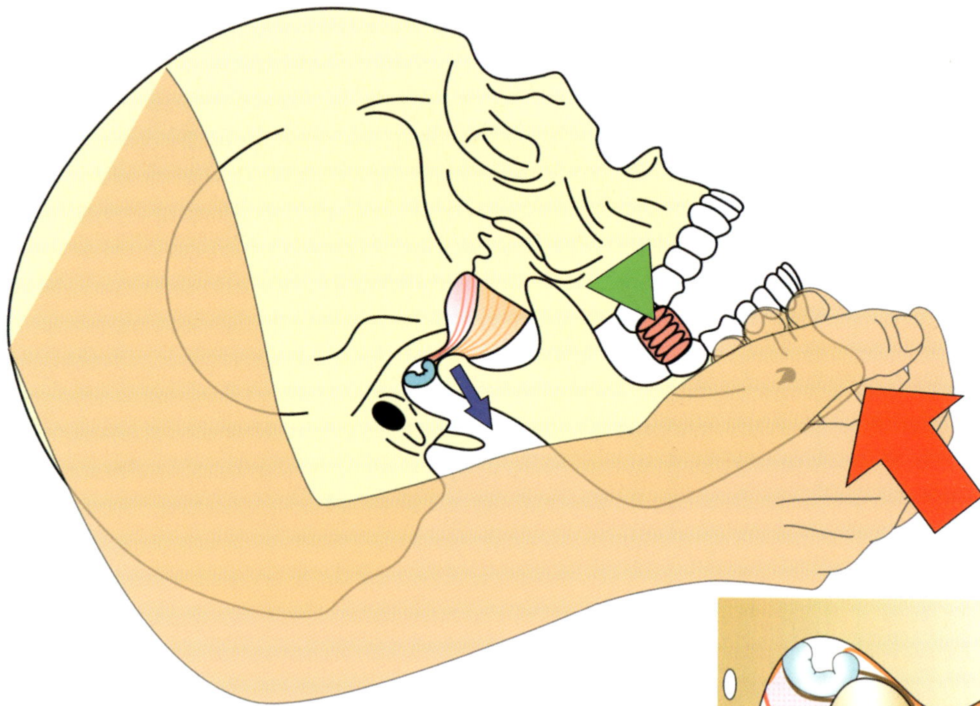

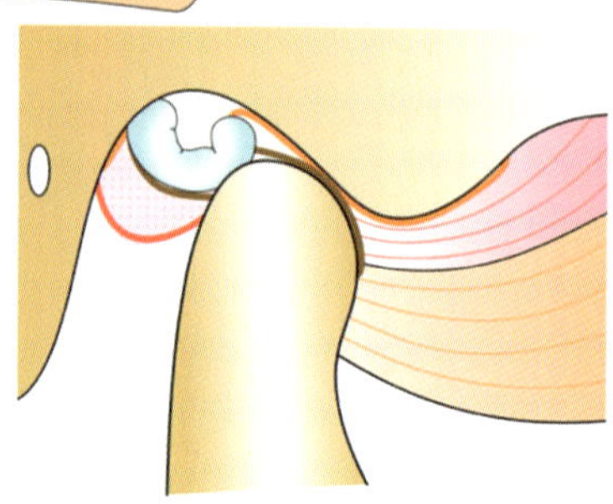

그림 20. 환측 과두는 전방으로 밀려나와 있기 때문에 환측 구치는 이개되고 건전측 견치 부근 치아만 접촉해 있으므로, 환측의 이개량에 따라 cotton roll 4~5개를 겹쳐 거즈로 말아 지레의 받침점으로 넣는다.

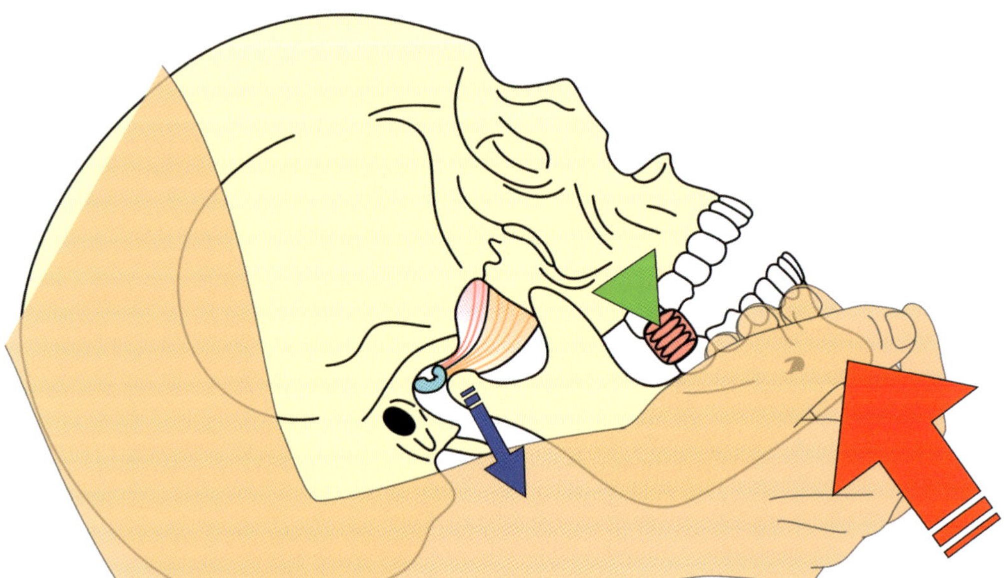

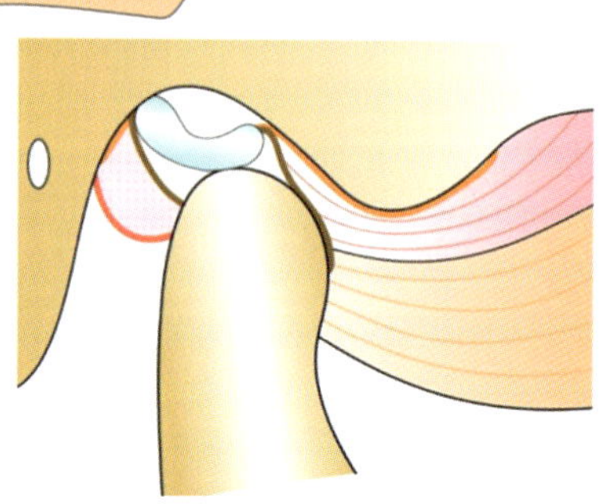

그림 21. 환측 과두를 더 전방으로 이동시키면 충분히 쉽게 과두를 끌어내릴 수 있다.

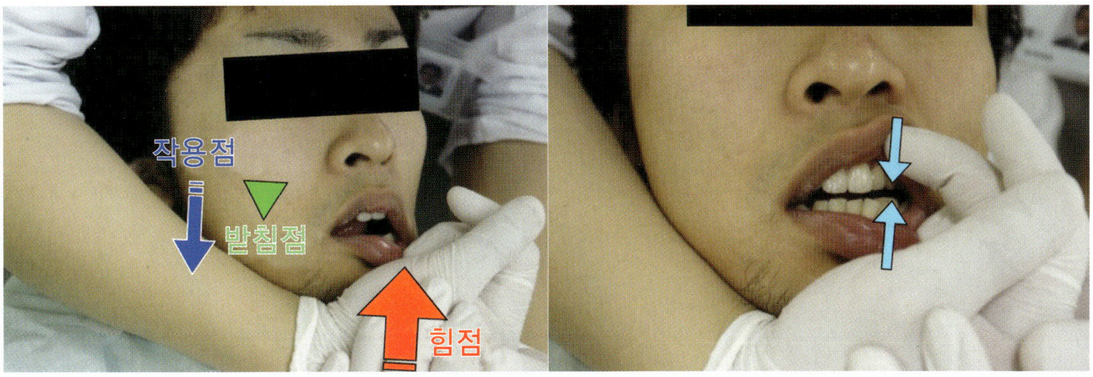

그림 22. 외측익돌근 상두를 압박하고 있던 환측의 과두는 보통 5~7분 정도면 쉽게 아래쪽으로 끌어내릴 수 있다.

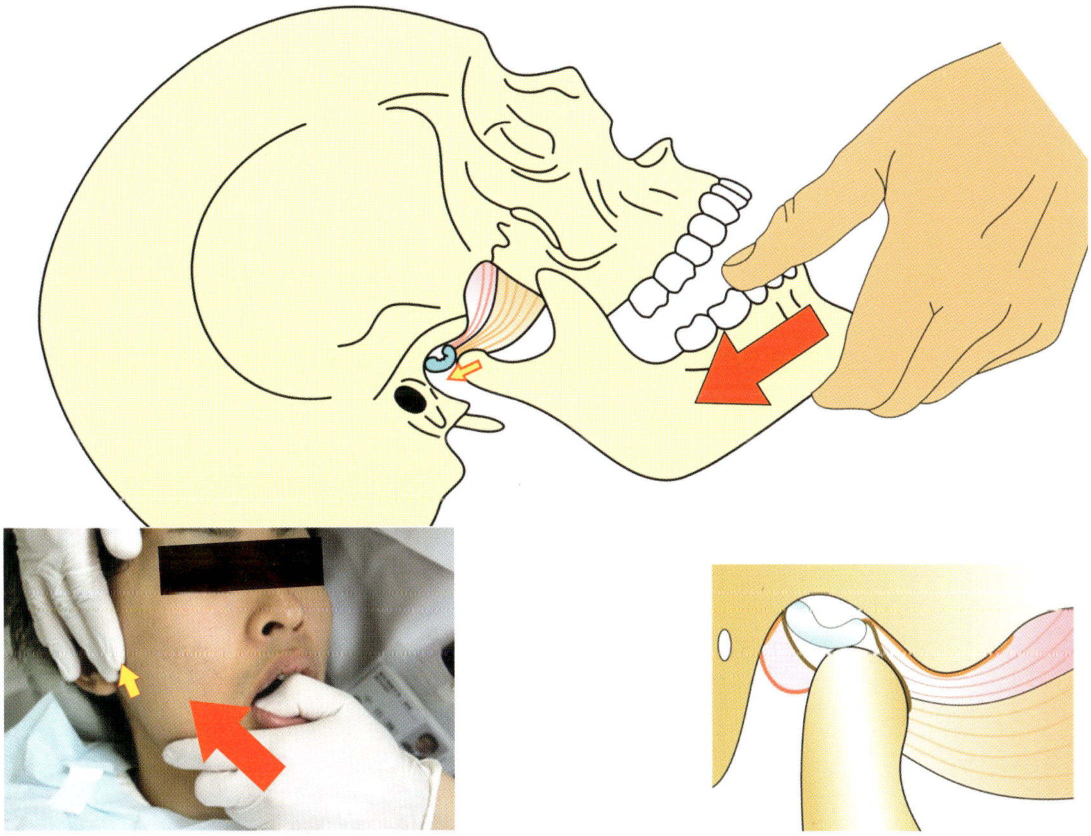

그림 23. 환측의 과두를 충분히 끌어내렸으면 하악을 가능하면 폐구시키지 않은 채 유지하여 환측 과두를 후방으로 밀어넣는다.

화되는 증례가 많은 것이 현실이다.

① 턱관절원판 후방 전위에 대한 효과적인 과두 끌어내리기(그림 18~22)

효과적인 전처치로 cotton roll 5개를 겹쳐 어긋나지 않도록 거즈로 말아 턱관절원판 전방 전위의 경우와 마찬가지로 환측의 최후방 치아에 지레의 받침점으로 넣어 과두를 끌어내린다. 환측 과두는 전방으로 밀려나와 있기 때문에 환측 구치는 이개되고 건측 견치 부근 치아만 접촉해 있으므로 보통 3개의 cotton roll로는 부족하고 5개를 겹쳐 사용한다.

또한 환측 과두는 크게 전방으로 편위해 있으므로 과두의 후방에 위치한 턱관절원판과 간섭을 일으키기 때문에 그대로는 과두를 끌어내릴 수 없다. 과두를 전방으로 더 이동시켜 전방 전위의 전처치와 마찬가지 방법으로 시행하면 충분히 쉽게 과두를 끌어내릴 수 있다.

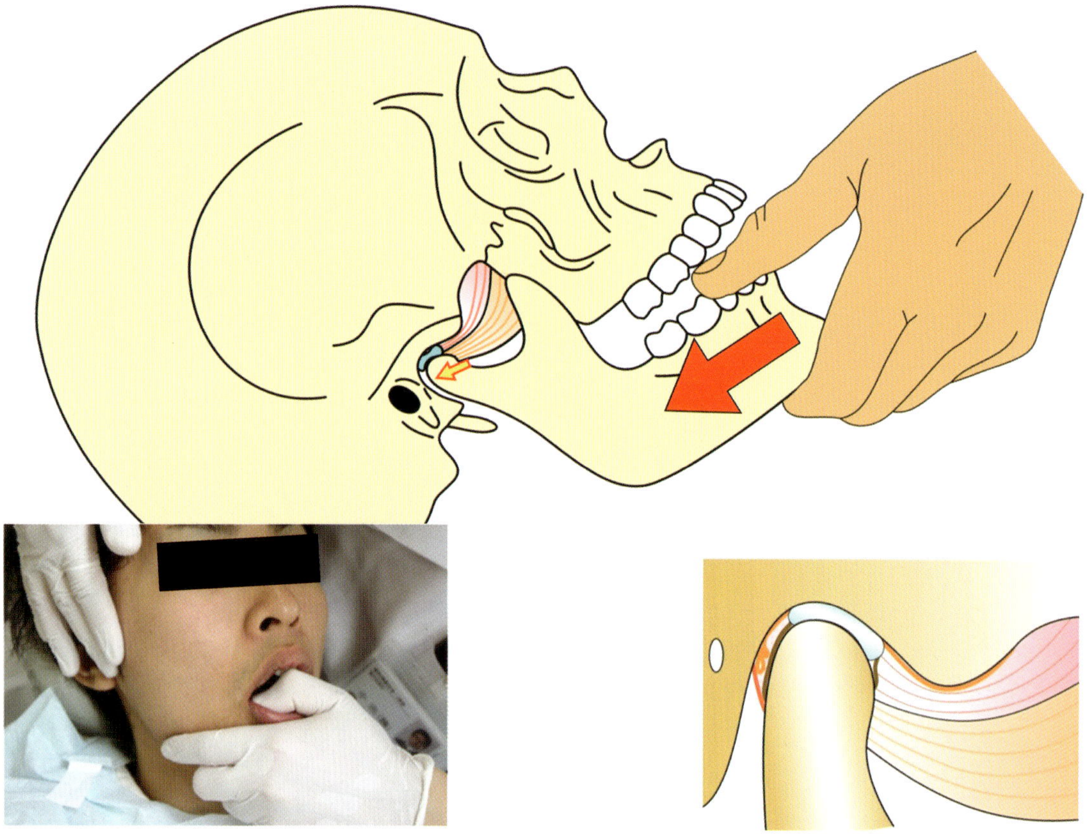

그림 24. 턱관절원판은 후상방에 위치하고 있으므로 이 상태까지 가지고 가면 보통은 비교적 쉽게 턱관절원판의 복위를 얻을 수 있다.

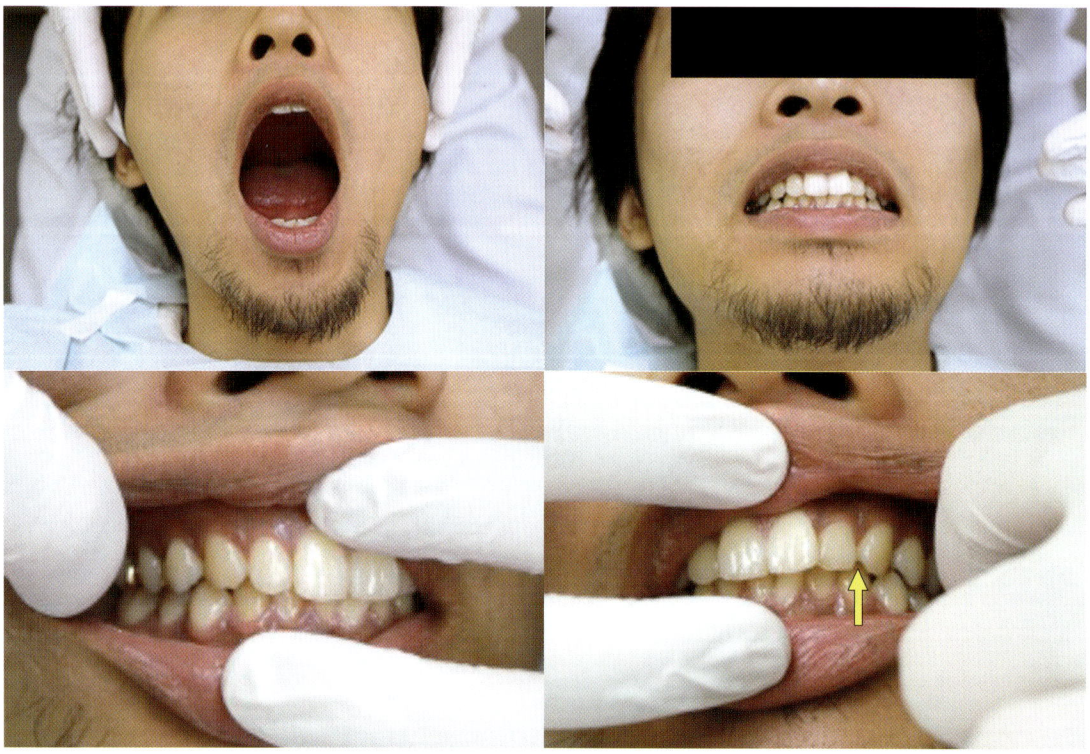

그림 25. 턱관절원판의 복위를 얻을 수 있으면 깨물 때나 개구할 때 보였던 통증은 사라진다. 턱관절원판 후방 전위에서는 외측익돌근 상두를 과두가 압박하고 있으므로 턱관절원판 복위 후에도 교합의 부조화가 남는데 1~2일 후 개선된다.

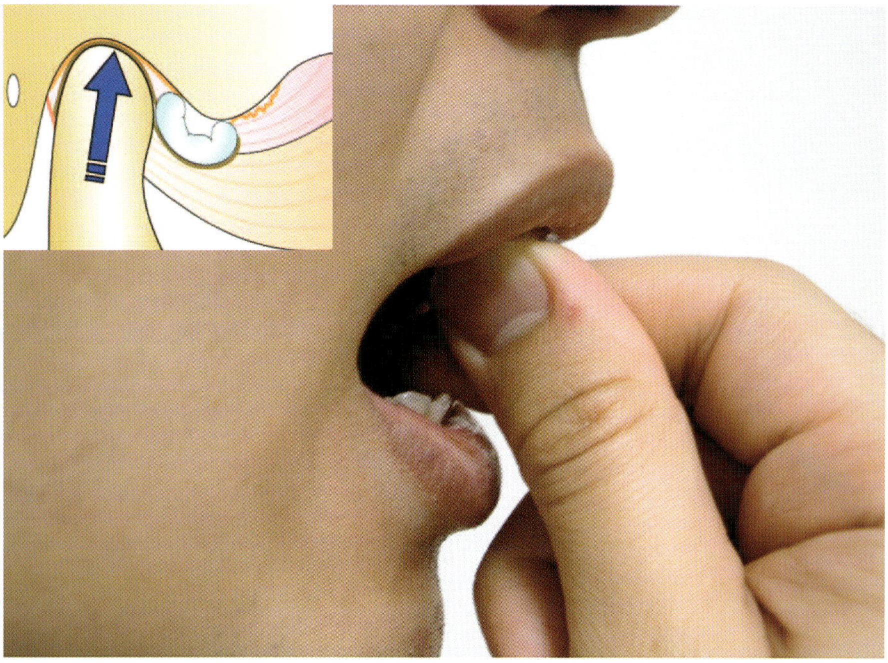

그림 26. Cross finger maneuver는 retrodiscal tissue를 신전시킨 상태에서 국소적인 부분에 압박을 크게 증가시키기 때문에 피한다.

② 적절한 manipulation technique의 술식 (그림 23~25)

턱관절원판 후방 전위에 대한 전처치로 환측의 과두를 충분히 끌어내린 후, 하악을 가능하면 폐구시키지 않은 채 유지하여 환측 과두를 후방으로 밀어 넣는다. 턱관절원판은 후상방에 위치하고 있으므로 이 상태까지 가지고 가면 보통은 비교적 쉽게 턱관절원판의 복위를 얻을 수 있다.

③ 턱관절원판 후방 전위에 대한 후처치(그림 13, 14)

턱관절원판 전방 전위에 대한 후처치와 마찬가지로 턱관절원판이 복위된 상태에서 과두를 통해 턱관절원판의 하방에서 손으로 압력을 가하면서 개폐구 운동을 시행하여 턱관절원판과 과두를 친밀하게 한다. 그 후에도 환자에게 스스로 기능적 개폐구운동을 하도록 하여 턱관절원판의 형태 수정을 더욱 더 도모한다.

④ 턱관절원판 복위 후의 경과관찰(그림 25)

턱관절원판 후방 전위에서는 외측익돌근 상두를 과두가 압박하고 있으므로 턱관절원판 복위 후에도 근막염이 하루 정도 계속되어 환측이 살짝 전방으로 당겨진 상태를 보이고, 교합의 부조화가 남아 있다. 이와 같은 교합 부조화에 대해서는 턱관절원판 복위 후 곧바로 교합조정은 하지 않고 1~2일 경과 관찰하여 교합 관계가 개선되는 것을 확인한다.

턱관절원판이 복위되지 않는 증례의 효과적인 개구 훈련

개구 제한이 분명한 오래된 비복위성 턱관절원판 전방 전위 증례에서 턱관절원판은 복위되지 않고 manipulation technique의 적응증이 되지 않으며 개구량이 38mm 이하인 경우는, 개구량을 40~45mm 정도로 증가시키면 개구할 때 mechanical stress를 줄일 수 있다. 그러나 기존 방법의 손가락을 이용한 cross finger maneuver(그림 26)나 빨래집게 모양의 도구(그림 27)를 이용한 개구 훈련은 retrodiscal tissue를 신전시킨 상태에서 국소적인 부분에 압박을 크게 증가시켜 천공이나 통증이 더욱 악화되는 것을 촉진하는 경우가 많으므로 피해야 한다. 또한 이 방법은 접하악인대를 더 신전시켜 최대 접번개구량을 증가시키기 때문에 측두근이나 교근에 장애를 유발하는 경우가 있으므로 주의가 필요하다(그림 28).

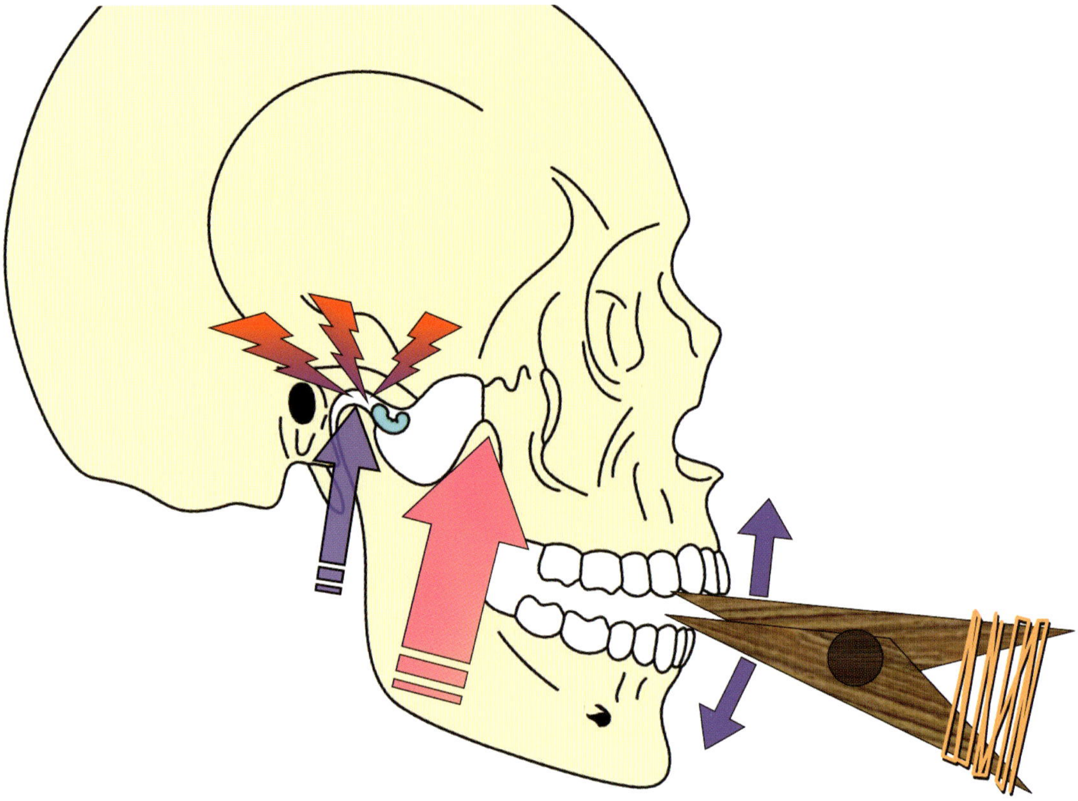

그림 27. 빨래집게 모양의 도구를 이용한 개구 훈련은 retrodiscal tissue를 신전시킨 상태에서 국소적인 부분에 압박을 크게 증가시키기 때문에 피한다.

가장 효과적인 개구 훈련은 크게 개구시키지 않고 환측을 평형측으로 하는 측방 운동을 도수적 시술을 통해 시행하는 방법으로, 이 방법을 사용하면 국소적인 부분에 압력이 집중하지 않고 retrodiscal tissue를 신전시켜 과두의 활주량을 증가시킬 수 있다(그림 29). 이 방법은 보다 안전하고 효과적으로 개구량을 증가시킬 수 있고 개구할 때 mechanical stress를 줄이는 효과가 있으므로 개구 제한의 증례에 더 바람직한 개선 방법이라고 할 수 있다.

턱관절질환의 치료를 위해서는 아래의 3가지 진단을 토대로 대증요법이나 과잉 진료에 빠지지 않고 환자에게 가장 유리하고 적절한 치료목표를 세워 치료하는 것이 매우 중요하다.

정리하면 ① 병태 진단을 토대로 병태 개선과 증상 소실을 통한 기능회복을 도모한다. ② 발증 메커니즘 진단을 토대로 원인요법을 시행하여 병태가 더욱 악화되는 것과 재발을 방지한다. ③ End point 진단을 토대로 환자의 물리적, 심리적, 시간적, 경제적인 모든 조건을 포함하여 환자에게 가장 유리한 구체적인 치료목표를 설정한다.

그리고 구체적인 치료목표는 턱관절질환의 증상을 생활에 지장을 주지 않는 수준까지 줄이거나 없애고, 환자가 건강하게 장수하여 죽을 때까지 증상이 재발하지 않는 상태로 악구강계를 정비하여 저작, 연하, 호흡, 발음, 감각, 심미, 자세 유지 등의 기능을 충분히 만족할 수 있는 수준까지 회복하여 유지하는 것이어야 한다.

【참고문헌】

1) 小出 馨 (編)：臨床機能咬合学. 補綴臨床別冊, 医歯薬出版, 東京, 2009.
2) 井出吉信, 小出 馨 (編)：チェアサイドで行う顎機能診査のための基本機能解剖. 補綴臨床別冊, 医歯薬出版, 東京, 2004.

Koide Kaoru(小出 馨), Koide Katsuyoshi(小出勝義), Asano Eiichiro(浅野栄一朗), Watanabe Masanori(渡辺正宣), Kanda Toru(神田 亨), Asanuma Naoki(浅沼直樹)

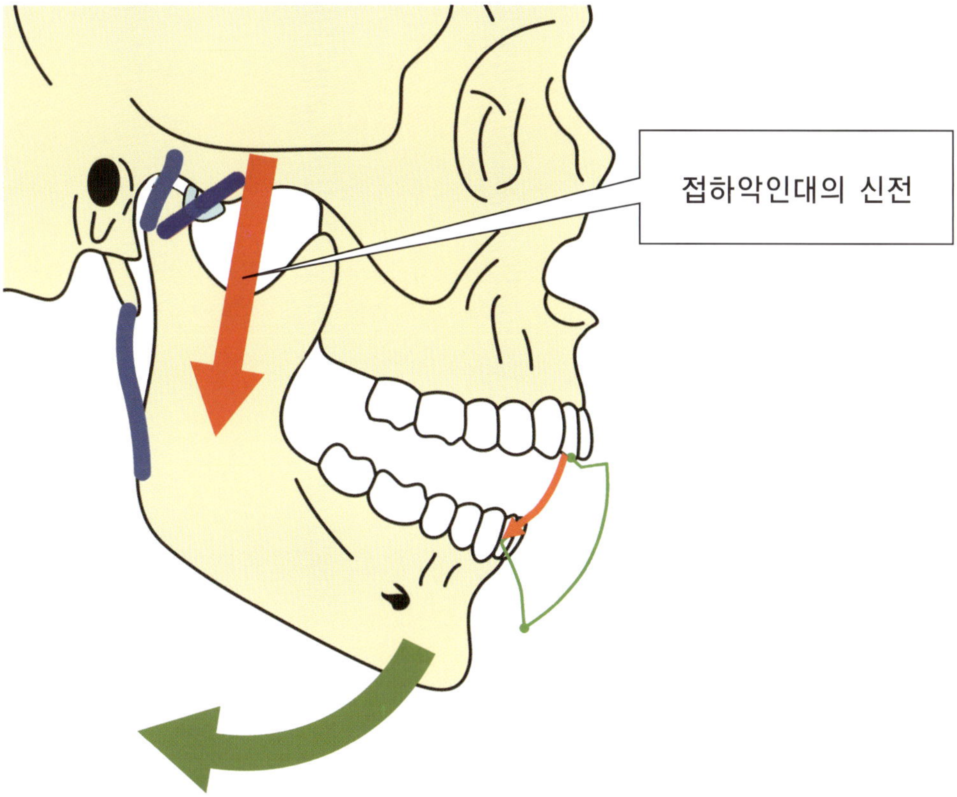

그림 28. 보통의 개구 훈련은 생리적 한계를 넘어 접하악인대를 더 신전시켜 최대 접번개구량을 증가시키기 때문에, 크게 입을 벌릴 때 측두근 전부 근육 다발이나 교근 등의 폐구근을 신전시켜 장애가 생기는 경우가 있다.

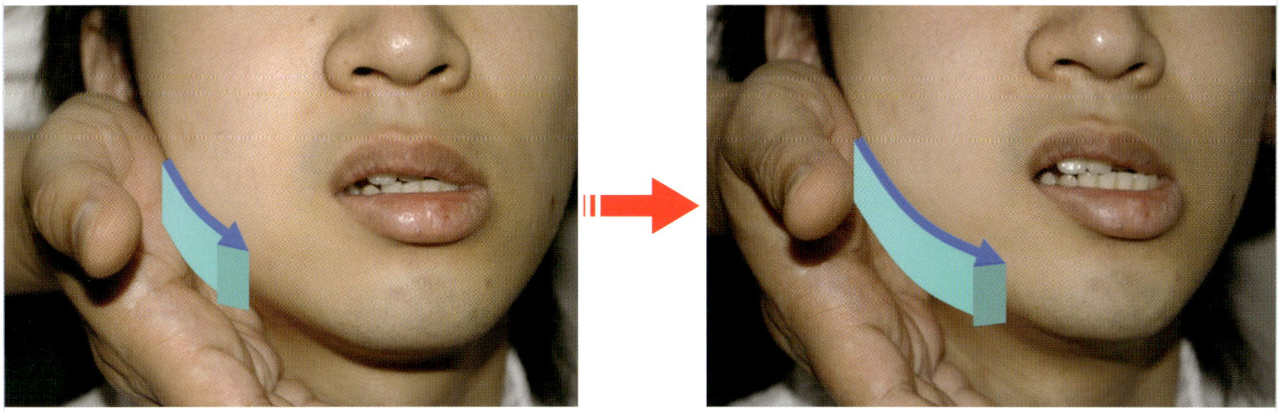

그림 29. 임상에서 병태가 오래된 IIIb 형이나 V형 등을 대상으로 턱관절의 가동성을 증가시키는 가장 효과적인 개구 훈련. 크게 개구시키지 않고 환측을 평형측으로 하는 측방 운동을 도수적 시술을 통해 시행함으로써 retrodiscal tissue 상부 조직을 압박하지 않고 신전시켜 개구량을 증가시킨다. 이렇게 하면 일상생활에서 개구할 때 mechanical stress를 줄일 수 있다.

성공적인 스플린트는 여기가 포인트

Decompression과 Deprogramming이 결정적인 한 수

Chapter 14에서는 '턱관절질환의 치료 ②'로 성공적인 스플린트 치료의 포인트를 구체적으로 제시한다. Decompression과 deprogramming을 포함하여 임상에서 효과적인 스플린트의 설정 기준과 조정 기준을 알면 정확하고 성공적인 스플린트 치료를 할 수 있게 되어 임상이 한층 더 즐거워진다.

성공적인 스플린트의 포인트

1. 턱관절질환에 대한 스플린트 치료의 기본 원칙

Chapter 13의 manipulation technique에서도 제시했듯이 턱관절질환의 주원인은 mechanical stress이다. 스플린트 치료에서도 치료의 기본원칙은 원인요법으로, 표 1에 제시하는 턱관절질환과 관련이 있는 여러 조직에 가해진 mechanical stress를 줄이거나 제거하는 것이다. 따라서 증례별로 병태의 원인이 되는 mechanical stress가 가해진 정도를 진단하여 정확히 대응하는 것이 중요하다.

2. 스플린트의 종류

일반적으로 스플린트 치료는 stabilization type 스플린트(relaxation appliance)와 하악 전방정위형 스플린트(anterior repositioning appliance)의 2종류가 주로 이용된다. 여기서는 임상에서 압도적으로 사용 빈도가 많은 stabilization type 스플린트에 대해 임상의 요점을 자세히 제시한다.

3. Stabilization type 스플린트의 목적

Stabilization type 스플린트의 목적은 턱관절질환의 치료에 국한하지 않고 표 2에 제시한 것처럼 국소적인 부분에 힘이 집중되는 것을 방지하여 악구강계의 조화를 도모하는 것이다. 다시 말해서 치열을 덮는 레진 위에 턱관절이나 근육과 조화를 이루는 교합을 구성하고, 시간이 지나면서 근육의 긴장 완화나 적응, 개조가 일어나는 것에 시의적절하게 대응해 교합과 근육, 턱관절의 관계를 적절한 상태로 유도하는 것을 주목적으로 한다.

표 1. 턱관절질환과 관련이 많은 조직

1. 골(하악 과두, 관절와, 관절결절)
2. 근육
3. 턱관절원판
4. 2층부(상층, 하층, 정맥총)
5. 전방 정지섬유(상엽, 하엽)
6. 내측정지섬유, 외측정지섬유
7. 인대
8. 관절낭
9. 치아
10. 치주조직

표 2. Stabilization type 스플린트의 목적

1. 악위의 수정
2. 턱관절에 대한 부하 감소
3. 근육에 대한 부하 감소
4. Engram의 제거
5. 조기접촉의 제거
6. 교두간섭의 제거
7. 적절한 측방 가이드의 부여
8. 복위된 턱관절원판의 유지
9. 변형된 턱관절원판의 형태 수정
10. 저작 기능의 회복
11. Bruxism으로 인한 치아의 교모 예방
12. 보철물의 파손 방지

4. 스플린트 base의 제작 기준

스플린트의 base는 구강의 혀 공간이나 입술, 뺨 등의 여러 조직을 형태 및 기능적으로 침해하지 않고, 충분한 물리적 강도를 갖는 기준으로 제작할 필요가 있다. 만약 혀 공간을 침해하면 설골상근, 설골하근, 내설근, 외설근의 과긴장을 유발해 근육의 압통이 지속되어 적절한 하악위로 유도할 수 없다. 입술을 침해하는 경우에도 역시 표정근의 과긴장이 지속되어 적절한 하악위로 유도되는 것을 방해한다.

구체적으로는 표 3에 제시한 항목의 요점을 파악하면 구강의 여러 조직과 조화를 이루는 스플린트 base를 제작할 수 있다.

표 3. 구강의 여러 조직과 조화를 이루는 스플린트 base의 제작 기준

1. 작업 모형은 알지네이트 인상재를 이용해 인상을 채득하고 경석고로 제작한다. 작업 모형의 순측에 언더컷이 많이 생기지 않도록 그림 1에 보이듯이 후방 구치부가 낮게 되도록 트리밍 한다.
2. 성형기(그림 2)를 이용해 base plate를 성형한다. Parafunction 운동을 할 때 과두위의 유지가 가능하도록 또는 증례에 따라서는 장착된 상태에서 저작을 가능하게 하기 위하여 경성 base plate를 사용한다.
3. Base plate의 두께는 가능하면 구강 여러 조직을 침해하지 않도록 보통 1.0~1.5mm를 사용해 제작한다. 이 정도 두께는 환자의 위화감을 억제하여 쾌적하게 장착할 수 있다.
4. 성형기를 이용해 base plate를 성형할 때는 모형에서 고경이 높은 전치부가 plate의 중앙에 가깝게 오도록 하여 전치부 plate의 두께를 확보한다.
5. 구치부 구개측 외형은 위화감을 억제하고 혀 공간과 조화를 도모해 치경부까지 제작한다(그림 3, 4).
6. 전치부 구개측은 강도를 확보하기 위하여 치경부에서 3~5mm까지 제작하고, 하악 절치가 접촉하는 부위에서 구개측을 향한 부분은 혀 공간을 방해하지 않도록 오목하게 제작한다(그림 3, 4).
7. 순협측 부위는 치관의 1/2 정도까지 연장하여 물리적 강도를 확보한다(그림 3, 4).
8. 순협측 변연의 형태는 이행형으로 하지 않고 butt joint로 한다(그림 3, 4). 이렇게 하면 순협측 변연 부위의 파손을 방지할 수 있고 손톱이 걸리기 좋게 하여 환자가 제거하기 쉽다.
9. 구개측 변연의 형태는 구개 점막면으로 이행하는 형태로 하면(그림 3, 4), 한자의 위화감을 억제하여 쾌석하게 장착할 수 있다.
10. 피손 방지를 위해 견치부 구개측을 중심으로 투명 레진을 첨가하여 보강한다.
11. 전치가 tapering 형태여서 언더컷양이 많은 증례에서는 base plate에 붙어 있는 얇은 피막을 내면의 spacer로 이용한다. 또한 언더컷이 분명한 경우는 putty type silicone 인상재의 base만을 이용하여 블록아웃한다.
12. 하악 적용형 스플린트에서는 순협측을 거의 치경부 부근까지 충분히 길게 연장하여 강도를 확보한다. 보통 전치 설측은 치경부까지 제작하고 구치부 설측은 최대 풍융부까지 제작하여 혀 공간을 침해하지 않도록 주의한다.
13. 작업 모형을 파손하지 않고 제작하기 위해서는 외형을 따라 초음파 커터로 자른다.

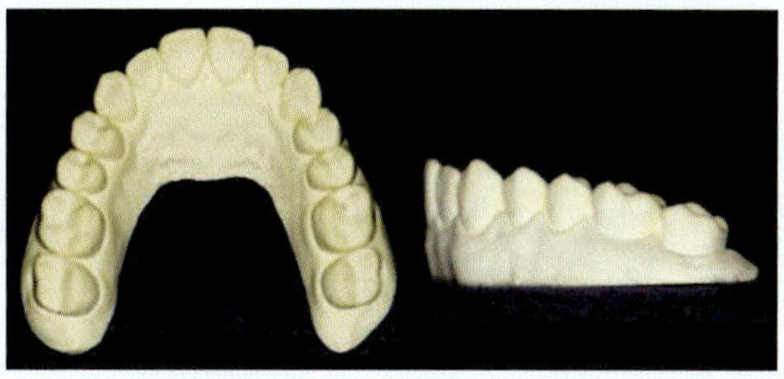

그림 1. 작업 모형의 순측에 언더컷이 많이 생기지 않도록 후방 구치부가 낮게 되도록 트리밍 한다.

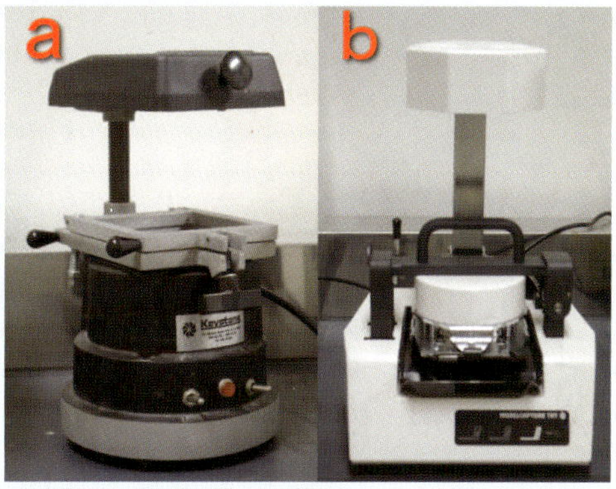

그림 2. 성형기를 이용해 base plate를 성형한다. a, 흡입식 성형기(Keystone). b, 가압흡입식 성형기(Shofu).

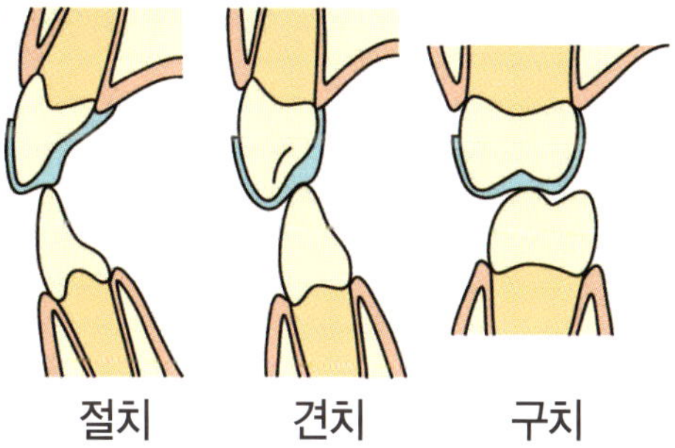

그림 3. 구치부 구개측 외형은 치경부까지 제작하고, 전치부는 치경부에서 3~5mm까지 제작한다. 순협측 부위는 치관의 1/2 정도까지 연장한다. 구개측 변연의 형태는 이행하는 형태로 하고 순협측 변연의 형태는 butt joint로 한다.

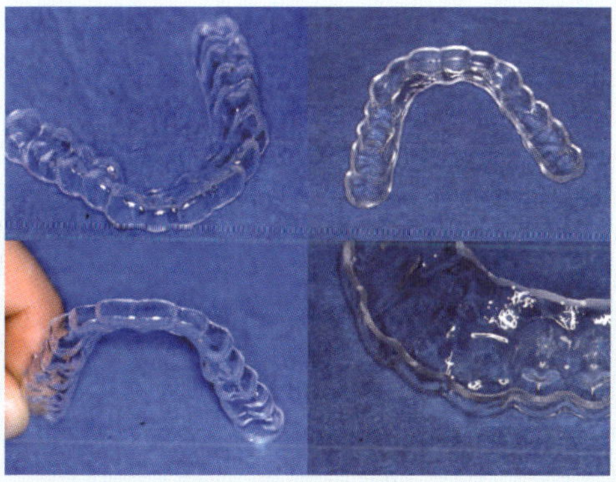

그림 4. Base plate의 외형. 순협측 부위는 치관의 1/2 정도까지 연장하고 형태는 butt joint로 한다.

표 4a. Stabilization type 스플린트의 설정 기준 ①

1. Parafunction 운동을 할 때 과두위를 유지하고, 오랜 기간 사용으로 인한 치아의 정출을 방지하기 위해 전치부만 덮는 스플린트는 피하고 안전한 전치열 접촉형으로 제작한다.
2. 스플린트는 보통 적절한 anterior guidance를 구성할 수 있는 상악에 적용한다. 하악 적용형 스플린트에서는 하악을 가이드하기 위한 적절한 anterior guidance를 구성하기 어렵다.
3. 연하장애가 최소화되도록 주위조직과 형태 및 기능적인 조화를 도모한다. Base plate의 두께는 1.0~1.5mm를 사용해 제작하고 첨가하는 레진의 양도 최소로 한다.
4. 발음장애를 일으키지 않도록 충분히 배려한다. 구치부 구개측 외형은 위화감을 억제하기 위해 치경부까지 제작하고, 전치부 구개측은 치경부에서 3~5mm까지 제작하는데, 스플린트 base의 제작 기준에서 제시한 바와 같이 환자의 위화감을 최소한으로 억제하여 쾌적하게 장착할 수 있도록 충분히 배려한다(그림 5).
5. 상·하의 치아가 서로 닿지 않도록 주의하면서 노력 최대 개구를 6~10회 하도록 하여 decompression과 deprogramming을 도모해 engram을 제거하고, 적절한 하악위와 본래의 근육위에 가깝게 하악위를 설정한다(그림 6~9).
6. 레진을 쌓기 전에 필요에 따라 스플린트 base 위에서 조기접촉 부위에 대해 교합조정을 실시한다.

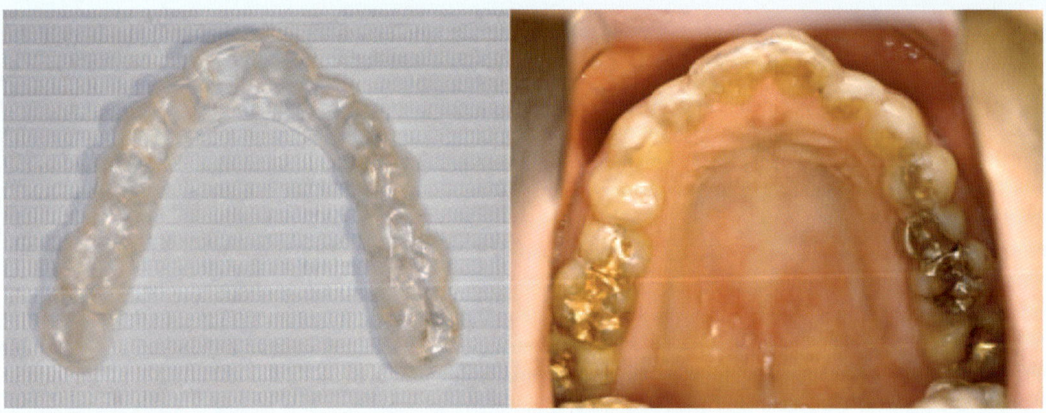

그림 5. 사용 중인 스플린트와 장착 상태. 혀를 비롯한 구강 조직과 형태 및 기능적으로 조화를 도모하여 발음장애, 연하장애, 위화감을 최소한으로 억제하여 쾌적하게 장착할 수 있도록 충분히 배려한다.

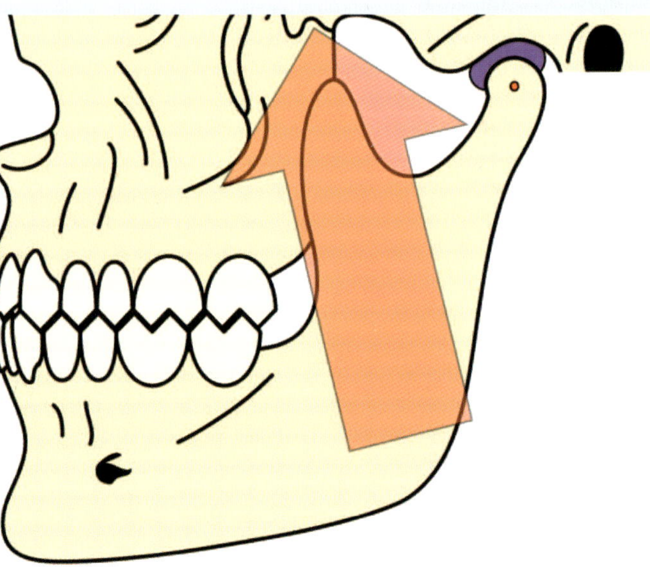

그림 6. 후방 구치부의 교합 저위로 턱관절은 후상방으로 밀려 compression 상태이다. 후방 구치부에서 교합 접촉을 확인할 수 있는데, 보통 근육의 압통과 과두의 활주 지연을 볼 수 있다.

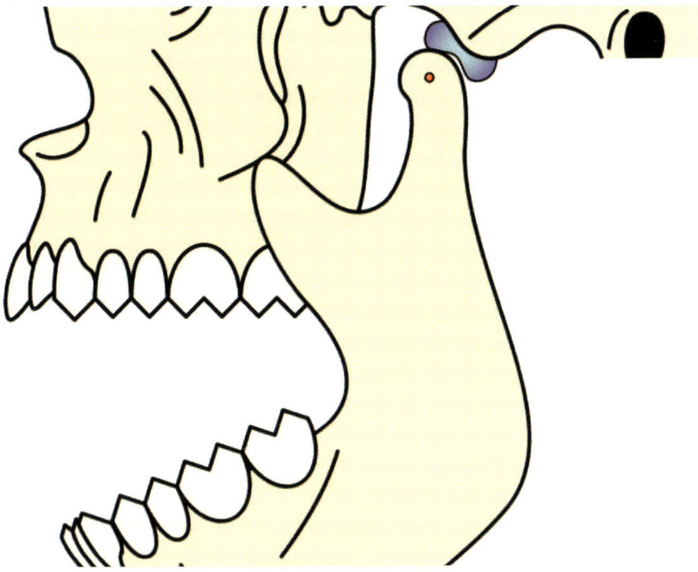

그림 7. 상·하악 치열이 접촉하지 않도록 주의하면서 노력 최대 개구를 6~10회 하도록 하여 decompression과 deprogramming을 도모해 engram을 제거한다.

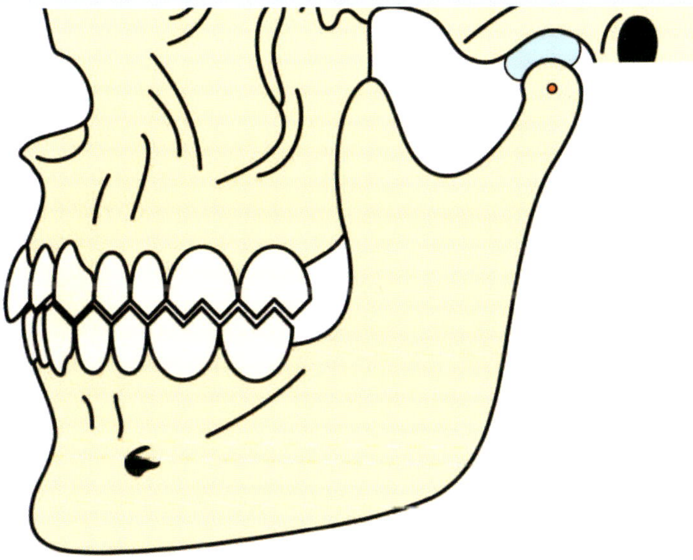

그림 8. Decompression과 deprogramming으로 engram이 제거되어 직질힌 과두위와 본래의 근육위에 가까워져 교합 저위인 후방 구치부에 간극이 생긴다.

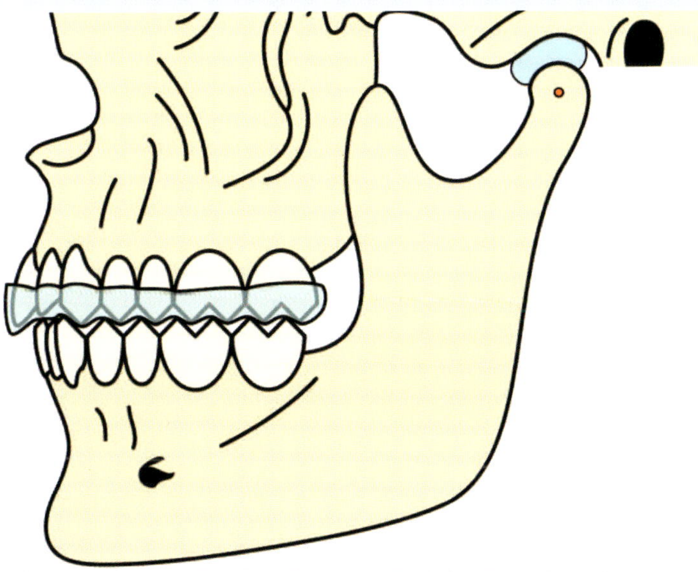

그림 9. 스플린트 교합면에 투명한 즉시중합레진을 필요한 최소량만 올리고 적절한 악위에서 교합시킨다.

표 4b. Stabilization type 스플린트의 설정 기준 ②

7. 하악위의 설정은 가능하면 안정 공극 내에서 거상량은 적게 한다. 안정 공극을 넘어 교합을 거상하면 두판상근이나 두반극근을 비롯한 후두부의 근육에 때때로 과긴장이 발생한다. 안정 공극을 넘어 교합을 거상한 스플린트를 6개월 이상 중장기로 사용한 후에는, 교합고경을 적절한 상태까지 내리면 심한 두통이 발생하는 이유가 되기도 하여 교합고경을 내리지 못하는 경우가 있으므로 충분한 주의가 필요하다.
8. 스플린트 교합면에 투명한 즉시중합레진을 필요한 최소량만 올리고 형태를 만들어 dough stage가 지나면 구강 내에 넣어 적절한 악위에서 교합시킨다(그림 9, 10). 이유는 레진이 경화할 때까지 환자에게 자극이 가해지는 시간을 될 수 있으면 줄이기 위해서이다.
9. 레진이 완전히 경화할 때까지 교합시킨 채 제거하지 않는다. 경화하기 전에 제거하면 응력이 개방되어 경화하기 때문에 장착할 때 치열을 조이듯이 장착되기 때문이다.
10. 레진이 완전히 경화해 구강 내에서 제거하기까지는 입가에 vacuum을 두고 흡입하여 환자 코에 레진 냄새가 들어가지 않도록 배려한다.
11. 구치부는 하악의 협측 교두정만 접촉하도록 한다(그림 3). 구치부 설측에서 접촉을 만든다고 해도 보통 편심위 운동으로 삭제되어 버리기 때문이다.
12. Light tapping 할 때 전체 치열이 균등하게 접촉하도록 교합을 조정하는데, 하악위의 수정으로 근육 증상이 줄면 전치부의 접촉은 강해지므로 맨 처음에는 강하게 접촉시키지 않는다.
13. 스플린트 위에 centric stop을 구성하여 깨물어도 편심위로 어긋나지 않도록 한다(그림 10, 11).
14. Closure stop을 삭제하여 전방으로 열어 둔다(그림 10, 11). 이렇게 하면 engram이 제거되고 악이복근 등의 과긴장이 완화되어 하악이 전방으로 나올 수 있게 된다.
15. 후방의 equalizer는 가능하면 남긴다(그림 10). Decompression과 deprogramming을 도모하여 engram을 제거한 상태의 equalizer는 하악이 후방으로 밀려들어가는 것을 억제하는 효과를 발휘한다.
16. 스플린트 위에서 일어나는 전방 운동은, 초기의 근육 증상이 줄고 나서 정중에서 가이드시킨다(그림 11).
17. 측방의 가이드는 하악위의 수정으로 조기접촉이나 교합간섭이 생기기 쉬우므로 근육 증상이 줄고 교합 접촉 상태가 거의 안정되면 부여한다(그림 11).

5. Stabilization type 스플린트 사용의 주의사항

Stabilization type 스플린트는 턱관절질환의 보존요법으로 임상에서 널리 응용되어 압도적으로 사용 빈도가 많은 장치이다. 그리고 일반적으로는 구강 내로부터 제거만 하면 장착 전의 상태로 되돌아가는 가역적 치료법이다.

실제로 일단 구강 내에 장착하면 engram의 제거로 인해 악구강계는 조화를 이루고, 근육의 과긴장에서도 어느 정도 해방되어 쾌적해진다. 그러나 그 상태에서 스플린트를 제거하면 스플린트 장착 전의 기존 교합 관계를 생체는 받아들일 수 없어 이전보다 분명히 증가한 여러 가지의 불쾌 증상이 나타나는 경우가 종종 있다. 또한 스플린트의 설정 조건에 따라서는 오랜 기간의 야간 장착이나 비교적 짧은 기간이라도 24시간 장착한 증례에서 치아의 정출이나 압하가 생겨 치열 자체가 변화하는 경우도 있다.

이와 같이 스플린트 치료가 구강 내로부터 제거만 하면 장착 전의 상태로 되돌아가는 가역적 치료법이라고 단정적으로 말할 수는 없기 때문에 안이한 사용은 피해야 한다. 사용 목적과 적응증, 스플린트의 작용, 적절한 설정 기준과 조정의 모든 요점을 파악하고 신중하게 임상에 적용해야 할 것이다.

6. Stabilization type 스플린트의 설정 기준

Stabilization type 스플린트의 설정 기준에는 표 4에 제시한 23가지 항목이 있다. 이 모든 요점을 파악해 병태와 증상의 정도에 따라 정확하게 설정하고, 적절한 장착 시간 등 사용법을 숙지하면 성공적인 스플린트 치료를 할 수 있다.

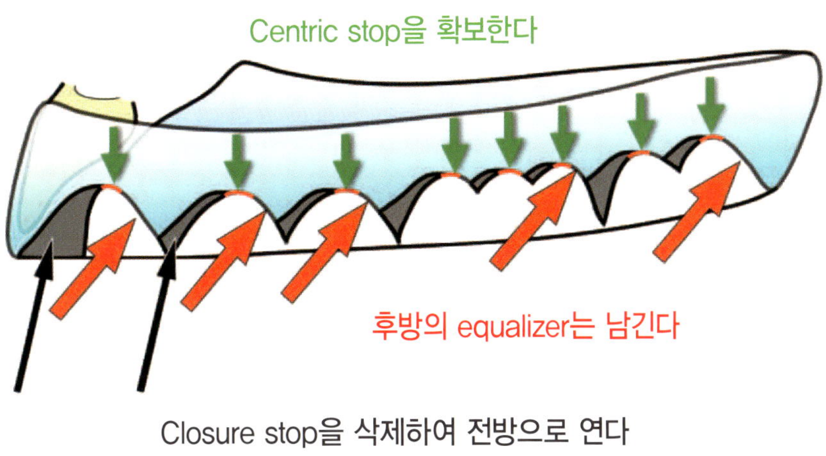

그림 10. Stabilization type 스플린트의 설정 기준. Light tapping 할 때 전치열을 균등하게 접촉시키고 centric stop을 확보한다. 전방의 closure stop을 삭제하여 전방으로 열고 후방의 equalizer는 남긴다.

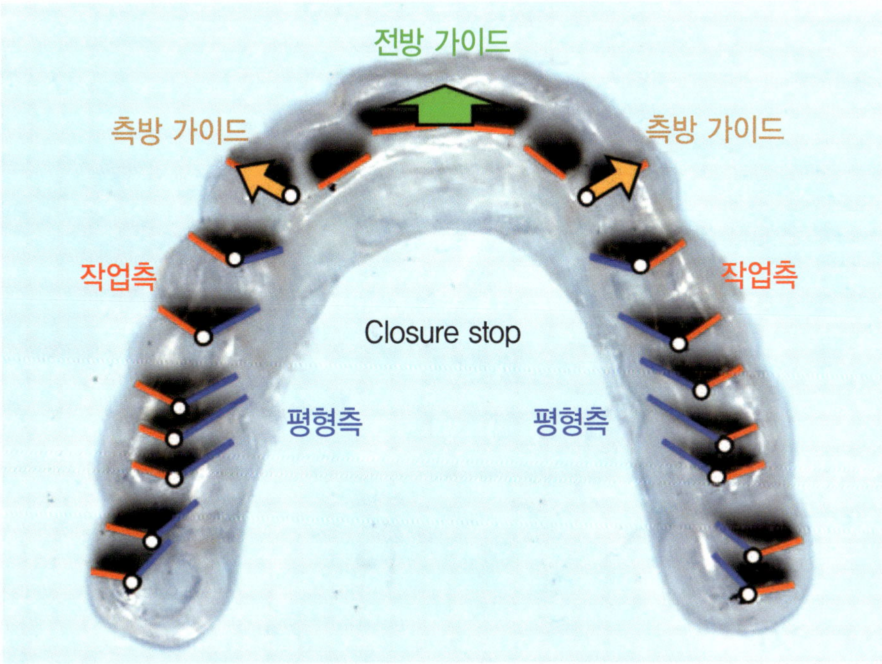

그림 11. 스플린트 위의 전방 운동은 정중에서 가이드시키고, 견치 가이드에는 후방의 bracing equalizer를 반드시 부여한다.

7. 스플린트의 조정 기준

① 두위의 측방 경사를 보이는 환자에서는 환자를 좌위로 위치시켰다고 해도 head rest에 머리를 대서 두위를 경사시키지 않고 똑바로 하여 교합조정을 해버리는 경우가 있다. 그러나 교합조정이 끝난 후에 head rest에서 머리를 떼면 두위는 자연두위에서 다시 측방 경사가 생겨 light tapping을 시켜 보면 경사된 쪽에서 현저한 조기접촉을 보인다(그림 17).

이러한 사실을 눈치채지 못하면 환자는 이와 같은 조기접촉에 대해 바로 engram을 구축하여 새로운 근육의 과긴장이 발생한다. 따라서 교합의 조정은 스플린트를 장착했을 때와 마찬가지로 환자를 좌위로 위치시키고 head rest로부터 머리를 뗀 자연두위에서 tapping 하도록 하여 확인하고 미세 조정을 할 필요가 있다.

표 4c. Stabilization type 스플린트의 설정 기준 ③

18. 턱관절원판의 전위가 생기지 않은 경우는(그림 12) 원칙적으로 측방 편심위 가이드를 견치 유도로 하고 구치부는 disclusion되게 한다. 또한 견치 가이드에는 후방의 bracing equalizer를 반드시 부여한다(그림 13).
19. 턱관절원판의 전위가 있고 폐구할 때 턱관절원판의 복위를 기대할 수 없는 병태가 오래된 턱관절원판 전방 전위의 경우는(그림 14), 복위성 턱관절원판 전방 전위와 비복위성 턱관절원판 전방 전위 모두의 경우에 스플린트 위에서 작업측은 견치부터 제1대구치 근심부까지 군기능이 되도록 제작한다(그림 15). 또한 평형측에서는 대구치 부위에 보호 접촉을 부여한다(그림 16). 이렇게 하면 측방 운동할 때 retrodiscal tissue에 가해지는 mechanical stress를 줄일 수 있다.
    또한 측방 가이드의 수평 각도는 환자 고유의 작업측 측방 과로각을 5° 정도 전방으로 옮기는 방향으로 부여함으로써 작업측 측방 운동을 할 때 과두와 retrodiscal tissue에 가해지는 mechanical stress를 줄여 보호한다.
    이와 같이 동일한 stabilization type 스플린트에서도 병태와 증상의 정도에 따라 정확히 설정하는 것이 중요하고 이렇게 해야 성공적이고 효과적인 스플린트가 된다.
20. 스플린트 표면은 전부 충분히 연마하여 parafunction을 유발하지 않도록 활택하게 마무리한다.
21. 스플린트 전치부 순면에는 레진이 부착하지 않도록 주의하고 장착할 때 가능하면 자연스러워서 남의 눈에 뜨지 않도록 심미적으로 마무리한다.
22. 최종적인 교합의 미세조정에 대해서는 다음에 제시하는데, 환자를 앉히고 head rest에서 머리를 떼어 자연두위에서 light tapping시켜 교합 접촉을 확인한다.
23. 스플린트 장착 시간은 병태와 증상의 정도에 따라 ① 야간의 수면을 취할 때만, ② 식사와 이 닦는 시간을 제외한 모든 시간, ③ 이 닦는 시간을 제외한 모든 시간의 3가지에서 선택하여 장착하도록 권유한다.

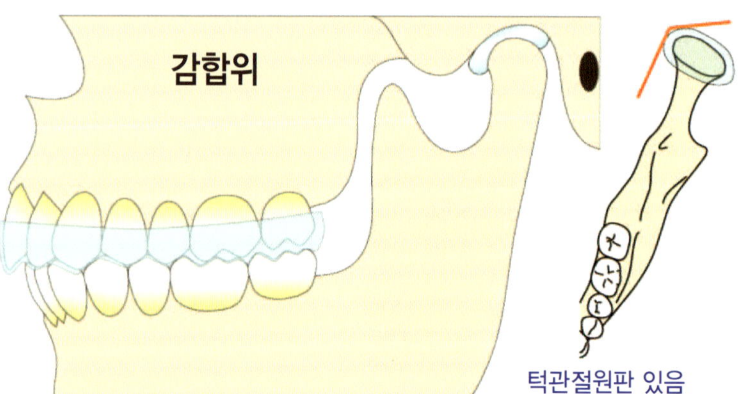

그림 12. 턱관절원판의 전위가 생기지 않은 경우.

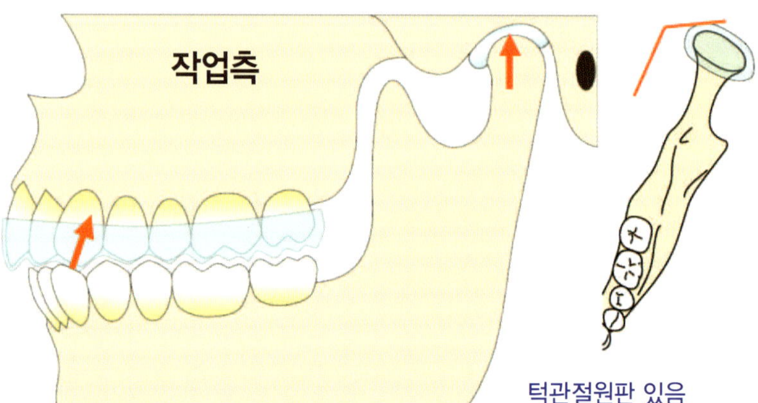

그림 13. 턱관절원판의 전위가 생기지 않은 경우는 원칙적으로 측방 편심위 가이드를 후방의 bracing equalizer를 갖춘 견치 유도로 하고 구치부는 disclusion되게 한다.

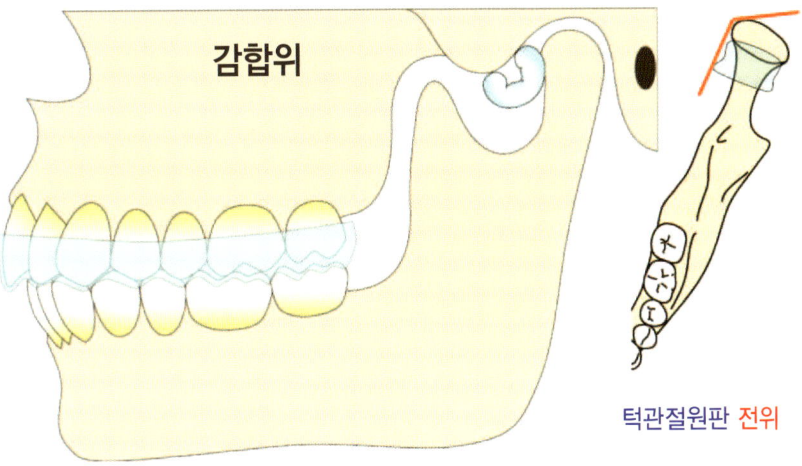

그림 14. 턱관절원판의 전위가 있고 앞으로도 폐구할 때 턱관절원판의 복위를 기대할 수 없는 병태가 오래된 턱관절원판 전방 전위의 경우.

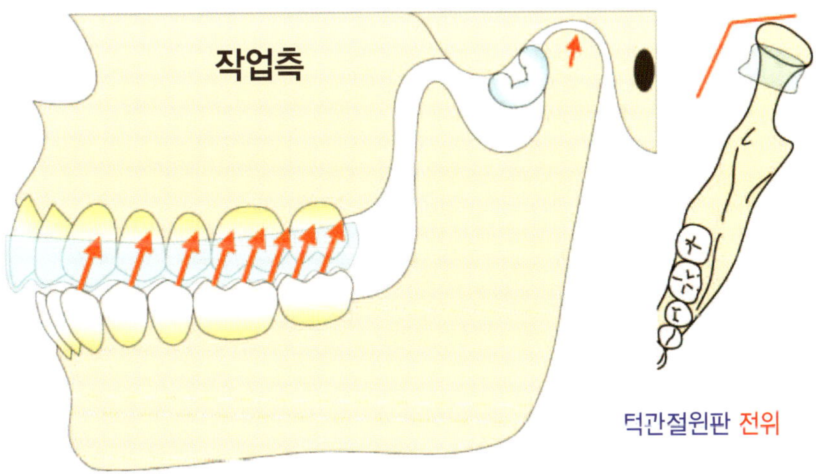

그림 15. 병태가 오래된 턱관절원판 전방 전위의 경우는 스플린트 위에서 작업측은 견치부터 제1대구치 근심부까지 군기능이 되도록 제작하여 측방 운동할 때 과두와 retrodiscal tissue에 가해지는 mechanical stress를 줄인다.

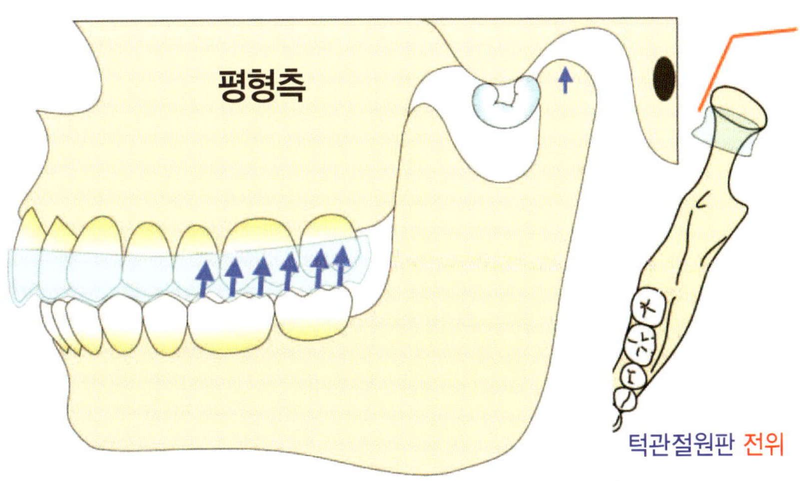

그림 16. 평형측에서도 대구치 부위에 보호 접촉을 부여하여 retrodiscal tissue에 가해지는 mechanical stress를 줄인다.

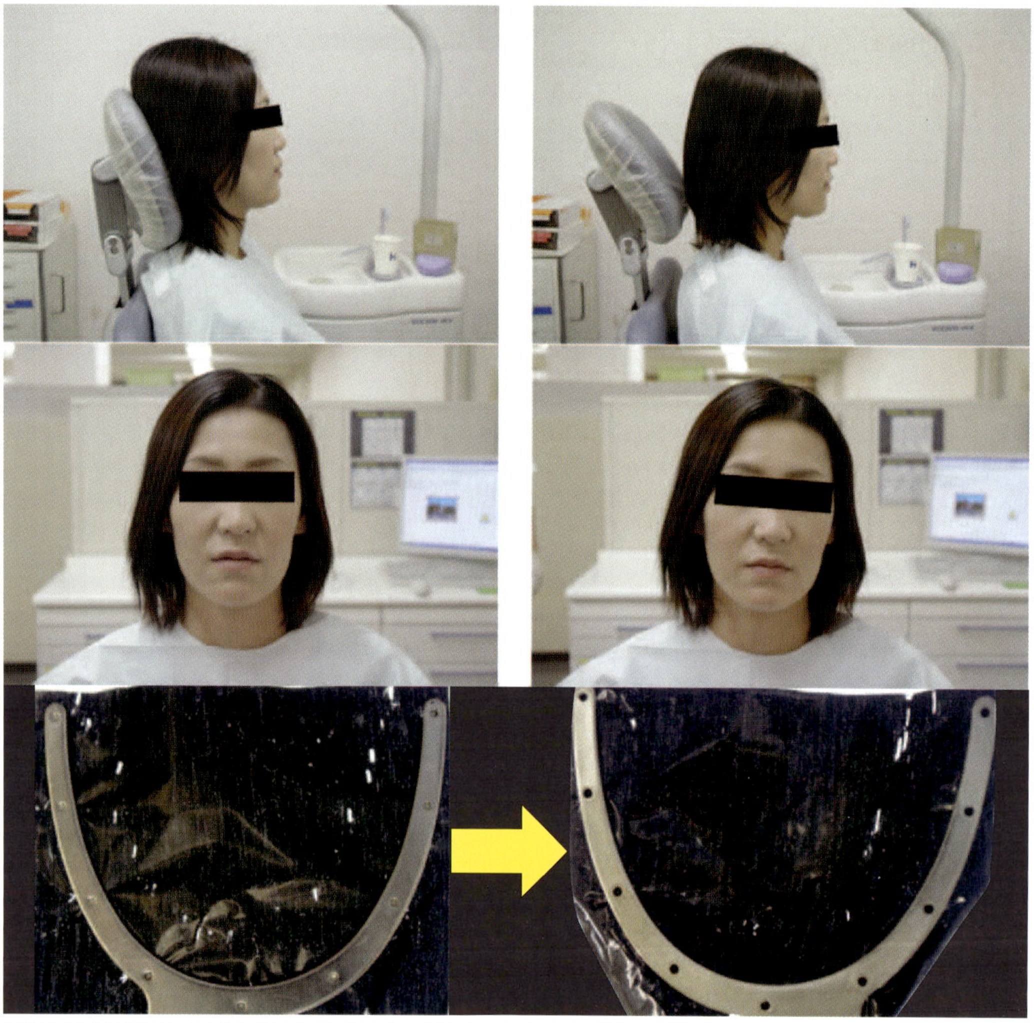

그림 17. 두위가 측방 경사되어 있는 환자에서는 head rest에 머리를 대서 두위를 경사시키지 않고 똑바로 하여 교합조정을 해버리는 경우가 있다. 그러나 교합조정이 끝난 후에 head rest에서 머리를 떼면 다시 경사가 생겨 경사된 쪽에서 현저한 조기접촉이 나타난다.

② 많은 경우 스플린트를 장착하고 3일째가 되면 악이복근이나 교근, 내측익돌근, 외측익돌근, 측두근 등의 과긴장이 어느 정도 개선되어 하악위의 변화가 생긴다. 보통 이 단계에서 한 번 스플린트를 조정하면 증상의 더 나은 개선을 도모할 수 있다(그림 18). 이 단계에서 조정을 하지 않고 1주일 후에 약속을 정한 경우에는 하악위의 변화에 따라서 스플린트 위에 새로운 조기접촉이 생겨 새로운 engram의 구축과 함께 턱관절 또는 근육에 이제까지와는 다른 증상이 나타나는 경우가 많으므로 주의해야 한다.

③ 스플린트 장착 후 3일 이후에는 가능하면 보통 1주에서 10일 간격으로 교합조정을 시행한다.

④ 스플린트를 장착할 때는 상·하 치열이 접촉하지 않도록 주의하면서 노력 최대 개구를 6~10회 하도록 하여 decompression과 deprogramming을 도모해 engram을 제거하고 적절한 과두위와 본래의 근육위에 가까운 하악위를 설정하는데(그림 6~9), 이 작업은 재내원하여 스플린트를 조정할 때마다 매회 실시할 필요가 있다.

8. 하악위가 수정되어 안정할 때까지의 메커니즘

상·하 치열을 접촉시키지 않고 노력 최대 개구운

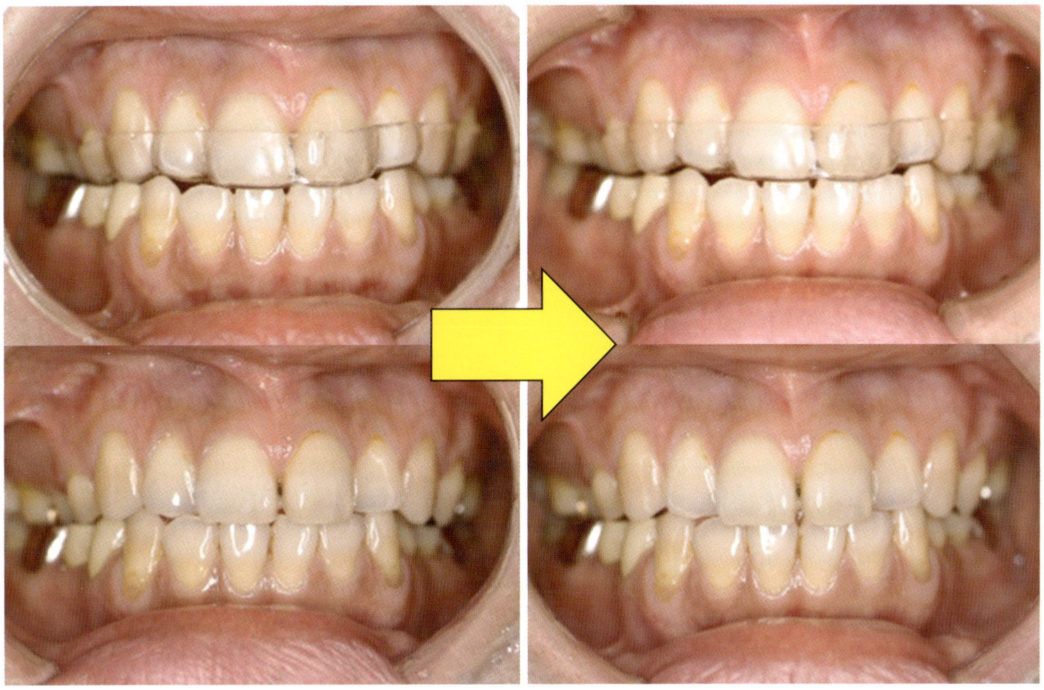

그림 18. 턱관절질환 환자의 스플린트 치료 전·후. 술전에 보였던 턱관절의 운동통, 악이복근과 교근의 압통, 두통, 손 저림이 술후에 소실되었다.

동 6~10회 하면 decompression에 의해 하악위는 더 적절한 위치로 끌려 내려오고, deprogramming에 의해 engram이 제거되어 과두는 전방으로 당겨진다. 또한 노력 최대 개폐구운동으로 decompression이 일어나고, 관절강 내의 활액 확산과 저작근의 스트레치로 과두의 활주가 일어나 더 적절한 과두위로 끌려 내려온다.

이 단계에서 교합을 검사해서 조기접촉 등의 교합 부조화가 보이는 경우는 스플린트 치료로 근육 긴장의 개선을 도모한다. 조기접촉이나 후방 구치부의 교합 저위로 유발되었던 TCH(tooth contacting habit)나 수면 parafunction(sleep bruxism)이 스플린트 치료를 통해 개선되면 hypermobility의 감소와 함께 치근막의 압축도 해제되어 과두위와 교합 접촉에도 영향이 생긴다(그림 19).

저작근이나 악이복근을 비롯한 전경근(설골상근·설골하근), 두판상근, 두반극근, 견갑거근 등 경부 근육들의 긴장 완화로, 편위해 있던 두위가 개선된다. 이러한 두위의 개선은 과두의 후상방 compression으로 인해 두개봉합 부위에서 편위해 있던 측두골을 복위시켜, 하악위에도 영향이 생긴다.

하악와와 관절결절의 표층, 과두의 표층을 구성하는 연골조직은, 과도한 역학적 부하(mechanical stress)가 decompression으로 세서되어 압박으로 파괴되었던 것이 개조가 생겨 수복되어 간다. 특히 과두 표층의 연골은 '2차 연골'이라 불리는데, mechanical stress에 민감하게 반응해 연골의 흡수나 수복이 비교적 빨리 일어나 그만큼 과두위가 끌려 내려온다. 또한 이 연골조직을 덮는 섬유층이 decompression과 활액의 작용으로 수복되면, 그만큼 과두위는 끌려 내려온다.

Chenching이 사라지면 hypermobility로 생긴 편측 저작근의 비후도 줄어 과두위는 끌려 내려올 수 있다. 교합 부조화에서 유래한 두위의 경사나 회전에 동반한 등쪽 근육의 과긴장이 줄면, 신체 자세의 왜곡이 개선되어 과두위도 변화한다. 그리고 천골관골 관절(sacroiliac joint)의 왜곡과 고관절의 compression이 개선되면 과두위 또한 변화한다.

후방 구치부 교합저위의 개선 요소

1. Decompression(6~10회의 노력 최대 개폐구운동에 의함)
2. Deprogramming(6~10회의 노력 최대 개폐구운동에 의함)
3. 관절강 내의 활액 확산(노력 최대 개폐구운동에 의함)
4. 저작근의 스트레치(노력 최대 개폐구운동에 의함)
5. 근육 긴장의 완화와 개선(스플린트 치료에 의함)
6. 치근막의 압축 개선(hypermobility의 개선에 의함)
7. 편위된 두위의 개선(경부 근육들의 긴장 개선에 의함)
8. 측두골 편위의 개선(과두 compression 개선에 의함)
9. 과두 2차 연골의 수복(개조에 의함)
10. 하악와 연골의 수복(개조에 의함)
11. 관절면 섬유층의 수복(decompression과 활액에 의함)
12. Hypermobility로 생긴 편측 저작근의 비후 개선
13. 신체 자세(경사, 회전)의 개선(등쪽 근육의 과긴장 개선에 의함)
14. 천골관골 관절(sacroiliac joint)의 왜곡과 고관절 compression의 개선

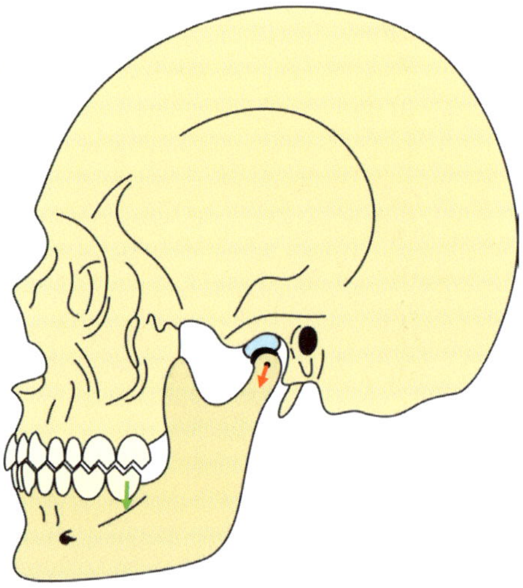

그림 19. 과두위가 하방으로 이동하고 후방 구치부 교합 저위가 개선되는 메커니즘.

이처럼 일단 하악위가 수정되고 그 도중에 이러한 생체 현상이 일어나기 때문에 그 정도에 따라 하악위가 안정될 때까지 경과를 관찰할 필요가 있다.

9. 스플린트 치료의 종료

턱관절, 근육, 교합의 병태 개선과 여러 가지 증상의 소실이 확인되면 턱관절의 개조와 적응에 대응하면서 보통 3~6개월 정도 경과를 관찰한다(그림 20, 21). 그 후 필요한 최소한의 교합조정과(그림 22), 복합레진 등의 수복재로 교두감합위의 교합 접촉 및 편심위 가이드의 개선을 도모하고(그림 23), 다시 한 번 개조와 적응을 확인하면서 3~6개월 경과를 관찰한다. 그 사이에도 스플린트는 장착할 수 있도록 조정을 반복하여 수면 parafunction에 대응할 수 있도록 만들어 둔다.

마지막으로 필요에 따라 최종수복을 하고 3개월마다 시행하는 정기검진으로 이행한다.

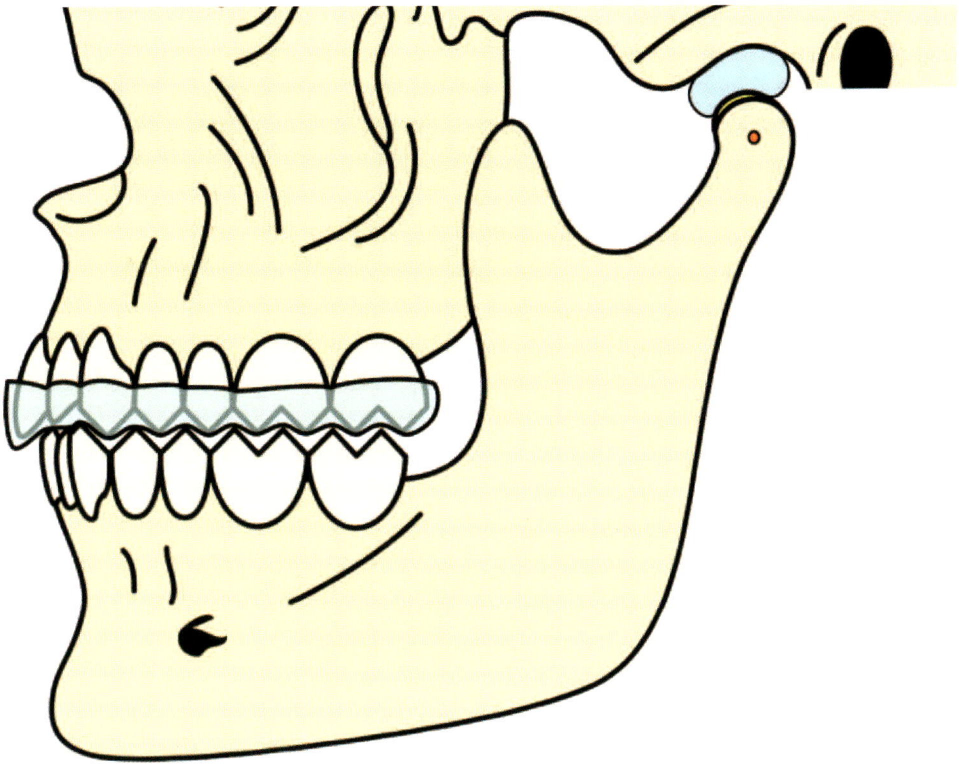

그림 20. 여러 가지 증상의 소실되면 턱관절의 개조와 적응에 대응하면서 보통 3~6개월 정도 경과를 관찰한다.

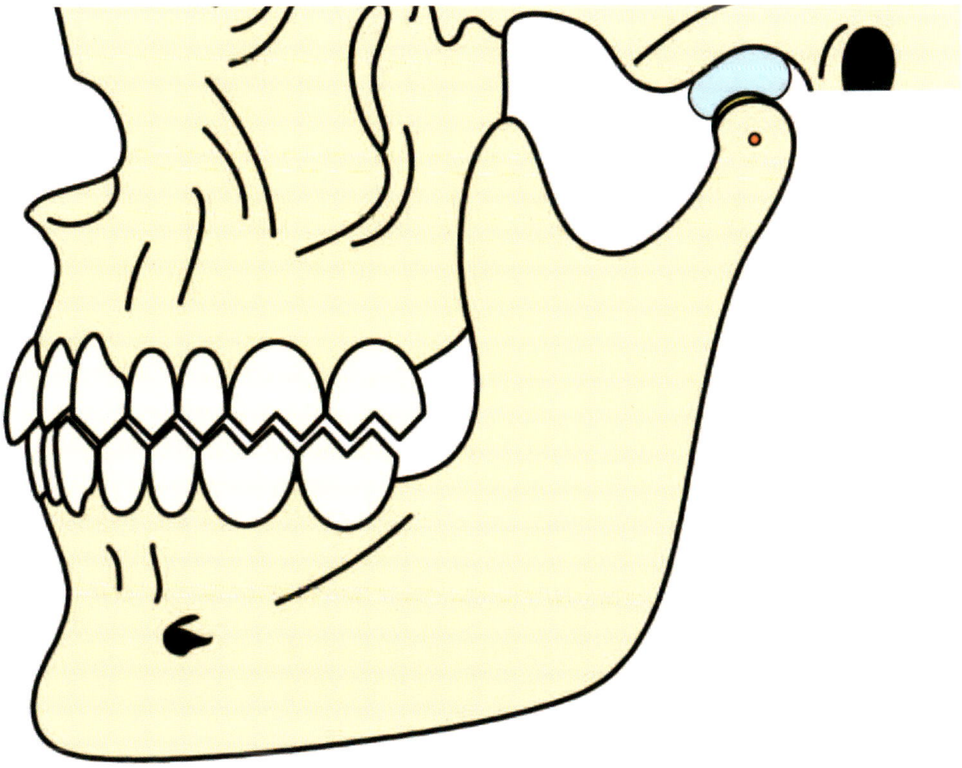

그림 21. 턱관절의 개조로 다시 교합 접촉 관계의 변화가 생긴다.

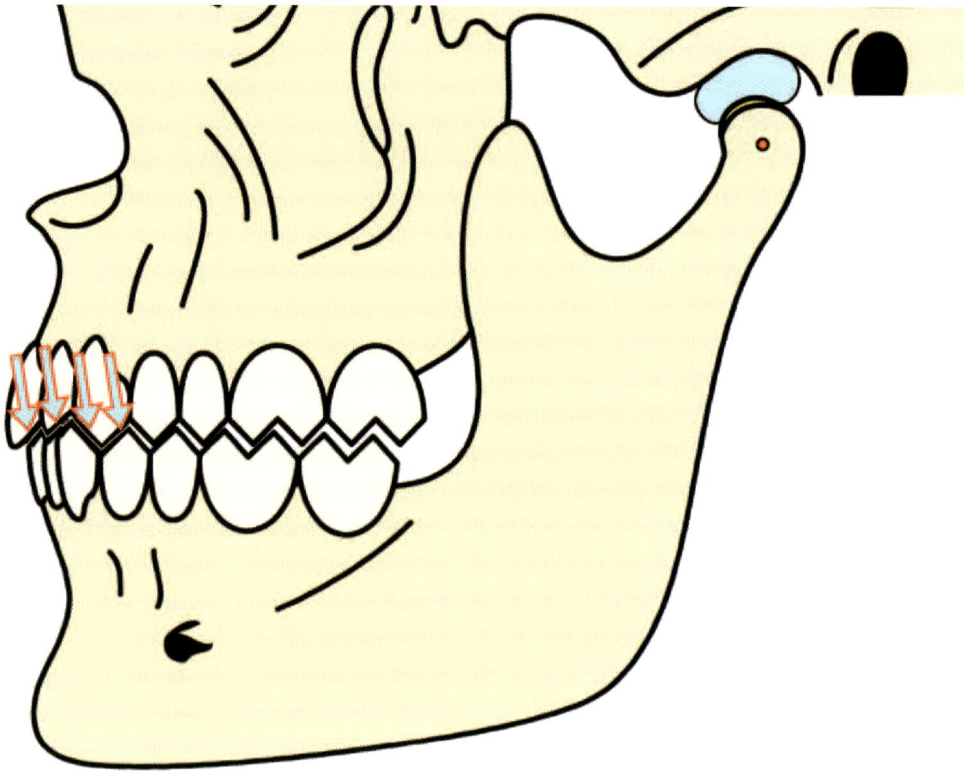

그림 22. 필요한 최소한의 교합조정을 한다.

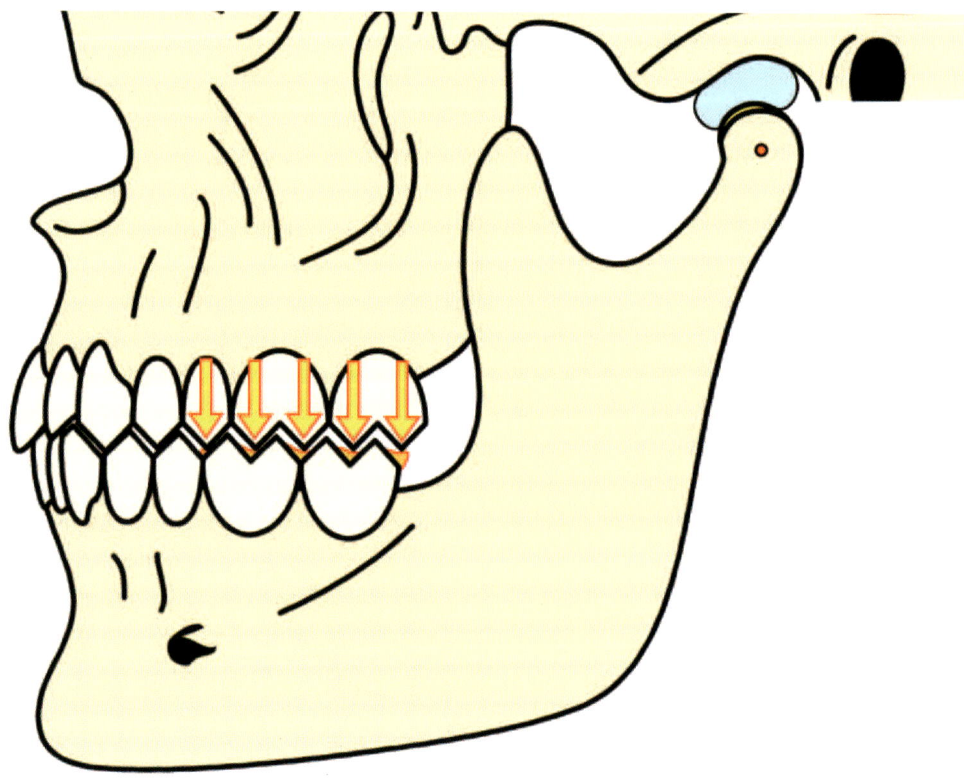

그림 23. 복합레진 등의 수복재로 교두감합위의 교합 접촉 및 편심위 가이드의 개선을 도모하고 경과를 관찰한다.

【참고문헌】

1) 小出 馨（編）：臨床機能咬合学. 補綴臨床別冊, 医歯薬出版, 東京, 2009.
2) 井出吉信, 小出 馨（編）：チェアサイドで行う顎機能診査のための基本機能解剖. 補綴臨床別冊, 医歯薬出版, 東京, 2004.
3) Mizuhashi F, Koide K, Takahashi M, Mizuhashi R: A method to maintain the thickness of the mouthguard after the vacuum forming process: changes of the holding conditions of the mouthguard sheet. Dent Traumatol, 24: 350-355, 2011.
4) 小出勝義, 小出 馨, 水橋 史, 高橋 睦：歯の接触を伴わない開閉口運動が閉口時の顆頭位に及ぼす影響. 日補綴会誌, 6（4）：414-422, 2014.
5) 筒井照子, 筒井祐介：包括歯科臨床II　顎口腔機能の診断と回復. クインテッセンス出版, 東京, 2015.
6) 筒井照子, 筒井武男, 田代孝久：スプリントに強くなろう！. クインテッセンス出版, 東京, 2017.

Koide Kaoru(小出 馨), Asano Eiichiro(浅野栄一朗), Koide Katsuyoshi(小出勝義), Watanabe Masanori (渡辺正宣), Mizuhashi Fumi(水橋 史), Morino Takashi (森野 隆)

효과적인 스포츠 마우스가드 제작

국민이 평생에 걸쳐 안전하게 스포츠를 즐길 수 있도록

Chapter 15에서는 접촉 스포츠에 반드시 필요한 방어 장치로서 마우스가드를 효과적으로 제작하는 포인트를 제시한다. 격투기 선수에 국한하지 않고 국민이 평생에 걸쳐 안전하게 스포츠를 즐길 수 있으려면 전신의 운동 기능 및 신체 균형과 밀접한 관련이 있는 교합과 악구강계의 조화를 유지하는 것이 매우 중요하다[1]. 또한 치열을 보호하기 위해서는 스포츠 마우스가드의 장착과 거기에 더해 하악위와 가이드의 이해가 중요하다.

효과적인 스포츠 마우스가드 제작의 포인트

1. 마우스가드의 보급과 그에 대한 대응

최근 스포츠 활동을 할 때 악안면 영역의 외상 예방, 뇌진탕의 예방, 운동 능력의 향상을 목적으로 마우스가드가 급속하게 보급되고 있다. 그리고 스포츠 경기의 종류에 따라 여러 가지 디자인의 마우스가드가 제작되고 있다. 또한 일본에서는 2011년 6월에 스포츠 기본법이 성립되어 이제까지 경기 스포츠 중심이었던 국가 정책이 지역 스포츠를 중심으로 추진하도록 변화했다. 이 정책을 받아들여 마우스가드 장착을 의무화하는 경기가 확대되어 더 많은 보급이 예측되므로, 우리 치과의사는 효과적인 마우스가드 제작법을 숙지하고 있을 필요가 있다.

2. 마우스가드 제작법

맞춤화 마우스가드를 제작하는 방법은 각종 성형기(Chapter 14 그림 2)를 이용하여 열가소성 시트를 연화 압접하여 형성하는 방법이 일반적이지만, 성형 후에는 전치부 두께의 감소 폭이 커서 충격 흡수에 효과적인 3~4mm의 두께를 확보하기 어렵다. 성형 후 마우스가드의 두께는 시트의 재질이나 색, 작업 모형의 형태, 성형기의 종류에 따라 크게 영향을 받는다는 보고가 있어, 두께를 확보하기 위한 여러 가지 제작법이 고안되었다[1,2].

따라서 Chapter 15에서는 값이 싸고 임상 응용범위가 넓은 EVA 시트와 조작이 간편한 흡인식 성형기를 사용하여 마우스가드의 두께를 확보할 수 있는 효과적인 제작법을 제시한다.

3. 효과적인 시트의 가공

효과적인 마우스가드 제작법으로서 한 장의 EVA 시트를 이용해 흡인성형법으로 적절한 두께와 적합성을 갖춘 마우스가드를 제작할 수 있는 방법이 있다[3].

재료는 마우스가드 시트(EVA, 두께 3.8mm)를 사용하고, 초음파 커터(cutter)를 이용해 시트 전방과 후방 가장자리로부터 20mm 되는 곳에 90mm 길이로 칼집을 넣고, 시트의 좌·우 가장자리로부터 15mm 되는 곳에 80mm의 길이로 칼집을 넣은 것을 준비한다(그림 1). 칼집이 들어간 시트의 내측은 거의 자유로운 상태가 되어, 시트를 가열할 때와 흡인할 때 늘어나는 것을 효과적으로 억제할 수 있다.

4. 마우스가드 시트와 작업 모형을 성형기 위에 설치

성형기의 흡인면 바닥에서 모형이 놓이는 위치의 전·후와 좌·우 5mm를 제외하고 비닐 테이프를 붙여, 흡인할 때 공기가 빠지는 것을 방지한다(그림 2). 그리고 시트의 칼집 부분에는 바셀린을 발라, 시트를 가열할 때 칼집을 넣은 부분이 서로 들러붙는 것을 방지한다[3]. 마우스가드 시트를 성형기에 넣어 클램프로 고정하고, 작업 모형을 흡인면 중앙에 올린다.

5. 마우스가드 시트의 성형

흡인식 성형기를 사용해 성형하는데, 성형기의 히

Chapter 01 교합의 역할
Chapter 02 근육 촉진
Chapter 03 턱관절 촉진
Chapter 04 턱관절 진단
Chapter 05 교합채득
Chapter 06 크라운 브리지의 교합 ①
Chapter 07 크라운 브리지의 교합 ②
Chapter 08 크라운 브리지의 교합 ③
Chapter 09 의치의 교합
Chapter 10 임플란트의 교합
Chapter 11 1분의 Magic
Chapter 12 교합기에 대한 이해
Chapter 13 턱관절질환의 치료 ①
Chapter 14 턱관절질환의 치료 ②
Chapter 15 스포츠 마우스가드의 교합
Chapter 16 체위 · 두위와 교합
Chapter 17 혀 훈련
Chapter 18 타액의 기능

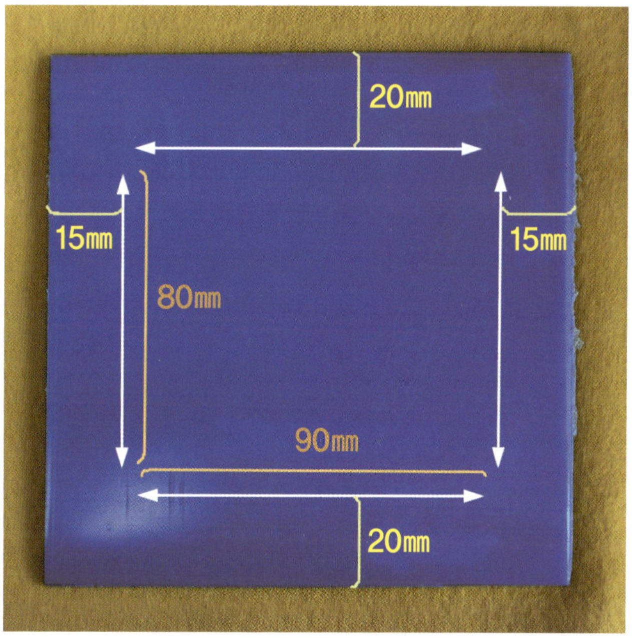

그림 1. 칼집이 들어간 마우스가드 시트.

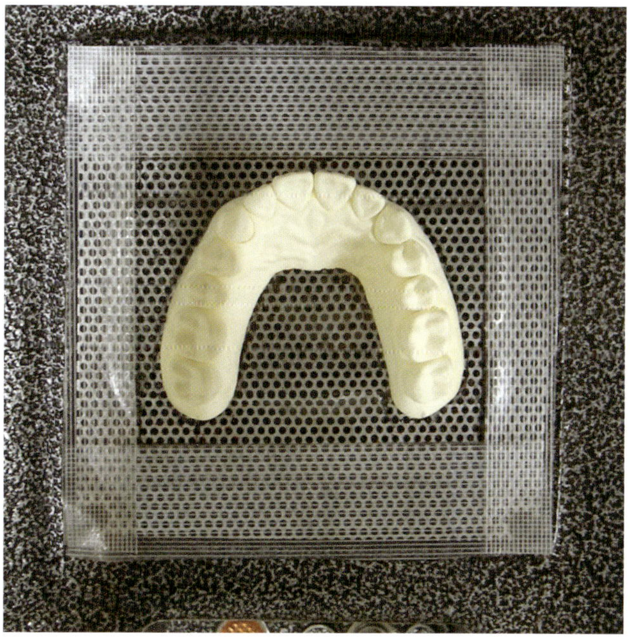

그림 2. 흡인면의 준비.

터 스위치를 넣고 시트 온도가 약 80℃로 올라간 시점에서 시트를 뒤집어 성형기 클램프로 고정하고 시트가 가열된 면을 모형에 압접해 성형한다[4]. 시트가 가열된 면을 모형에 압접하면 양호한 적합성을 얻을 수 있다(그림 3, 4)[5]. 약 1분 동안 흡인 및 압접을 하고 몇 시간 자연냉각해 내부 응력을 개방한다.

이처럼 칼집을 넣은 시트를 이용해 가열한 후, 위·아래를 뒤집어 가열된 면을 모형에 압접하는 성형법을 이용하면 1장의 시트로 적절한 두께와 적합성을 갖춘 마우스가드를 제작할 수 있다(그림 5, 6).

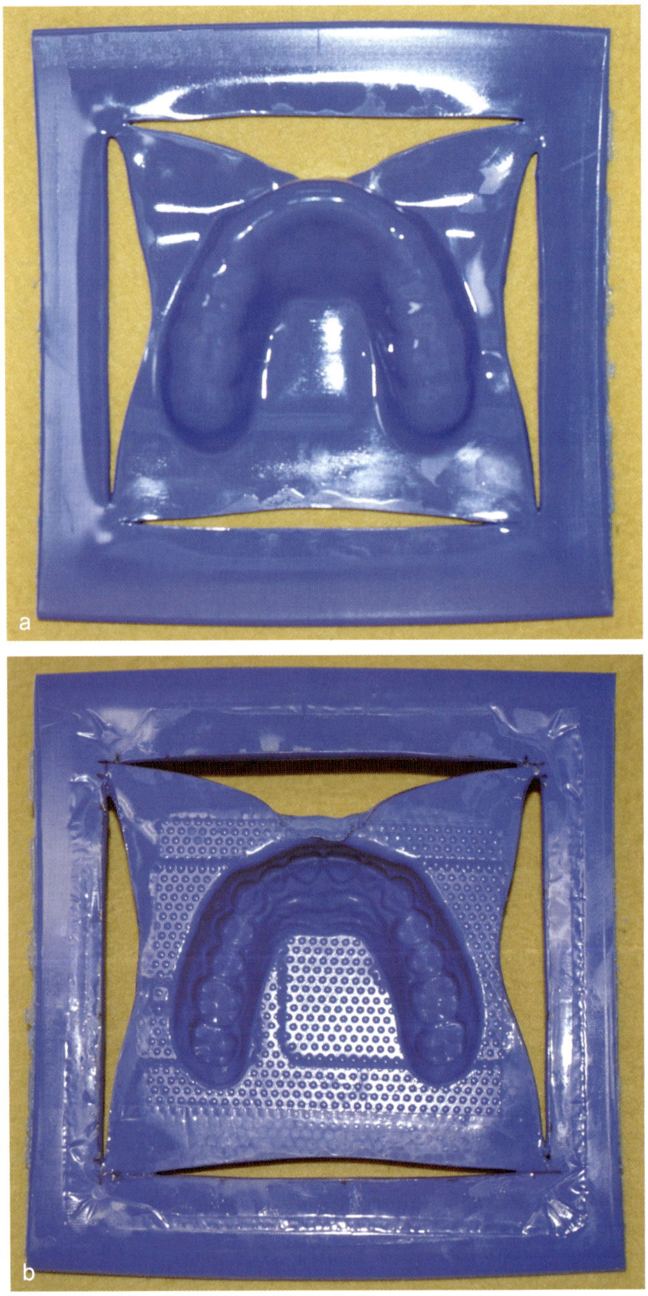

그림 3. 칼집이 들어간 마우스가드 시트의 성형 후 모습. a: 외면, b: 내면.

6. 형태 수정과 완성

열이 식은 후 크라운 가위나 초음파 커터를 이용하여 여분을 절제하고 각종 실리콘 포인트와 디스크 등으로 형태를 수정하고 연마한다. 그 후 교합기에서 교합조정을 한 후 구강 내에서 최종적으로 교합조정을 하여 완성한다(그림 7).

7. 마우스가드의 교합접촉 관계

스포츠 마우스가드의 교합접촉 관계는, 기본적으로 외상 방지의 목적으로 마우스가드의 교합위에서 양측 구치부가 균등하게 안정된 교합접촉을 부여하는 것이 중요하다. 전치부의 접촉은, 강하게 깨물면 그림 8에 보이는 것처럼 과두가 상방으로 편위하기 때문에[6] 경기 내용에 따라서는 전치부도 구치부와 균등하게 접촉시키는 경우가 있고, 강하게 깨물 때만 전치부를 접촉시키는 경우(그림 9)도 있다.

그리고 Chapter 16에서 설명하는 것처럼 체위의

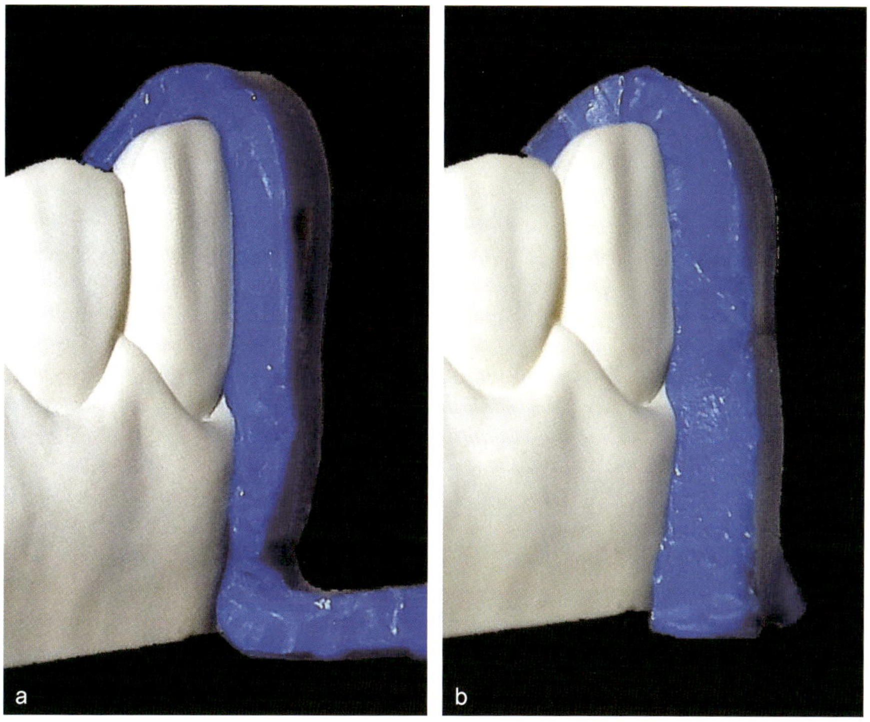

그림 4. 성형 후의 마우스가드. a: 일반적인 시트를 이용한 경우, b: 칼집이 들어간 시트를 이용한 경우.

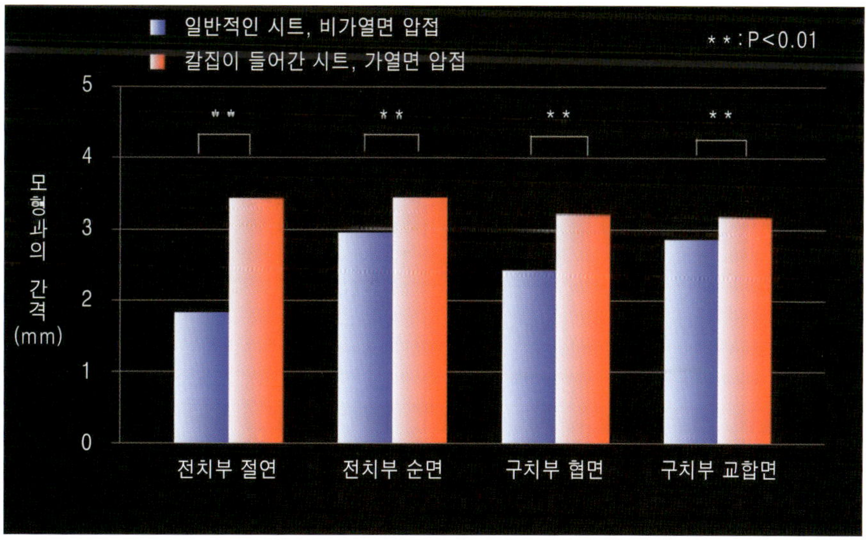

그림 5. 성형 후 마우스가드의 두께.

변화나 두위의 경사, 회전, 전·후 이동 등에 따라 하악위가 편위하기 때문에, 경기 종목에 따라 선수가 경기할 때 두위를 경사시키거나 회전시킨 상태에서도 폐구근으로 편안하게 폐구해 안정된 교합접촉위를 얻을 수 있도록 하는 것이 퍼포먼스를 발휘하는 데 중요하다.

기본적으로 스포츠 마우스가드를 장착할 때의 측방 가이드는 Chapter 14 그림 12~16에서 설명한 스플린트의 측방 가이드 설정 기준과 같이, 하악 과두와 관절와 사이에 턱관절원판이 있는 경우에는 견치 유도를 부여해도 문제가 없다. 그러나 턱관절원판이 전방 전위한 경우에는 과두의 지지조직에 대한 부

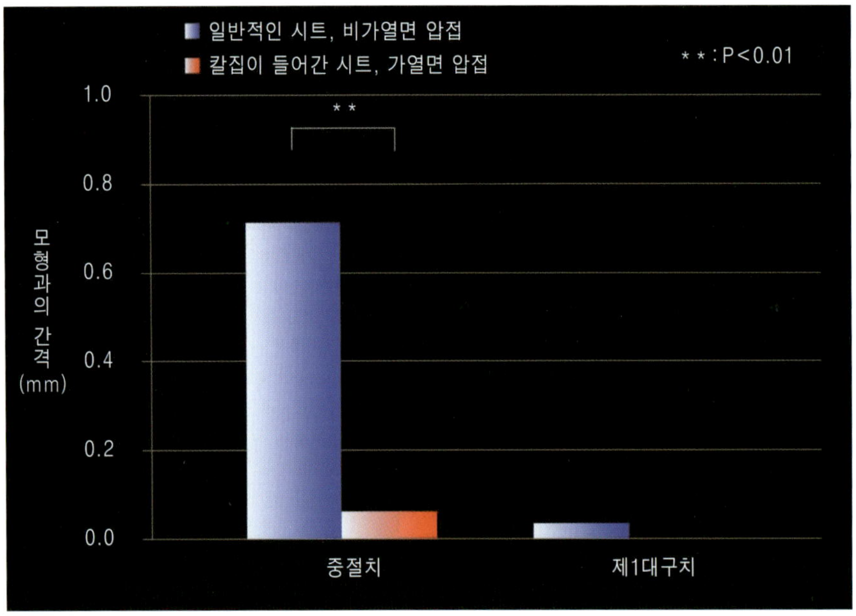

그림 6. 성형 후 마우스가드의 적합성.

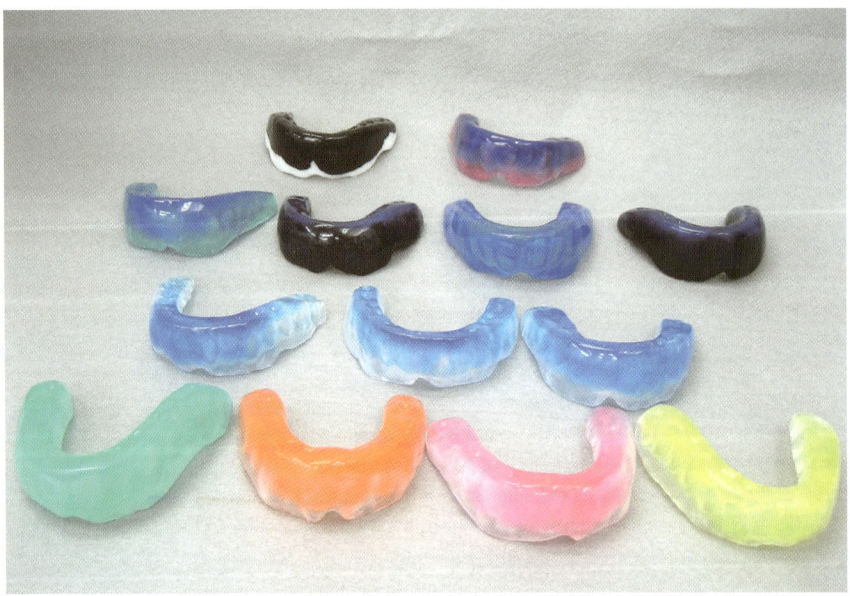

그림 7. 래미네이트 형태 마우스가드의 완성.

하 감소의 목적에서 작업측은 군기능교합을 부여하고, 평형측에는 balancing contact를 부여하는 것이 바람직하다고 할 수 있다.

【참고문헌】

1) 石上惠一, 上野俊明, 川良美佐雄, 前田芳信, 安井利一 (編): 要説　スポーツ歯科医学. 医学情報社, 東京, 2015.

2) 小出 馨, 水橋 史: 咬合・顎関節を守る～口の周囲の筋トレも含めて～. 特集　スポーツにおける歯科の重要性～スポーツ歯学の現場からの提言～, 歯科医療 2018特集, 44-58, 第一歯科出版, 東京, 2018.

3) 竹内正敏, 都賀谷紀宏: 口腔内装置作製のためのサーモフォーミング徹底活用. 67, 砂書房, 東京, 2006.

4) Mizuhashi F, Koide K, Mizuhashi R : Influence of working model position on the formation of a pressure-formed mouthguard. Dent Traumatol. 2016 ; 32 (6) : 469-473. doi : 10.1111/edt. 12274.

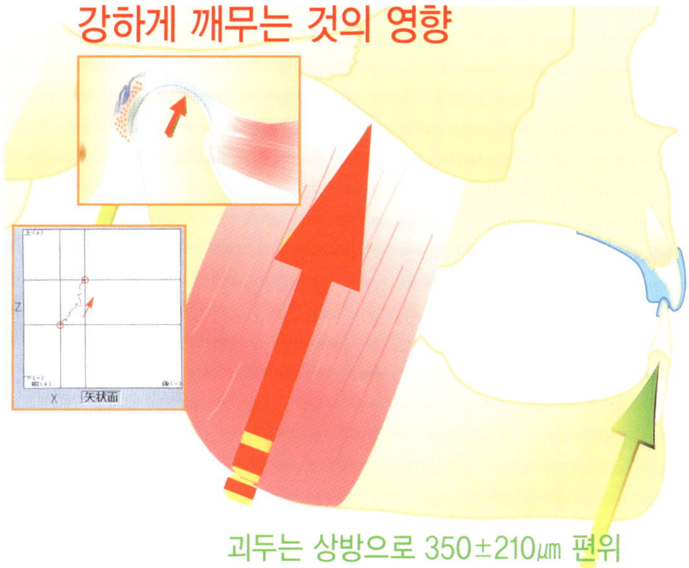
강하게 깨무는 것의 영향
矢状面
괴두는 상방으로 350±210㎛ 편위

그림 8. 강하게 깨물 때는 과두가 상방으로 밀려 올라간다.

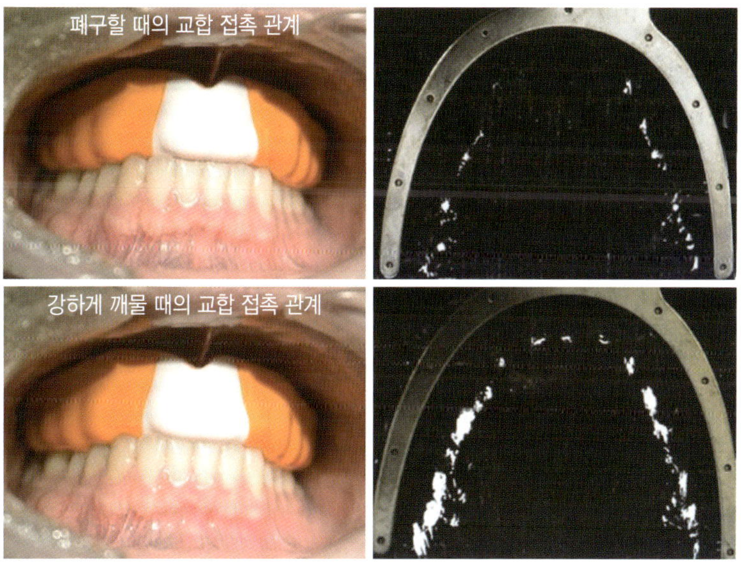

그림 9. 경기 내용에 따라 강하게 깨물 때만 전치부를 접촉시키는 경우가 있다.

5) Mizuhashi F, Koide K, Mizuhashi R : Influence of working model angle on the formation of a pressure-formed mouthguard. Dent Traumatol. 2017 Jun ; 33 (3) : 189-193. doi : 10.1111/edt. 12317.

6) Mizuhashi F, Koide K, Takahashi M : Thickness and fit of mouthguards adjusted by notching thermoplastic sheets under different heating conditions. Dent Traumatol 2015 ; 31 (4) : 288-293. doi : 10.1111/edt. 12143.

7) Mizuhashi F, Koide K, Takahashi M : Thickness and fit of mouthguards according to heating methods. Dent Traumatol 2014 ; 30 (1) : 60-64. doi : 10.1111/edt. 12046.

8) Mizuhashi F, Koide K: Vacuum-formed mouthguard fabrication to obtain proper fit using notched sheet. Dent Traumatol 2019 ; doi : 10.1111/edt. 12463. [Epub ahead of print]

Koide Kaoru(小出 馨), Koide Katsuyoshi(小出勝義), Takahashi Mutsumi(高橋 睦), Mizuhashi Fumi(水橋 史), Shiraishi Daisuke(白石大典), Morino Takashi (森野 隆)

체위와 두위가 하악위 및 교합에 미치는 영향

여러 가지 인자가 하악위에 미치는 영향을 구체적으로 알고 임상에 활용하자

Chapter 05의 '교합채득'에서 자세나 표정근 등 다양한 인자가 하악위에 영향을 미친다는 사실을 설명했는데, 그 밖에 체위의 변화나 두위의 경사, 회전, 전·후 이동에 의해서도 하악위가 현저하게 편위하는 것이 보고되었다[1-4]. 따라서 초진의 교합 검사·진단에서 시작해 치과 보철 치료나 교정 치료의 각 과정에서 하악위와 교합의 진단과 최종 과정의 교합채득이나 교합조정을 할 때는, 체위나 두위의 변화가 하악위나 교합에 미치는 영향을 구체적으로 충분히 인식하는 것이 매우 중요하다. Chapter 14의 '스플린트 치료'나 Chapter 15의 '스포츠 마우스가드의 교합조정'에서도 마찬가지로 중요하다.

1. 체위가 좌위에서 수평위가 되면 하악은 후방으로 편위(그림 1a, b)

환자 체위가 좌위에서 수평위가 되면, 과두위는 후방으로 830±380㎛ 편위한다. 이는 하악에 가해지는 중력의 방향이 하방에서 후방으로 변화한 것과 전경근(설골상근·설골하근), 광경근, 전경부 피부가 하악을 후방으로 견인하는 것에 의해 발생한다. 보통 정상 교합이면 최후방 구치부 혹은 교두경사가 큰 제1소구치 부위에 조기접촉이 발생하고, 전치부는 이개한다.

2. 머리가 좌측으로 경사하면 하악은 좌측으로 편위(그림 2)

두위가 좌측으로 5° 경사하면 하악 절치점은 평균 약 1.0mm, 10° 경사하면 평균 약 1.8mm, 20° 경사하면 평균 약 3.0mm 좌측으로 편위한다. 이는 하악에 가해지는 중력의 방향이 하방에서 좌측으로 변화한 것과 두위가 좌측으로 경사하면 우측의 설골상근, 광경근, 전경부 피부가 신장해, 그 반작용으로 하악을 좌측으로 견인하는 것에 의해 발생한다. 보통 정상 교합이면 경사측인 좌측의 견치부 부근에 조기접촉이 발생하고, 구치부는 이개한다.

3. 머리가 우측으로 회전하면 하악은 좌측으로 편위(그림 3)

두위가 우측으로 10° 회전하면 하악 절치점의 위치는 평균 약 0.4mm, 30° 회전하면 평균 약 1.6mm가 회전 방향과는 반대인 좌측으로 편위한다. 이는 두위가 우측으로 회전하면 좌측의 설골상근·설골하근, 광경근, 전경부 피부가 신장해, 그 반작용으로 하악을 좌측으로 견인하는 것에 의해 발생한다. 보통 정상 교합이면 비회전측인 좌측의 견치부 부근에 조기접촉이 발생하고, 구치부는 이개한다.

4. 두위가 뒤로 기울면 하악은 후방으로 편위(그림 4)

두위가 30° 뒤로 기울면 하악 절치점은 평균 약 0.5mm 후방으로 편위한다. 이는 설골상근·설골하근, 광경근, 전경부 피부가 하악을 후방으로 견인하는 것에 의해 발생한다. 보통 정상 교합이면 최후방 구치부 혹은 교두경사가 큰 제1소구치 부위에 조기접촉이 발생하고, 전치부는 이개한다.

5. 두위가 앞으로 기울면 하악은 전방으로 편위(그림 5)

두위가 10° 앞으로 기울면 하악 절치점은 평균 약 0.5mm 전방으로 편위한다. 이는 하악에 가해지는 중력의 방향이 하방에서 전하방으로 변화한 것과 설골상근·설골하근, 광경근, 전경부 피부 및 내설근, 외설근이 압박받고 간섭이 되어, 하악을 전방으로 압박하는 것에 의해 발생한다. 보통 정상 교합이면 전치부에 조기접촉이 발생하고, 구치부는 이개한다.

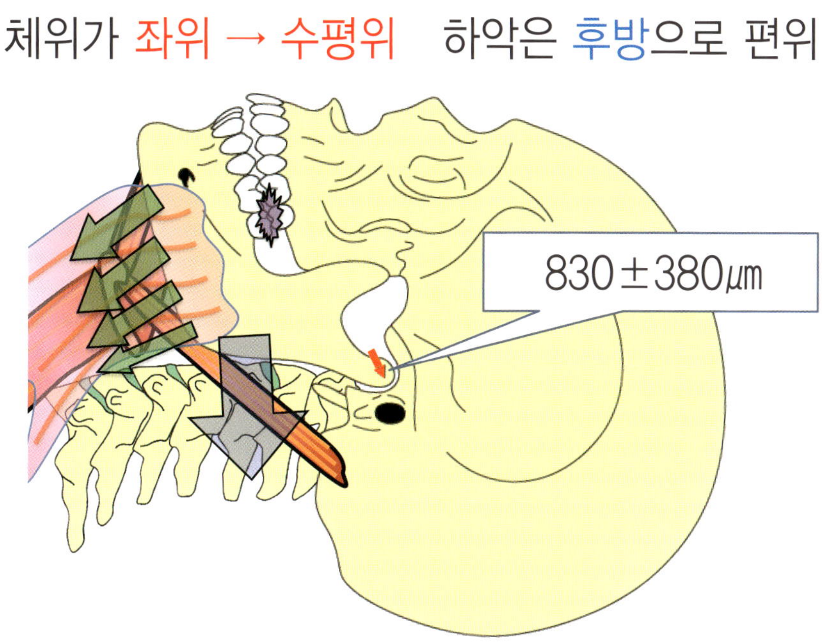

그림 1a. 체위가 좌위에서 수평위가 되면 하악은 후방으로 편위한다.

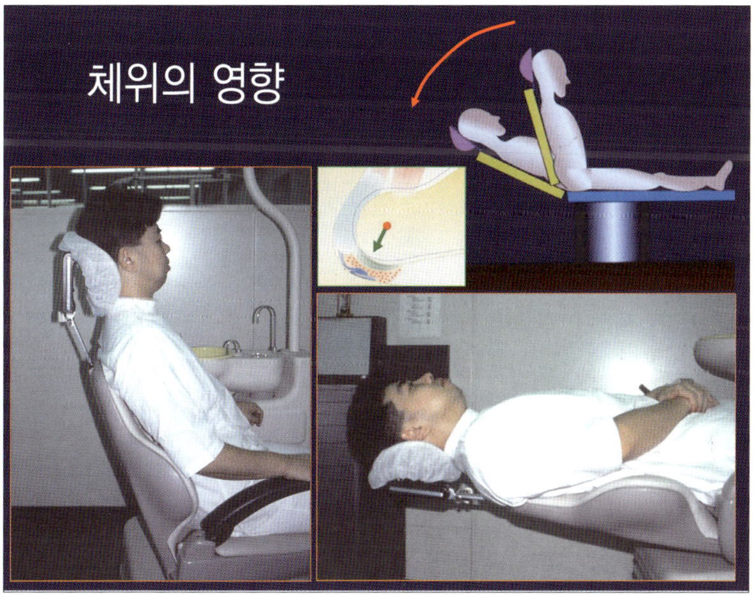

그림 1b. 하악에 가해지는 중력의 방향이 하방에서 후방으로 변화해 전경근, 광경근, 전경부 피부가 하악을 후방으로 견인한다.

6. 두위가 전방으로 이동하면 하악은 후방으로 편위

(그림 6)

두위가 전방으로 이동하면 그 정도에 따라 하악은 후방으로 편위한다. 이는 설골상근·설골하근, 광경근, 전경부 피부가 하악을 후방으로 견인하는 것에 의해 발생한다. 보통 정상 교합이면 최후방 구치부 혹은 교두경사가 큰 제1소구치 부위에 조기접촉이 발생하고, 전치부는 이개한다. 스마트폰이나 휴대형 게임기, 노트북 컴퓨터에 집중하고 있으면 이러한 두위가 되고, 평상시에 개구한 채 구호흡을 유발하므로 자세는 새우등이 되어 과두가 후방으로 밀어넣어진다. 이러한 두위가 습관화하면, 턱관절에 부담을 줄 뿐만 아니라 척추가 뒤틀리고 일자목이 되거나 구호흡으로 인해 세균 감염의 위험도 높아진다.

두위가 좌측으로 경사 → 하악은 좌측으로 편위

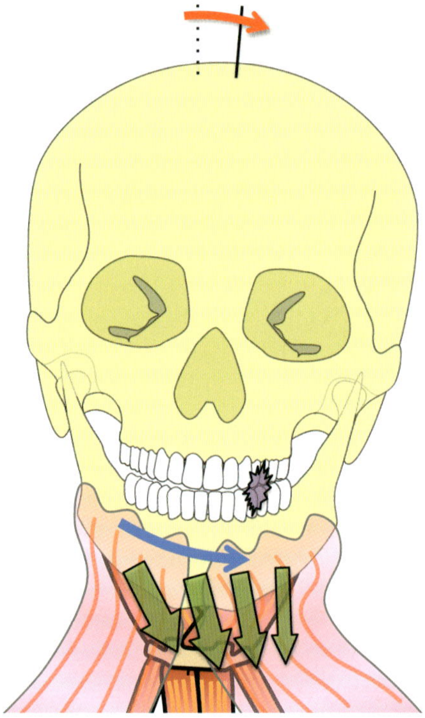

두위가 좌측으로
5° 경사하면
하악 절치점은
평균 약 1.0mm,
10° 경사하면
평균 약 1.8mm,
20° 경사하면
평균 약 3.0mm
좌측으로 편위한다.

그림 2. 머리가 좌측으로 20° 경사하면 하악 절치점은 좌측으로 약 3.0mm 편위한다.

머리가 우측으로 회전 → 하악은 좌측으로 편위

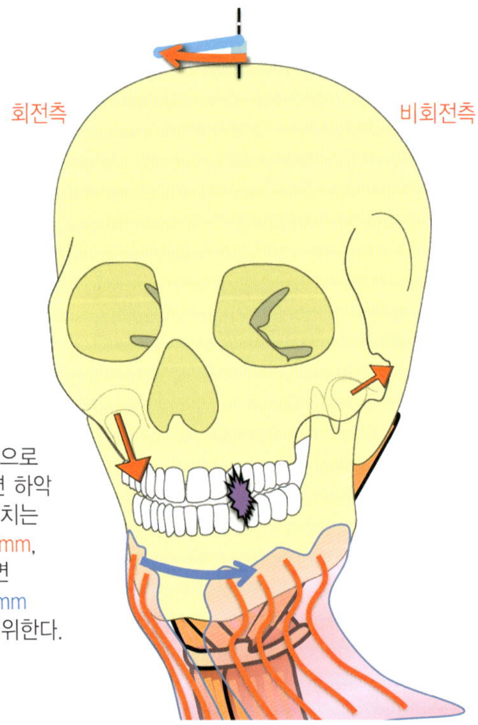

두위가 우측으로
10° 회전하면 하악
절치점의 위치는
평균 약 0.4mm,
30° 회전하면
평균 약 1.6mm
좌측으로 편위한다.

그림 3. 머리가 우측으로 30° 회전하면 하악 절치점은 반대쪽으로 평균 약 1.6mm 편위한다.

두위가 뒤로 기움 → 하악은 후방으로 편위

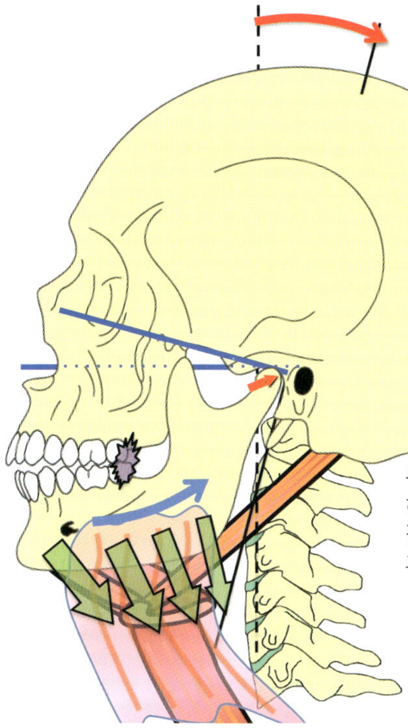

그림 4. 두위가 30° 뒤로 기울면 하악 절치점은 평균 약 0.5mm 후방으로 편위한다.

두위가 앞으로 기움 → 하악은 전방으로 편위

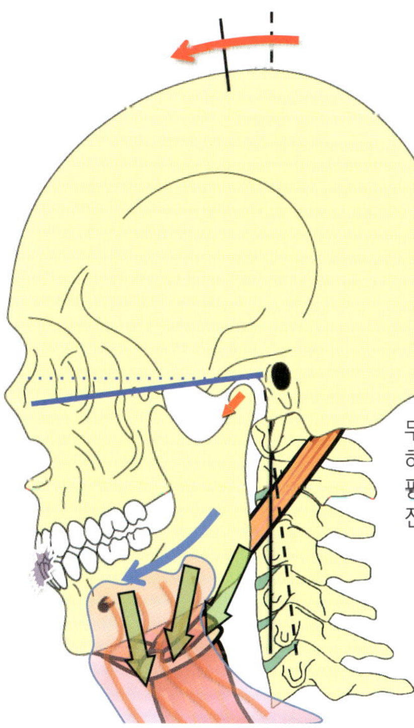

그림 5. 두위가 불과 10° 앞으로 기울면 하악 절치점은 평균 약 0.5mm 전방으로 편위한다.

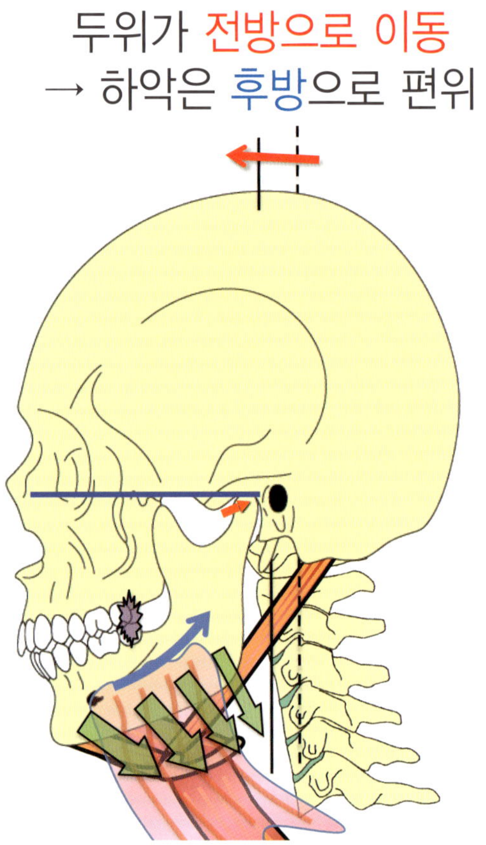

그림 6. 두위가 전방으로 이동하면 그 정도에 따라 하악은 후방으로 편위한다

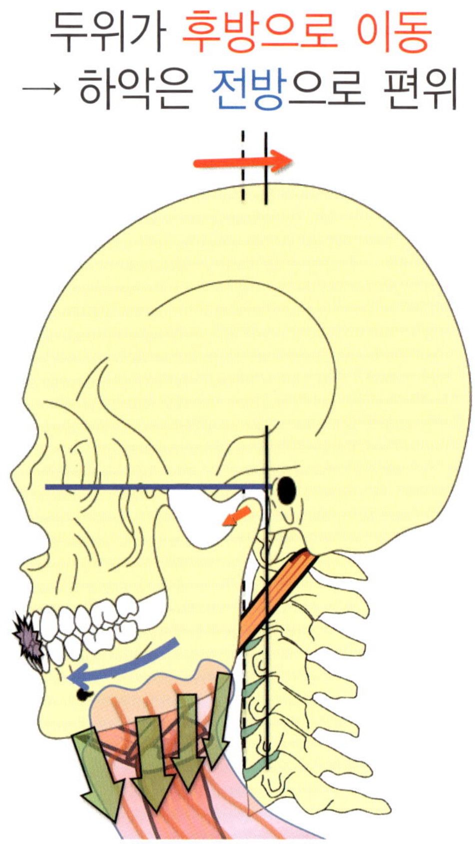

그림 7. 두위가 후방으로 이동하면 그 정도에 따라 하악은 전방으로 편위한다.

7. 두위가 후방으로 이동하면 하악은 전방으로 편위

(그림 7)

두위가 후방으로 이동하면 그 정도에 따라 하악은 전방으로 편위한다. 이는 설골상근·설골하근, 광경근, 전경부 피부 및 내설근, 외설근이 압박받고 완충이 되어, 하악을 전방으로 압박하는 것에 의해 발생한다. 보통 정상 교합이면 전치부에 조기접촉이 발생하고, 구치부는 이개한다.

【참고문헌】

1) 小出 馨: Ⅷ章 COLUMN「頭位が下顎位に及ぼす影響」.(石上惠一, 上野俊明, 川良美佐雄, 前田芳信, 安井利一［編］), 要説 スポーツ歯科医学. 144, 医学情報社, 東京, 2015.
2) 小出 馨, 水橋 史：咬合・顎関節を守る～口の周囲の筋トレも含めて～. 特集 スポーツにおける歯科の重要性～スポーツ歯学の現場からの提言～. 歯科医療2018特集, 第一歯科出版, 44-58, 2018.
3) 中島 優, 小出 馨, 荒川いつか, 小出勝義：頭位の側方傾斜が下顎位に及ぼす影響. 日補綴会誌, 6 (3)：300-308, 2014.
4) Katayama N, Koide K, Koide K, Mizuhashi F.：The influence of horizontal cephalic rotation on the deviation of mandibular position, J Adv Prosthodont. 10 (6)：401-407, 2018.

Koide Kaoru(小出 馨), Koide Katsuyoshi(小出勝義),
Katayama Naoto(片山直人), Asanuma Naoki(浅沼直樹)

COLUMN: 치아 맞물림을 어긋나게 하는 일상생활의 유발 요인

치아 맞물림은 일상생활에서 다음의 유발 요인으로 인해 어긋나는데, 얼굴이 일그러지고 목이나 등뼈가 구부러져 전신으로 그 영향이 퍼져나갈 가능성이 있으므로 주의가 필요하다.

❶ 충치의 방치
❷ 치아가 빠진 채로 방치
❸ 지치(사랑니)의 맹출
❹ 구호흡
❺ 편측 저작
❻ 식사에서의 씹는 횟수가 적음 → 한 입에 20~30회 잘 씹는 것을 추천
❼ 턱 괴기
❽ 다리 꼬기
❾ 다리를 모아 옆으로 앉기
❿ 새우등
⓫ 숄더백(어깨에 메고 다니는 가방)
⓬ 눈을 가리는 옆가르마 머리 모양
⓭ 언제나 등을 구부리고 의자에 앉는 습관
⓮ 언제나 같은 방향에서 TV를 보는 습관
⓯ 엎드려 자는 습관, 항상 같은 방향을 향하고 자는 습관
⓰ 엎드려 책 읽는 습관
⓱ 평소의 작업 자세가 한쪽으로 치우쳐 있는 것
⓲ 휴대전화나 휴대형 게임기의 오랜 시간 조작
⓳ 노트북 컴퓨터를 들여다보며 오랜 시간 조작하는 것
⓴ 배드민턴, 테니스, 탁구, 펜싱, 궁도 등 몸의 한쪽을 주로 사용하는 스포츠
㉑ 바이올린, 플루트 등 신체를 비틀어서 하는 악기 연주
㉒ 클라리넷, 트롬본, 트럼펫, 튜바 등 턱관절에 부담이 가는 악기 연주

혀 훈련의 효과

인생 100세 시대에 건강수명의 연장을 위해서는 혀 훈련이 효과적

인생 100세 시대가 가까워져 건강수명의 연장을 위해서는, 나이에 따른 심신의 활력 감소 다시 말해서 운동 능력이나 인지 능력이 저하하는 허약의 예방이 급선무이다. 65세 이상의 고령자는 구강기능의 쇠약으로 사망 위험이 2배 이상이 되고, 치아를 상실한 채 내버려 두면 치매 발생률은 약 2배가 되며, 넘어지는 비율은 약 2.5배로 증가한다는 보고가 있다. 이처럼 교합에서 유래하는 구강 허약은 전신의 다양한 기능 저하의 발단이 되기 때문에, 그 원인이 되는 근육량과 근력의 저하(sarcopenia) 그리고 근육이나 턱관절 등과 관계하는 운동기능 부전(locomotive syndrome)을 예방하는 것이, 병상 생활이나 돌봄의 필요를 회피하고 건강 장수를 달성하는 데 매우 중요하다.

나이가 들거나 씹는 횟수의 감소, 치아 맞물림의 엇갈림 등이 원인이 되어 혀를 비롯한 구강주위근의 근력이 쇠약해지면, 악구강계에 머무르지 않고 근막 연쇄를 통해 전신으로 쇠약이 파급해 다양한 문제가 발생한다. 저작근을 비롯해 보통은 근육 훈련을 충분히 할 수 없는 설근이나 설골상·하근, 표정근의 재활에는 '혀 훈련'이 효과적이다[1].

'혀 훈련'은 얼굴, 머리, 목에 있는 표면의 근육뿐

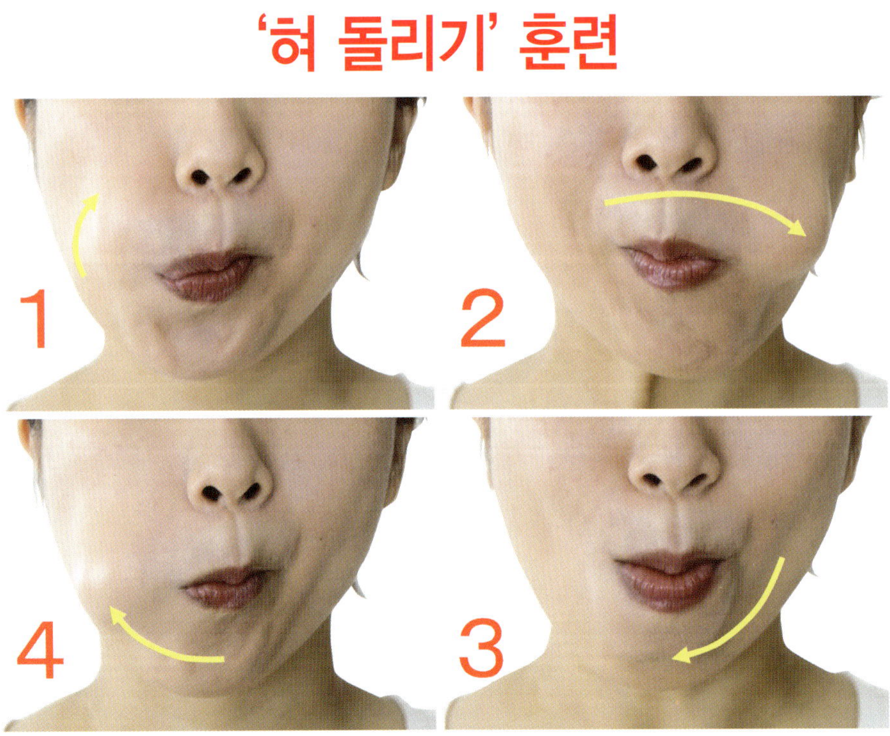

그림 1. '혀 돌리기' 훈련. 입술을 닫고 혀끝을 구강전정의 순협측 치은과 입술·협점막의 이행부에 밀어붙이면서 2초에 한 번의 속도로 혀를 크게 돌린다.

'혀 누르기' 훈련

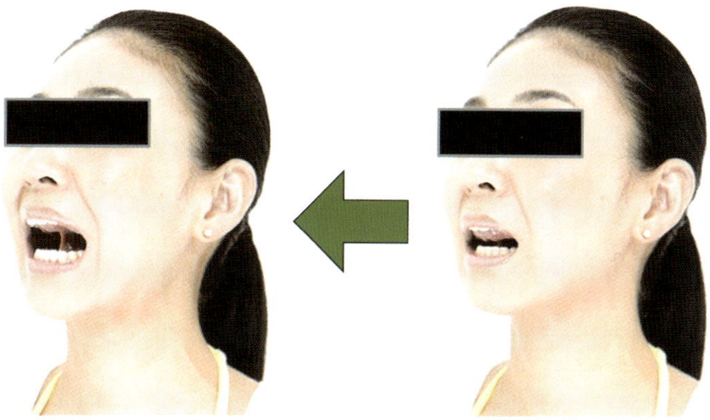

그림 2. '혀 누르기' 훈련. '혀 누르기'는 혓등으로 상악의 경구개부를 누르는 운동으로, 특히 경돌설골근 등의 속근육을 효과적으로 단련시킬 수 있다.

'혀 내밀기' 훈련

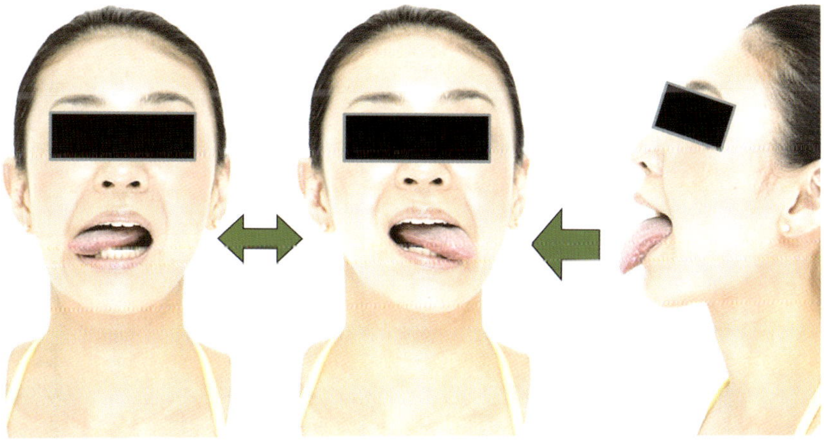

그림 3. '혀 내밀기' 훈련. '혀 내밀기'는 미주신경을 자극하고 자율신경의 조화를 도모해 다양한 내장의 긴장을 완화시키는 효과가 있다.

만 아니라 속근육(inner muscle)도 단련하고 균형을 정돈해, 악구강기능을 개선하고 얼굴의 일그러짐이나 부기를 해소한다. 그 밖에도 혈액이나 림프의 흐름, 뇌척수액의 순환, 타액 분비도 개선해 자율신경을 정돈하고 면역력을 높이며, 파로틴 등의 회춘 호르몬에 의한 효과도 기대할 수 있다.

혀 훈련의 방법과 요점

혀 훈련은 ① 혀 돌리기(그림 1), ② 혀 누르기(그림 2), ③ 혀 내밀기(그림 3)의 3가지로 구성되어, 구강 주위와 안면, 경부의 합계 70종류의 근육을 재활할 수 있다. 자세를 잘 잡고 등근육을 늘려서 얼굴을 조금 위를 향하고 눈을 크게 뜬 상태로 하면 효

내설근

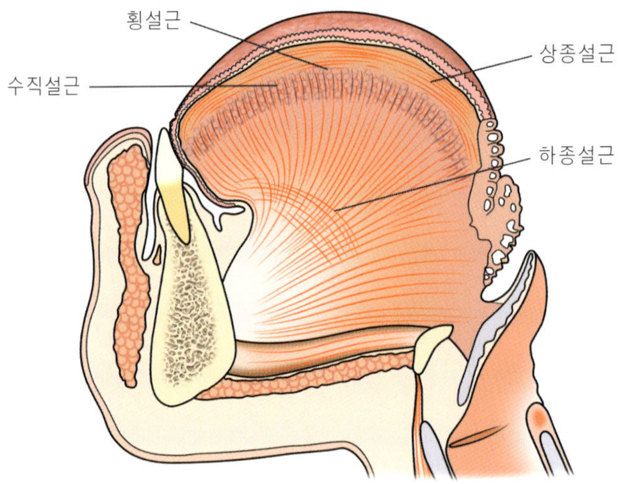

그림 4. 내설근. 근육의 기시와 정지가 모두 혀에 있어 혀의 모양을 결정하는 근육이다. 상종설근, 하종설근, 수직설근, 횡설근의 4종류로 구성된다.

외설근

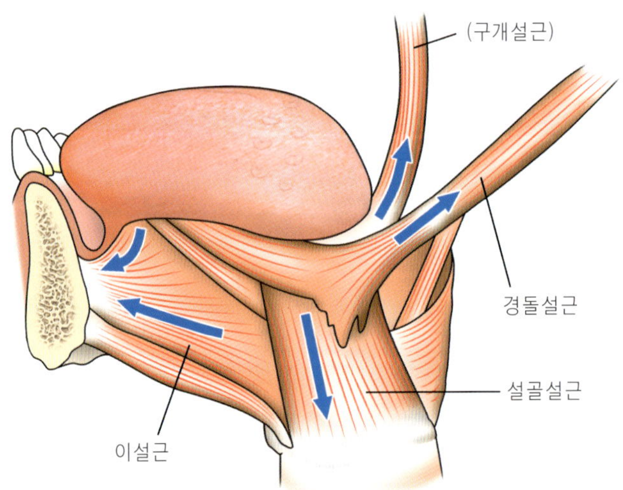

그림 5. 외설근. 근육의 기시는 혀 밖에 있고 정지는 혀 안에 있어 혀의 위치를 결정하는 근육이다. 이설근, 설골설근, 경돌설근의 3종류로 구성된다. 구개설근도 내설근과 마찬가지의 기능을 발휘한다.

과적이다.

1. 혀 돌리기(그림 1)

'혀 돌리기'는 혀 훈련의 기본이 되는 동작으로 내설근(그림 4)이나 외설근(그림 5)을 비롯하여, 설골 상·하근, 저작근, 구륜근을 비롯한 표정근 등을 모두 단련시킬 수 있다. 입술을 확실히 닫고, 혀로 상·하악 치열의 외측을 잇몸을 따라 되도록 크게 돌린다. 맨 처음에는 2초에 한 번의 속도로, 우측으로 돌리기와 좌측으로 돌리기를 각각 20회씩 2번 하는 것이 기준이다. 아침, 점심, 저녁 식후와 취침 전의 4번

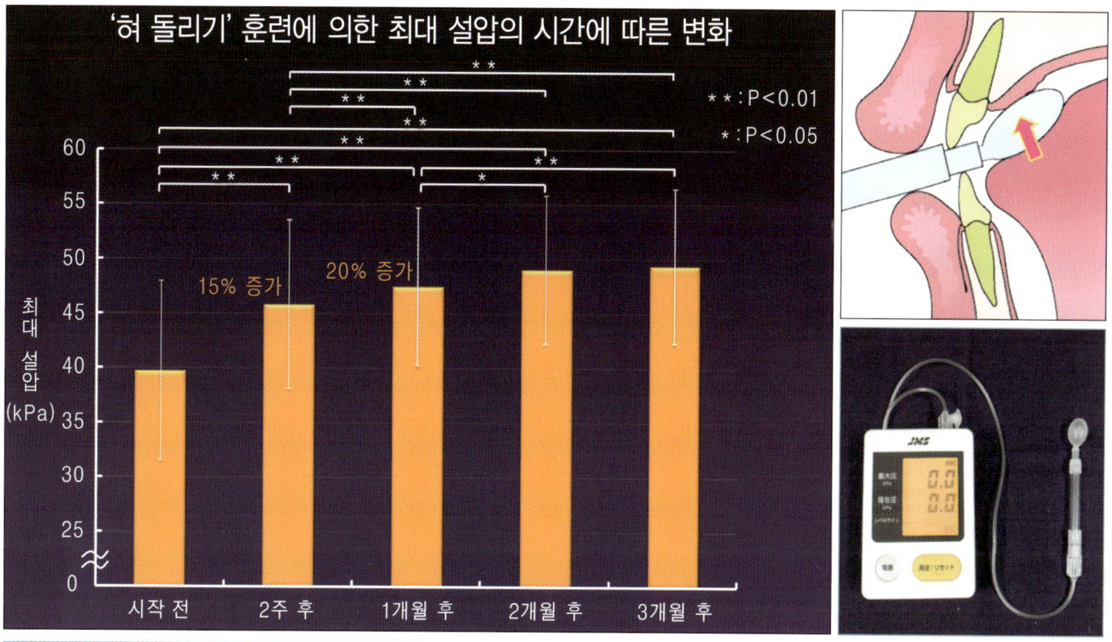

그림 6. '혀 돌리기' 훈련을 하면 최대 설압은 2주 후부터 3개월 후까지 증가한다.

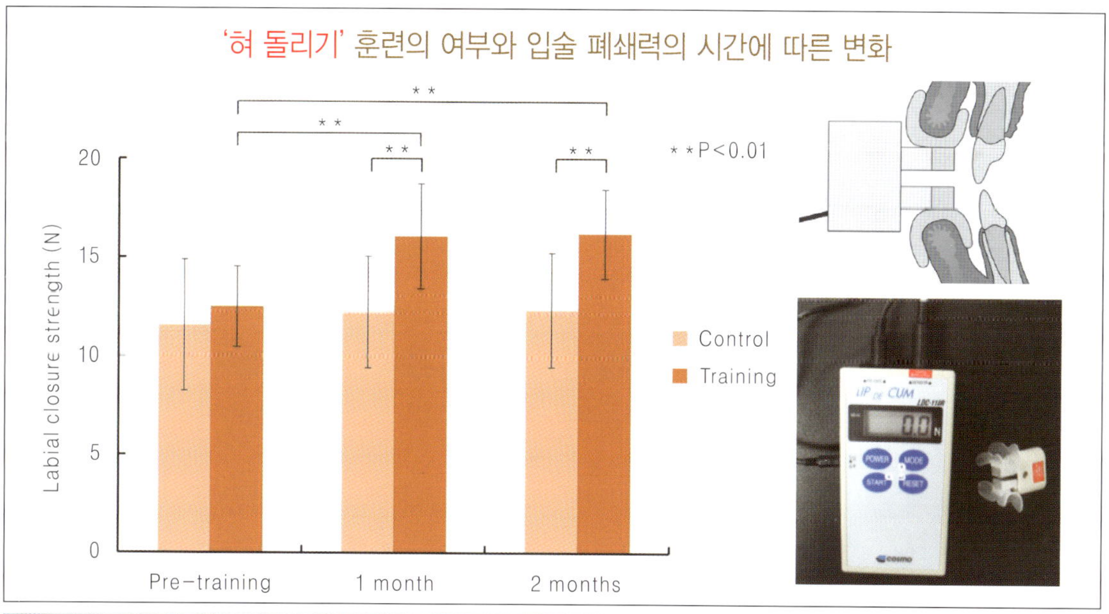

그림 7. '혀 돌리기' 훈련을 하면 시간이 지남에 따라 입술 폐쇄력이 증가한다.

을 하면 효과적이다. 맨 처음에는 무리를 하지 말고, 힘들면 5~10회라도 좋다. 아무튼 계속하는 것이 중요하고 익숙해지면 30회씩을 목표로 하기 바란다.

2. 혀 누르기(그림 2)

'혀 누르기'는 혓등으로 상악의 경구개부를 누르는 운동으로 내설근, 외설근, 설골상근, 저작근 등을 활성화하는데, 특히 경돌설골근 등 평소에는 그다지 사용하지 않는 속근육을 효과적으로 단련시킬 수 있다. 경돌설골근이 쇠약해지면 오연하기 쉽고, 살이 빠졌는데도 설골이 내려와 이중턱이 되거나 하는

'혀 훈련'으로 기대되는 효과

1. 내설근과 외설근의 근력이 좋아져 저작 능력이 향상한다.
2. 표정근의 활성화로 구각이 올라가 예쁘게 웃는 얼굴이 된다.
3. 표정근의 긴장으로 팔자주름이 사라진다.
4. 설골상근의 긴장으로 이중턱이 개선된다.
5. 림프 흐름이 좋아져 얼굴의 주름이나 검버섯을 예방한다.
6. 타액 분비를 촉진해 파로틴 등의 회춘 호르몬에 의해 살결이 좋아지는 효과와 회춘을 기대할 수 있다.
7. 근육의 균형을 정돈해 교합의 엇갈림이나 얼굴의 왜곡을 예방한다.
8. 입과 혀의 근육이 단련되어 부드럽게 말할 수 있다.
9. 입술 폐쇄 근육이 단련되어 구호흡의 개선을 기대할 수 있다.
10. 외설근과 설골상근의 긴장으로 코골이 개선을 기대할 수 있다.
11. 설골하근의 긴장으로 사레가 들리기 어려워 오연의 개선을 기대할 수 있다.
12. 미주신경을 자극해 부교감신경의 활성화를 기대할 수 있다.
13. 자율신경을 정돈해 긴장이 풀리고 잘 잘 수 있다.
14. 뇌의 감각 영역과 운동 영역에 좋은 자극이 된다.
15. 구강 허약 예방 효과를 기대할 수 있다.

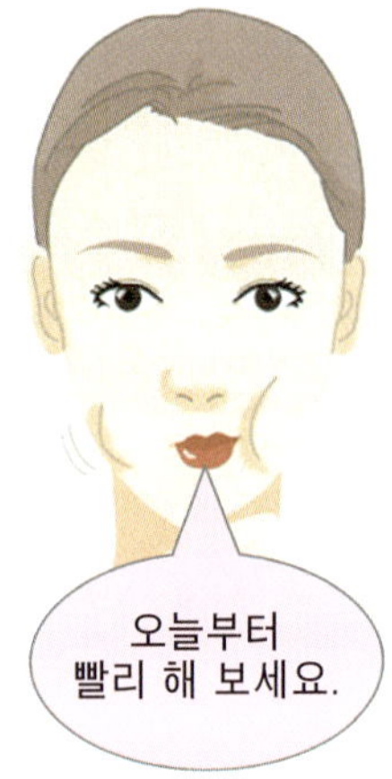

그림 8. '혀 훈련'으로 많은 효과를 기대할 수 있다.

데, '혀 누르기'로 이것들의 개선을 기대할 수 있다.

3. 혀 내밀기(그림 3)

'혀 내밀기'는 혀를 가능한 만큼 앞으로 쑥 내민 상태에서, 혀를 위 방향으로 5초 동안 유지하고 그다음에는 아래를 향해 5초 동안 유지하는데, 이 동작을 3회 반복한다. 그리고 혀를 우측을 향해 5초 동안, 좌측을 향해 5초 동안 유지하는데 이 동작을 3회 반복한다. 이는 설근이나 인두, 후두의 근육을 신장시켜 미주신경을 자극하므로, 자율신경의 조화를 도모하게 되어 몸 안의 여러 장기의 긴장을 완화시키는 효과가 있다(그림 12).

'혀 훈련'을 계속하는 효과

'혀 훈련'을 매일 계속하면 2주 후에 설압과 입술 폐쇄력이 통계학적으로 증가하는 효과가 보이며(그림 6, 7), 3개월 후까지 계속 증가하고 안정화한다(그림 6). 설압은 저작, 연하, 발음, 미각 등의 기능 향상에 효과가 있고, 입술 폐쇄력은 구호흡을 정상인 비호흡으로 개선하는 데 효과가 있다.

'혀 훈련'으로 기대되는 효과(그림 8)

1. 저작 능력의 향상(그림 9)

'혀 훈련'으로 70종류의 근육을 재활할 수 있으므로, 악구강계의 저작, 연하, 발음 등의 기능이 향상된다.

2. 이중턱의 개선

'혀 훈련'으로 설골상근이 단련되고 처진 설골이 끌어올려지는 것으로 이중턱이 개선된다. 얼굴이나

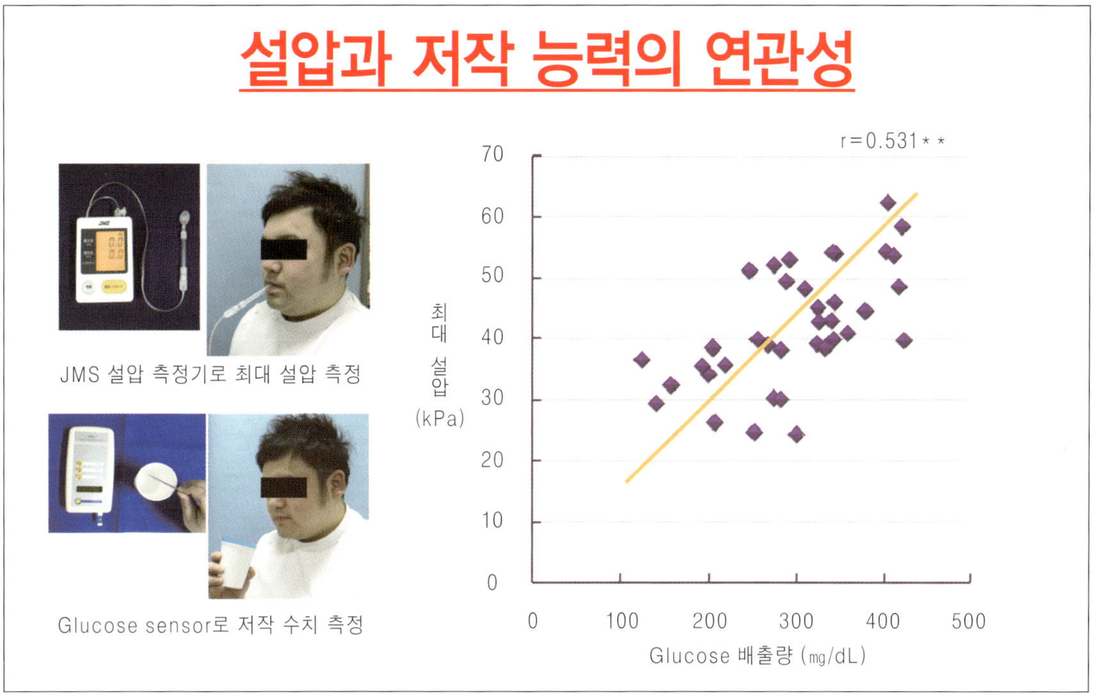

그림 9. 설압과 저작 능력은 상관관계를 보였다.

목 주위의 근육이 제대로 작용해 림프의 흐름이 좋아져, 부기로 생긴 이중턱의 개선을 기대할 수 있다.

'혀 훈련'은 구강 주위 58종류의 근육 외에도, 후두부와 측경부의 근육을 포함한 총 70종류 근육의 사용을 촉진한다. 거기에는 림프관이 풍부하게 분포하고 200개 이상의 많은 림프샘으로 이어져 있으므로 '혀 훈련'에는 림프의 흐름을 좋게 하는 효과가 있어 얼굴이나 목의 부기나 이중턱을 개선하며, 면역력의 유지 향상에도 효과가 있다.

3. 얼굴의 주름이나 검버섯의 예방

'혀 훈련'은 '6. 타액 분비 촉진'과 Chapter 18 '타액의 기능'에서도 제시하는 것처럼, 타액에 포함된 회춘 호르몬의 분비량 증가에 의한 효과 외에도 얼굴이나 목의 혈액이나 림프의 흐름이 좋아져 노폐물이 막힘없이 흘러가므로, 얼굴의 주름이나 검버섯의 예방 효과를 기대할 수 있다.

4. 팔자주름이 사라짐

느슨해져 있었던 표정근이 '혀 훈련'으로 긴장되어 처져 있었던 외협부가 끌어올려지므로, 팔자주름이 사라진다. 여기에는 표정근 중에서 대협골근, 소협골근, 소근, 협근이 주로 관여하고, 상순거근, 상순비익거근, 구각거근, 구륜근도 관여한다(그림 10).

5. 멋진 웃는 얼굴이 되어, 눈까지 커짐

'혀 훈련'으로 표정근을 균형이 있게 사용할 수 있게 되어, 양쪽의 구각이 올라가 예쁜 미소선이 되고 멋진 웃는 얼굴이 된다. 치아 맞물림의 엇갈림으로 하악이 편위하면, 편위한 방향으로 두위가 경사한다. 그리고 편위측 얼굴 절반의 표정근은 느슨해지고, 안륜근 등 눈 주위의 근육도 느슨해져 눈이 작아진다. '혀 훈련'은 치아 맞물림의 엇갈림으로 생긴 이러한 현상을 예방하는 효과를 기대할 수 있다.

6. 타액 분비 촉진

'혀 훈련'을 하면 3대 타액선을 둘러싸는 근육이 작용해 자극을 주기 때문에, 매우 효과적으로 타액 분비량을 늘릴 수 있다. 또한 '혀 훈련'은 입술이나 협점막에 많은 소타액선도 자극하므로, 소타액선에서 나오는 타액 분비량까지 늘릴 수 있다. 보통 정상인은 하루에 1~1.5L의 타액을 분비하는데, 나이가 들

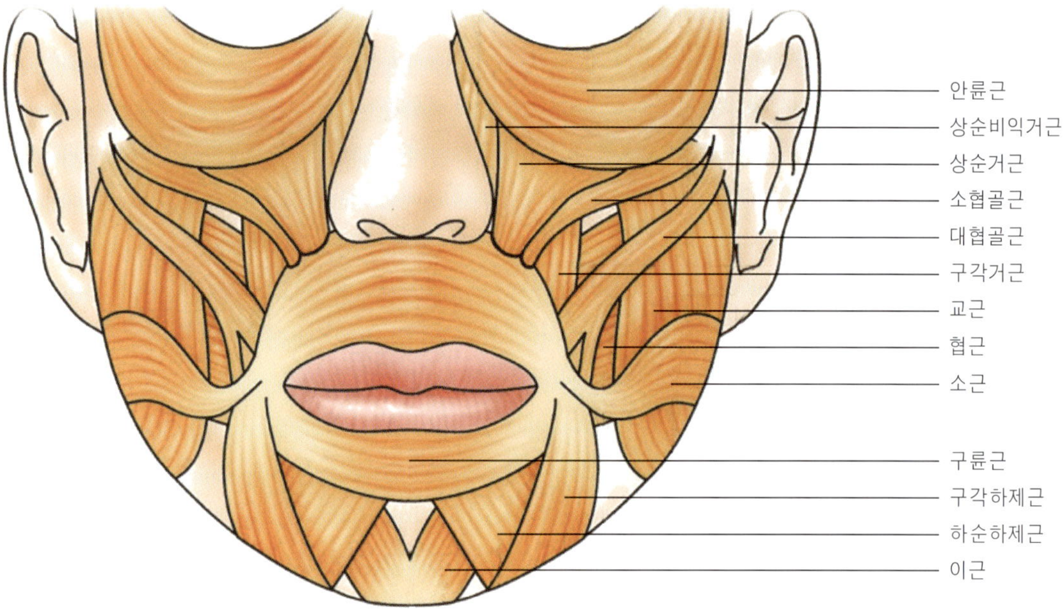

그림 10. 표정근. '혀 훈련'으로 표정근이 활성화해 골고루 단련할 수 있다.

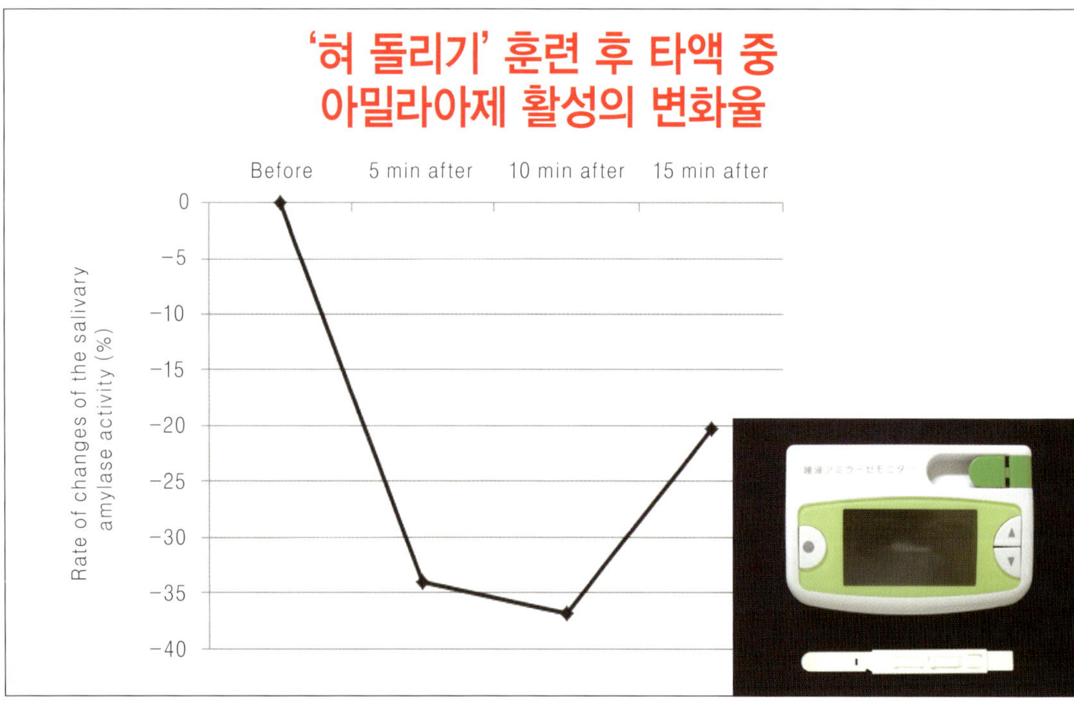

그림 11. '혀 돌리기' 훈련을 하면 10분 후까지 아밀라아제 활성은 감소하므로, 부교감신경의 활성화로 스트레스가 줄어드는 것을 추측할 수 있다.

면 분비량이 감소해 타액의 기능은 저하한다. 매일 '혀 훈련'을 하면 근력, 저작력, 침샘의 기능 저하도 예방할 수 있다.

7. '코골이' 개선을 기대

코골이나 수면무호흡증후군은 수면 중에 설근이 후방으로 침하해 인두 후벽과 접촉하거나, 후두개가 압박받아 기도가 좁아지는 것이 하나의 커다란 원인이 되어 발생한다. '혀 훈련'은 혀를 전상방으로 견인하는 설골상근이나 외설근을 단련할 수 있어, 코골이나 수면무호흡증후군의 증상을 줄이는 효과를 기대할 수 있다.

8. 부드럽게 말할 수 있음

가족이나 친한 친구와 작은 소리로 말할 때는, 혀의 형태를 결정하는 내설근과 혀의 위치를 결정하는 외설근을 강하게 긴장시킬 필요는 없다. 그러나 많은 사람 앞에서 비교적 큰 소리로 시원시원하게 말할 때는, 입으로 숨을 힘차게 내쉬면서 소리를 내기 위해 내설근과 외설근을 강하게 긴장시키고 혀의 형태와 위치를 유지해 내쉬는 숨의 힘에 저항할 필요가 있다. 치아 맞물림이 나쁜 이유로 이러한 근육의 결림(과긴장) 때문에 균형이 나빠지면, 혀를 정교하게 조절할 수 없다.

'혀 훈련'을 하면 근육의 결림을 완화하고 균형을 정돈하는 것과 동시에 근육을 단련할 수 있으므로, 혀가 꼬이지 않고 거침없이 말할 수 있다. 여기에 더해 '혀 훈련'은 전경부의 근육도 단련할 수 있으므로, 성악가가 연주하거나 노래방에서 노래할 때도 갑상연골이나 성대를 조절하기 쉬워져 막힘없이 맑은 소리를 낼 수 있다.

9. 오연의 개선을 기대할 수 있어 사례가 잘 들리지 않음

연하할 때는 후두개가 후두구를 봉쇄해 기관으로 음식물이 들어가는 오연을 방지한다. 그러기 위해서는 설골 아래에 부착하는 흉골갑상근과 갑상설골근이 갑상연골을 좋은 타이밍으로 상·하로 이동시킬 필요가 있다. 치아 맞물림이 나쁘면 이러한 근육이 평상시부터 긴장해 있고 충분히 작용하지 않아, 식사 중에 때때로 오연이 일어나 사레가 들린다. 치아 맞물림을 치료하고 '혀 훈련'을 하면, 이러한 근육의 결림이 사라져 오연이 일어나기 어려워지므로, 구강 허약의 예방 효과를 기대할 수 있다.

또한 별로 잘 씹지 않고 식사를 하면 저작근뿐만 아니라 흉골갑상근과 갑설골근도 약해지고 갑상연골 역시 좋은 타이밍으로 상·하로 이동시킬 수 없어, 식사 중에 때때로 오연이 일어나 사레가 들린다. '혀 훈련'을 하면 흉골갑상근과 갑상설골근을 적극적으로 단련할 수 있어, 오연이 일어나기 어려워진다. 또한 타액의 분비도 촉진되므로, 이것도 원활한 연하를 도와 오연이 일어나기 어려워진다.

10. 미주신경을 자극하고 자율신경을 정돈함

'혀 돌리기'와 '혀 내밀기'를 하면, 설근이나 설골하근, 인두부 근육, 후두부 근육이 작용해 미주신경을 자극한다. 미주신경은 12뇌신경 중의 10번째이고, 머리에서 내려와 복부 주변까지 이어진 유일한 뇌신경으로 몸안 여러 장기의 기능을 지배하는 부교감성(심신을 안정시킴) 기능이 있다(그림 11).

현대인은 스트레스 과다의 영향으로 교감신경이 우위인 경우가 많으므로, '혀 훈련'을 통해 부교감성 기능을 하는 미주신경을 자극하면, 자율신경의 균형이 갖추어져 심장, 폐, 간, 신장, 방광, 위, 소장, 대장이 정상적으로 작용하게 되어, 심신이 모두 안정되고 건강 수명의 연장으로 이어진다(그림 12).

11. 교합의 엇갈림을 예방

매일 삼시 세끼 후에 '혀 훈련'을 하면, 편측 서식으로 인한 저작근과 설골상·하근, 입술이나 뺨 근육의 일그러짐을 개선해, 교합의 엇갈림을 예방하는 효과가 있다. 물론, 편측 지작 습관을 자각하고 개선해, 좌·우 양측으로 균형 있게 섭식하는 습관을 익히는 것이 중요하다는 사실은 말할 것도 없다.

12. 얼굴의 왜곡을 예방

'혀 훈련'은 얼굴이나 목에 있는 표면의 근육뿐만 아니라 속근육을 단련하고 균형을 정돈하므로 얼굴의 왜곡이나 부기를 개선한다. 교합이 어긋나 생기는 얼굴의 왜곡도 예방하는 효과가 있다. 매일 시행하면 얼굴의 왜곡이 개선되고 인상이 좋아져, 표정도 아름답고 매력적으로 보이는 것을 기대할 수 있다.

13. 목·어깨 결림과 척추만곡증을 예방

'혀 훈련'은 교합이 어긋나 생기는 견갑설골근, 흉쇄유돌근, 두판상근, 견갑거근 등의 과긴장을 줄여

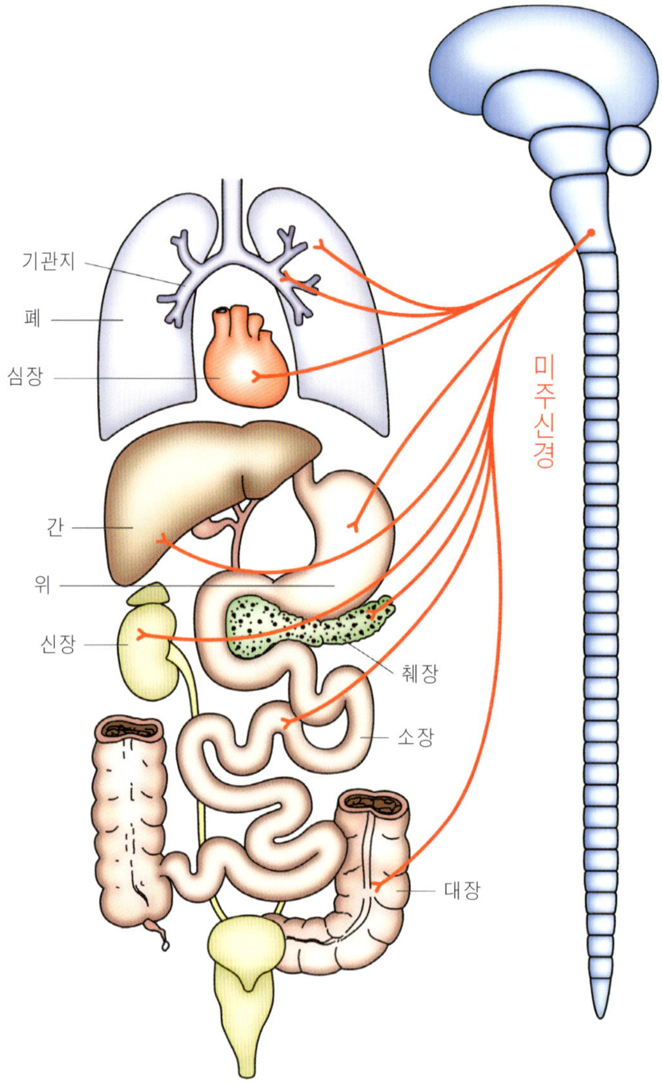

그림 12. '혀 훈련'으로 미주신경(부교감신경)을 자극해 자율신경을 정돈한다.

목 결림이나 어깨 결림을 예방하는 효과가 있다. 또한 전신의 스트레치나 훈련을 함께하면 경추의 엇갈림(sub luxation)이나 척추측만을 예방하는 효과도 기대할 수 있다.

14. 두통을 예방

'혀 훈련'은 교합의 엇갈림으로 발생하는 후두근의 과긴장에서 유래하는 긴장형 두통을 줄이는 효과를 기대할 수 있다. 후두근의 과긴장에서 유래하는 추골동맥의 압박과 후두신경의 압박을 개선해 두통을 줄이는 효과도 기대할 수 있다.

15. 뇌기능의 활성화와 전신의 건강

'혀 훈련'은 혀를 비롯한 70종류 구강주위근의 작용을 촉진해, 뇌의 감각 영역과 운동 영역을 활성화하는 것이 functional MRI에서 확인되었다(그림 13). 따라서 이러한 뇌기능의 활성화에 의해 뇌의 노화를 예방하는 것은, 적극적인 정신 수준의 유지 증진에 효과가 있다고 생각한다.

또한 '혀 훈련'으로 입과 얼굴, 머리, 목 주위 근육의 균형을 정돈하는 것은, 교합과 하악위의 엇갈림이나 얼굴의 왜곡을 예방할 뿐만 아니라, 근막 연쇄에 의해 전신의 신체 균형을 정돈하는 효과를 기대할 수 있다. 뇌의 활성화에 의한 적극적인 정신과 정돈된 신체 균형은 구강 허약을 효과적으로 예방해 건강 수명의 연장으로 이어진다고 생각한다.

펜필드의 뇌 지도

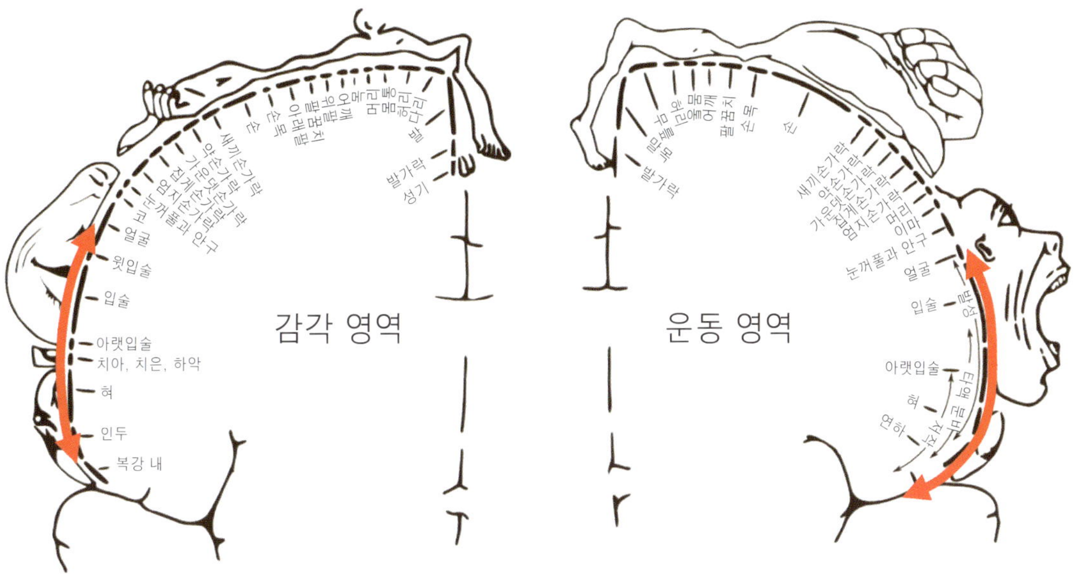

그림 13. 펜필드의 뇌 지도. '혀 훈련'은 입 주변의 재활뿐만 아니라 뇌의 감각 영역과 운동 영역 모두를 자극해, 뇌의 활성화를 기대할 수 있다.

【참고문헌】

1) 井出吉信, 小出 馨 (編)：チェアサイドで行う顎機能診査のための基本機能解剖. 補綴臨床別冊 第7版, 医歯薬出版. 東京, 2017.
2) 小出 馨, 水橋 史：咬合・顎関節を守る～口の周囲の筋トレも含めて～. 特集 スポーツにおける歯科の重要性～スポーツ歯学の現場からの提言～, 歯科医療2018 特集, 第一歯科出版, 44-58, 2018.
3) 小出 馨 (編)：デザイニング・コンプリートデンチャー. 歯科技工別冊 改訂第5版, 医歯薬出版, 東京, 2017.
4) 蘇 川博：世界を大きく変える東洋・西洋医学の統合医療と最新医学情報. 平成21年度第19回日本全身咬合学会学術大会抄録集, 日本全身咬合学会, 2009
5) Arakawa I, Koide K, Takahashi M, Mizuhashi F.：Effect of the tongue rotation exercise training on the oral functions in normal adults – Part 1 investigation of tongue pressure and labial closure strength. Journal of Oral Rehabilitation；2015；42 (6)：407-413. doi：10.1111/joor.12271.
6) 小出 馨, 小出晴子：ベロ回し体操. 東京書店, 東京, 2012.
7) 小出 馨：舌を回して若返る. 日本文芸社, 東京, 2014.

Koide Kaoru(小出 馨), Arakawa Itsuka(荒川いつか), Mizuhashi Fumi(水橋 史), Koide Haruko(小出晴子), Koide Mariko(小出真理子)

타액의 역할과 노화 방지

Chapter 17에서 보인 것과 같이, '혀 훈련'은 3대 타액선을 둘러싸는 근육이 작용해 자극을 주기 때문에 매우 효과적으로 타액 분비량을 늘릴 수 있다. 또한 '혀 훈련'은 입술이나 협점막에 많은 소타액선도 자극하므로, 소타액선에서 나오는 타액 분비량까지 늘릴 수 있다.

정상인은 보통 하루에 1~1.5L의 타액을 분비하는데, 나이가 들면 분비량은 감소한다. 매일 '혀 훈련'을 하면 근력, 저작력, 침샘의 기능 저하도 예방할 수 있다고 생각한다.

Chapter 18에서는 타액의 기본적 역할과 이하선 타액의 내분비 작용에 의한 노화 방지에 관해서 제시한다. 이 사실을 치과에 내원하는 환자나 고령자뿐만 아니라 청년이나 일반 국민에게 알리는 것이 초고령사회에서 건강 장수를 누리는 데 중요하다.

타액의 기본적 역할

타액은 다음의 많은 기본적 역할을 담당한다.

1. 암의 예방

타액은 육체의 노화나 암을 비롯한 다양한 질병의 원인인 유리기(free radical)를 분해하고 제거하는 유리기 제거기(free radical scavenger)의 역할을 담당한다. 식품첨가물이나 담배의 담뱃진 등 발암물질의 독소를 줄이는 기능도 있다.

2. 세균 감염으로부터 생체 방어 기능

타액에 포함되는 효소인 라이소자임에는 밖에서 침입해 오는 세균 등에 대한 항균 작용이 있어, 세균 감염에 의한 질병을 예방하는 기능이 있다.

3. 소화 촉진

타액에는 소화 효소인 알파아밀라아제가 포함되어 있어, 당질을 분해하고 체내에 흡수하기 쉬운 상태로 만드는 기능이 있다.

4. 점막의 보호

타액에 포함된 뮤신에는 구강 점막이나 위장, 식도의 점막을 덮어 외래 자극으로부터 지키는 작용이 있다.

5. 재석회화로 충치 예방

산에 의해 치아의 칼슘이나 미네랄이 녹아도, 타액에 의한 재석회화로 충치를 예방한다. 타액에 포함된 스타테린(statherin)에는 치아 표면의 수산화 인회석(hydroxy apatite)과 결합해 치아의 법랑질을 수복하는 작용이 있다.

6. 구강 내의 완충 작용

타액 안의 중탄산염(bicarbonate)이 구강 내의 pH를 약알칼리성으로 유지한다. 식후에는 구강 내가 산성으로 기울어 그 상태가 오랜 시간 계속되면 충치, 치은염, 치주질환이 되는데, 타액의 완충 작용으로 산을 중화하고 약알칼리성으로 되돌려 이러한 질환을 예방한다.

7. 맛을 느낌

딱딱한 음식이나 건조 음식을 먹을 때는 음식에 포함된 미각 물질이 타액에 용해되어야 비로소 혀 미각수용기의 미뢰(taste bud)를 자극하고 맛을 느낀다.

8. 윤활 효과

구강 내의 치아나 점막을 타액이 적셔 저작, 연하, 발음(회화)을 부드럽게 할 수 있다.

9. 음식을 삼키기 쉽게 만듦

저작을 통해 음식을 타액과 혼합시켜 음식물 덩어리를 형성해 부드럽게 삼킬 수 있다.

10. 구강 내의 자정 작용

타액은 평상시 구강 내를 씻어 내는 작용을 한다.

치아에 치태가 붙기 어려워지므로 충치나 치은염, 구취를 예방한다.

이하선 타액의 내분비 작용과 노화 방지

타액은 기본적으로 타액선에서 만들어지고 타액관을 거쳐 옮겨져, 구강 점막의 개구부에서 구강 내로 외분비된다. 그런데 3대 타액선 중 이하선은 외분비 작용뿐만 아니라, 특수한 내분비 작용이 있다. 다시 말해서 이하선에서 만들어진 타액은 구강 내에서 밖으로 분비되지만, 일부는 도관으로부터 혈액 안으로 흡수되어 내분비된다.

그때 타액에 포함된 살결을 좋게 만드는 성분인 파로틴이나 EGF(상피성장인자), NGF(신경성장인자) 등의 성장호르몬이 몸에 흡수되어 전신으로 흐르므로, 타액이 충분히 분비되는 것은 좋은 살결을 위해서 빠뜨릴 수 없다. '혀 훈련'은 침샘 주위의 근육이 적극적으로 작용하게 만들어 타액의 분비량을 증대시키므로, 살결을 좋게 만드는 효과를 크게 기대할 수 있다.

1. 파로틴(Parotin)

파로틴은 주로 이하선 타액에 포함된 성장호르몬의 일종으로, 피부나 점막, 혈관, 근육 등의 발육을 촉진해 신진대사를 활발하게 하고 노화를 방지하는 효과가 있어, 몸 안에서 젊음을 유지하는 기능을 담당한다. 또한 칼슘 대사나 뼈, 치아의 재석회화를 돕는 효과도 있어 치아, 뼈, 연골 등의 경조직을 건강한 상태로 정돈해 젊음을 유지하게 한다. 이처럼 파로틴에는 신체 전체를 젊어지게 하는 중요한 역할이 있고, '혀 훈련'에는 파로틴의 분비를 촉진하는 효과가 있다.

2. EGF(상피성장인자)와 NGF(신경성장인자)

타액에 포함된 EGF는 상피세포의 신진대사를 촉진하는 호르몬이다. 몸의 표면을 덮는 세포를 상피세포라고 하며, 위나 장 등의 내장, 구강 내의 점막, 혈관의 내피세포도 여기에 포함된다. 치아나 머리카락도 상피세포가 변화한 것으로, EGF는 전신의 세포를 새롭게 하는 작용이 있다. 피부의 신진대사를 높여 피부염이나 여드름과 같은 피부 이상의 개선에 크게 공헌하고, 좋은 살결 만들기에 도움이 된다.

한편, 마찬가지로 타액에 포함되는 NGF는 신경의 증식을 촉진하는 성장호르몬으로, 나이가 들면서 파괴되어 가는 신경섬유를 수복하는 기능이 있다.

혀 돌리기 체조나 충분한 음식물 저작으로 타액의 분비를 촉진하면 EGF와 NGF의 성장호르몬이 전신으로 흘러 세포의 신생이나 신경의 증식을 촉진하므로, 자연치유력을 향상시켜 몸을 젊게 유지한다.

•

이러한 사실로부터, 인생 100세 시대를 맞아 나이가 들면서 감소하는 타액의 분비를 '혀 훈련'을 통해 촉진하는 것은 건강 수명 연장에 효과가 있고, 나아가 파로틴이나 EGF, NGF를 증가시켜 좋은 살결 효과나 치아, 뼈, 손톱, 머리카락, 점막, 피부 등의 회춘 효과도 기대할 수 있나.

【참고문헌】

1) 小出 馨, 小出晴子：ベロ回し体操. 東京書店, 東京, 2012.
1) 小出 馨：舌を回して若返る. 日本文芸社, 東京, 2014.

Koide Kaoru(小出 馨), Koide Haruko(小出晴子),
Mizuhashi Fumi(水橋 史), Koide Mariko(小出真理子)